DIE ERNÄHRUNG GESUNDER UND KRANKER KINDER

FÜR ÄRZTE UND STUDIERENDE DER MEDIZIN

VON

E. NOBEL   **C. PIRQUET**   **R. WAGNER**

UNIV.-PROFESSOR,   UNIV.-PROFESSOR,   PRIVATDOZENT,
O. ASSISTENT   VORSTAND   A. O. ASSISTENT

DER UNIVERSITÄTS-KINDERKLINIK IN WIEN

ZWEITE, VÖLLIG UMGEARBEITETE AUFLAGE

MIT 78 ABBILDUNGEN UND 5 TABELLEN
IM TEXT UND AUF 2 TAFELN

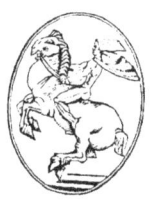

SPRINGER-VERLAG WIEN GMBH

ISBN 978-3-7091-9634-2   ISBN 978-3-7091-9881-0 (eBook)
DOI 10.1007/ 978-3-7091-9881-0

Vorwort

Die folgenden Ausführungen entstammen der klinischen Erfahrung auf dem Gebiete der Säuglings- und Kinderernährung. Sie sind für den praktischen Arzt bestimmt und können keinen Anspruch auf eine erschöpfende Darstellung machen. Der regelmäßige Unterricht von Ärzten und Studenten der Medizin ließ deutlich erkennen, daß bei beiden Gruppen die Unsicherheit in allen Ernährungsfragen eine recht große zu sein pflegt und daß die Ärzte die praktischen Vorteile rationeller Ernährungstherapie dankbar aufnahmen und mit Freude und Erfolg Ernährungstherapie betrieben, da sie an dem auf quantitativer Grundlage aufgebauten System der Ernährung eine verläßliche Stütze und leicht anwendbare Methodik fanden. Bei zahlreichen Krankheiten wird man durch eine zweckmäßige Diätotherapie allein Erfolg erzielen und auf medikamentöse Behandlungsverfahren verzichten können; insbesondere wird es dem praktischen Arzte leicht werden, die bisher für ihn verworrene künstliche Säuglingsernährung mit Erfolg zu betreiben, wobei naturgemäß ein Hauptgewicht auf die Kenntnis der normalen Säuglingsernährung gelegt werden mußte. Es sollen hier nur bewährte Ernährungsmethoden zusammengetragen werden, wie sie an der Wiener Kinderklinik gewonnen wurden. Auch einige in den letzten Jahren wichtig gewordene medikamentöse Behandlungsmethoden wurden hier aufgenommen.

Der Stoff ist so gegliedert, daß in der theoretischen Einleitung das Pirquetsche Ernährungssystem kurz zusammengefaßt wurde. Der praktische Teil beschäftigt sich zunächst mit der Ernährung des gesunden Säuglings und des gesunden älteren Kindes. Eine Übersichtstafel soll die quantitative und qualitative Nahrungsverschreibung erleichtern. Der größere Teil des Buches ist der Ernährungsbehandlung kranker Kinder gewidmet. Der Besprechung der Ernährungsstörungen ist eine theoretische Einteilung der Störungen des Ernährungszustandes vorausgeschickt. Die Ernährungsstörungen selbst sind nach rein klinischen Gesichtspunkten klassifiziert. Alles Hypothetische wurde dabei unterdrückt. Übersichtliche graphische Darstellungen der einzelnen Krankheitsbilder mögen die Krankengeschichten im Text, die, wenn sie auch noch so genau sind, immer monoton wirken, unterstützen. Besondere Abschnitte sind der Ernährungsbehandlung der Infektionskrankheiten, des Myxödems, der Enuresis nocturna, des Herterschen Infantilismus, der Anorexie, des periodischen Erbrechens, der Nierenerkrankungen, des Diabetes mellitus und schließlich der Entfettungskur gewidmet. In Kürze wurde auch die Behandlung der Epilepsie, die Leberdiät bei Anämien und die Kropfprophylaxe erwähnt. Der letzte Abschnitt endlich enthält Diätformen und Kochrezepte.

Indem dieses Buch nur die eigenen Erfahrungen der Universitäts-Kinderklinik in Wien berücksichtigt, hat es alle Vor- und Nachteile der Subjektivität. Wir glauben aber, daß der Praktiker mehr Gewinn davon hat, wenn er eine Richtung gründlich kennen lernt, als wenn er sich durch das Gestrüpp der Meinungen verschiedener Schulen durcharbeiten muß.

Die graphischen Darstellungen der Krankengeschichten stammen von der langjährigen Stationsschwester der Säuglingsstation der Klinik, Paula Panzer. Ihr gebührt unser Dank für ihre große Mühewaltung.

Wien, im Januar 1928.

Die Verfasser

Inhaltsverzeichnis

Theoretische Einleitung

Die Milch als Nahrungseinheit

Zur Bestimmung des Brennwertes eines Nahrungsstoffes wurde von Pirquet an Stelle der Kalorie die Milch als physiologische Nahrungseinheit eingeführt. Als theoretisches Grundmaß des Nahrungswertes dient eine Frauenmilch, von welcher ein Gramm bei der Oxydation im menschlichen Organismus eine Wärmemenge von 0,67 großen Kalorien[1] liefert (Nahrungs-Einheit-Milch = Nem). Eine solche Frauenmilch enthält 1,7% Eiweiß, 3,7% Fett, 6,7% Milchzucker und 0,3% Salze. Die durchschnittliche Kuhmilch können wir mit der durchschnittlichen Frauenmilch als äquikalorisch annehmen. Die Kuhmilch enthält im Durchschnitt 3,3% Eiweiß, 3,7% Fett, 5% Milchzucker und 0,7% Salze. Ein Gramm der Standardfrauenmilch wird als metrische Nährwert-Einheit angenommen und in ähnlicher Weise wie die anderen metrischen Längen-, Gewichts- und Hohlmaße abgewandelt.

0,1 Nem	.... der Nährwert von	0,1 g Milch	= 1 Dezinem	= 1 d n
1	,, ... ,,	,,	,,	1 g ,,	= 1 Nem	= 1 n
10	,, ... ,,	,,	,,	10 g ,,	= 1 Dekanem	= 1 Dn
100	,, ... ,,	,,	,,	100 g ,,	= 1 Hektonem	= 1 Hn
1000	,, ... ,,	,,	,,	1000 g ,,	= 1 Kilonem	= 1 Kn

Tabelle des Nemgehaltes der Nahrungsmittel

Die Zahl neben dem Nahrungsmittel bedeutet den Eiweißwert. 0 ohne Eiweißwert, 0,5 halber Eiweißwert

Nem in 1 Gramm (rund)	Nahrungsmittel		Hektonem wiegt Gramm
	eingekauft	in der Küche zubereitet	
13,3 ($^{40}/_3$)	Rindstalg 0, Schweineschmalz 0, Öl 0		7,5
12	Butter 0, Margarine 0, Knochenmark 0		8,5
10	Speck 0,5		10
9	Nüsse ohne Schalen 0,5		11
8	Speckwurst 1, Mandeln süß 0,5		12,5
6, 7 ($^{20}/_3$)	Grieben 4, Salami 2, Schokolade 0,5, Mohn 1		15
6	Z u c k e r 0, Kakaopulver 1, fetter Käse 3, Milchpulver 2		17

[1] Die im Pirquetschen System vorkommenden Nährwertangaben beziehen sich auf ausnützbare Kalorien. Die Relation von Nem zu Kalorie ist gleich 2 : 3, d. h. 1 Nem = $^2/_3$ Kalorie, oder 1 Kalorie = 1½ Nem.

Nem in 1 Gramm (rund)	Nahrungsmittel		Hektonem wiegt Gramm
	eingekauft	in der Küche zubereitet	
5	Kondensmilch mit Zucker 1, K ä s e mittel 4, Eidotter 2, frisches Fleisch, fett 2, Schinken 3, Hülsenfrüchten- mehl 2, G e t r e i d e m e h l 1, Teig- waren trocken 1, Zwieback 1, Reis 0,5, Honig 0, Sirup 0	Fette Mehlspeisen 1	20
4,5	Gerstengraupen 1, Hafer geschält 1		22
4	Käse, mager, trocken 5, Rindfleisch, fett 3, Fischeier 5, trockene Hülsen- früchte 2, Weizenbrot, fein 1, trockene Datteln 0,5, Rosinen 0,5		25
3,3 ($^{10}/_3$)	Sahne 1, Zunge 3, Mischbrot 1, Dörr- obst 0,5, Dörrgemüse 0,5—3, trockene Schwämme 3	Marmelade 0 Leichte Mehlspeisen 1	30
3	Ölsardinen 5, Sprotten, geräuchert 4, grobes Brot 1, Frankfurter, Pariser, Extrawurst 3, Blutwurst 2		33
2,5 ($^{10}/_4$)	Topfen 6, frisches F l e i s c h, mittelfett 4, frischer Fisch, fett 4, Hering, ge- räuchert 5, Ei 3, Kastanien 1	Gekochtes mageres F l e i s c h 6	40
2	Kondensmilch ohne Zucker 2, frisches Fleisch, mager 6, Hering, frisch 5, Kalbs- bries 9, Leber 6	Doppelnahrung: Grieß- brei 1, Gemüse fett zu- bereitet: Hülsenfrüchte 2, Spinat 1, Kohl 0,5, Sauerkraut 0,5, Reis 0,5	50
1,5 ($^3/_2$)	Innereien, allgemein 5, Pferdefleisch 8, Kalbshirn 3, Niere 6	Zubereiteter Fisch 8	67
1,25 ($^5/_4$)	Lunge 7, frischer Fisch, mager 9, Kar- toffeln 0,5		80
1	Frauenmilch 1, Kuhmilch 2, Schellfisch, frisch 9, Gartenerbsen, grün 2, Wein- trauben 0,5, Bananen 0,5, frische Feigen 0,5	Gleichnahrung: Gemüse zubereitet 1, Kartoffeln 0,5, dicke Suppe 1	100
0,67 ($^2/_3$)	Eiklar 9, Sellerie 1, frisches Obst 0,5, Fruchtsäfte 0	Suppe mittel 1	150
0,5 ($^1/_2$)	Magermilch, zentr. 4, Schnittbohnen 2, rote und gelbe Rüben 1, Zwiebel, frisch 1	Halbnahrung: Dünne Suppe 1	200
0,4 ($^4/_{10}$)	Frischer S p i n a t 3, Suppengrün 1, Kohl 2, Blumenkohl 2, frische Schwämme 3		250
0,33 ($^3/_{10}$)	Sauerkraut 2		300
0,25 ($^1/_4$)	Spargel 3, Tomaten 2		400
0,2 ($^2/_{10}$)	Kopfsalat 3, Gurken 2		500
0,1 ($^1/_{10}$)		Fleischbrühe 3	1000

Mit diesem als Grundlage angenommenen Nährwert von einem Gramm Milch werden die verschiedenen Nahrungsmittel in ihrem Brenn- werte verglichen. Wenn es z. B. heißt, daß ein Gramm Zucker sechs Nem entspricht, so bedeutet das, daß ein Gramm Zucker sechsmal so nahrhaft ist als ein Gramm Milch, daß also diese Zuckermenge sechs Gramm Milch im Nährwert vertreten kann. Um umgekehrt den Nähr- wert von 180 Gramm Milch = 180 Nem in Form von Zucker zu verab- reichen, muß der sechste Teil des Milchgewichtes, das sind 30 Gramm

Zucker, gegeben werden. Für den praktischen Betrieb eignet sich das Hektonemgewicht, das Gewicht eines Hektonems der verschiedenen Nahrungsmittel am besten als Portionseinheit. Es ist gleich dem reziproken Wert des Nemwertes. Das Hektonemgewicht des Zuckers z. B. ist 17 Gramm. Die rechte Vertikalkolonne der Tabelle des Nemgehaltes (s. S. 1, 2) der Nahrungsmittel enthält die Hektonemgewichte der praktisch wichtigsten Nahrungsrohstoffe und einiger in der Küche zubereiteten Speisen. Man kann die einzelnen Speisen in der Küche derartig zubereiten, daß sie in fertigem Zustand einen bestimmten, mit der Milch leicht vergleichbaren Nährwert repräsentieren. In der linken Zahlenkolonne der Tabelle sind die Nährwerte eines Gramms abgerundet vermerkt; gleichwertige Nahrungsmittel erscheinen in derselben Gruppe zusammengefaßt. Alle diese Zahlenangaben können nur als Durchschnittswerte betrachtet werden; es ist bekannt, daß große Differenzen in der chemischen Zusammensetzung von Nahrungsmitteln vorkommen.

Die neben den Nahrungsmitteln und Speisen (S. 1, 2) stehenden arabischen Ziffern geben die sogenannte Eiweißwertigkeit an. Wenn z. B. neben der Frauenmilch die Ziffer 1 steht, so heißt das, daß in einem Hektonem ein Dekanem Eiweiß enthalten ist, also 10% des Nährwertes durch Eiweiß gedeckt sind. Die Frauenmilch ist also eiweißeinwertig. In der Kuhmilch ist doppelt so viel Eiweiß enthalten. 20% des Gesamtnährwertes gehören dem Kuhmilcheiweiß an. Zucker ist eiweißfrei, daher steht neben Zucker 0. Kartoffel hat den halben Eiweißwert der Frauenmilch, daher steht neben Kartoffel 0,5.

Der Nährwert zusammengesetzter Speisen hängt vom Nährwerte der Einzelbestandteile ab. So ist für den Nährwert von tischfertigen Gemüsen in erster Linie der Mehl- und Fettzusatz in der Küche maßgebend. Kraut allein z. B. hat einen geringen Nährwert. Durch Zusatz von Einbrenn wird es erst hochwertig gemacht. Anderseits kann der Nährwert trotz verschiedener Zubereitung einer Speise stets der gleiche bleiben, wie die folgenden Beispiele zeigen: 70 g Spinat (= 28 n) kann z. B. mit 72 g Milch oder mit 2 g Fett + 9 g Mehl oder endlich mit $3^{1}/_{2}$ g Fett und 5 g Mehl auf den Nährwert von 100 n gebracht werden.

70 g Spinat	= 28 n	oder	70 g Spinat	= 28 n	oder	70 g Spinat	= 28 n
72 g Milch	= 72 n	,,	2 g Fett	= 27 n	,,	5 g Mehl	= 25 n
			9 g Mehl	= 45 n	,,	$3\frac{1}{2}$ g Fett	= 47 n
100 n			100 n			100 n	

Die chemischen Bestandteile der Nahrungsmittel

Wenn Gemüse, Fleisch, Brot längere Zeit bei 100° im Trockenschrank getrocknet wird, so bleibt schließlich als Rest nur ein Bruchteil der ursprünglichen wasserhaltigen Substanz übrig, der jene Anteile des betreffenden Nahrungsmittels darstellt, welche die Träger des Brennwertes sind. Die Gewichtsdifferenz ist auf den Schwund an Wasser

zurückzuführen und wird je nach dem Wassergehalt der Ausgangssubstanz mehr oder weniger bedeutend sein. Es gibt Nahrungsmittel.
welche sehr wenig Wasser enthalten (z. B. Zucker, Fette unter 1 %),
und solche, die bis 90% Wasser und mehr enthalten, z. B. frische
Gemüse.

Wenn wir die chemische Zusammensetzung der Nahrungsmittel ins
Auge fassen, so finden sich darin entweder alle oder ein Teil der folgenden
chemischen Bestandteile:

1. Kohlenhydrate,
2. Fette,
3. Eiweißstoffe,
4. Wasser,
5. Salze.
6. Außerdem sind in vielen Nahrungsmitteln noch gewisse,
biologisch wirksame, nicht durch chemische Analyse faßbare Stoffe
enthalten, die als Vitamine oder akzessorische Nährstoffe bezeichnet werden.

Nach ihrer Funktion werden die chemischen Bestandteile der Nahrung in folgende zwei Hauptgruppen unterschieden:

a) Nahrungsbrennstoffe,   b) Nahrungsbaustoffe.

a) Nahrungsbrennstoffe

Als solche werden Kohlenhydrate und Fette zusammengefaßt.

1. Die Kohlenhydrate

enthalten neben Wasserstoff und Sauerstoff, die sich in der Regel in
ihnen in derselben Relation wie im Wasser, also im Verhältnis von
2 : 1 finden, als brennbare Substanz den Kohlenstoff, die Fette
außerdem noch brennbare Wasserstoffatome. Beide sind frei von Stickstoff, wodurch sie sich von den Eiweißstoffen unterscheiden. Durch Verbrennung der Nahrungsbrennstoffe wird die Energie erzeugt, die zur
Aufrechterhaltung der täglich zu erfüllenden Lebensfunktionen nötig ist.
Die Arbeit der Muskeln, die Atmung, der Betrieb der Blutzirkulation
und die Erhaltung der beim gesunden Menschen immer gleich bleibenden
Körperwärme wird vorwiegend durch Zufuhr von Brennmaterial in Form
von Fetten und Kohlenhydraten ermöglicht. Da die Hauptbestandteile
der Brennstoffe auch im Eiweiß enthalten sind, wird es erklärlich, daß
unter gewissen Umständen auch ein Baustoff wie das Eiweiß die Aufgabe
der Brennstoffe übernehmen kann; niemals aber können umgekehrt
Baustoffe in ihrer Funktion durch Brennstoffe ersetzt werden.

Die Kohlenhydrate sind in chemischer Hinsicht aldehyd- oder ketonartige Derivate mehrwertiger Alkohole. Sie werden hauptsächlich durch
folgende Gruppen vertreten:

Polysaccharide	Disaccharide	Monosaccharide
Stärkegruppe (Stärke,	Rohr-(Rüben-)Zucker	Traubenzucker (Dextrose)
Inulin, Lichenin,	Malzzucker	Fruchtzucker (Lävulose)
Glykogen)	Milchzucker	Galaktose
Zellulosegruppe		
Dextrine u. Gummiarten		

Stärke ist ein Stoff, der aus den mikroskopisch erkennbaren Stärke-körnern besteht und als Reservesubstanz in Pflanzensamen und anderen pflanzlichen Gebilden (Wurzelknollen) vorkommt. Beim Kochen wird die Pektinhülle der Körner gesprengt und es entsteht der Kleister. Durch Ptyalin wird die Stärke chemisch gespalten.

Rohrzucker wird in Europa aus der Zuckerrübe gewonnen und daher auch Rübenzucker genannt. Bei stärkerem Erhitzen bräunt er sich und bildet das sogenannte Karamel.

Der Malzzucker (Maltose) entsteht bei der Spaltung von Stärke mit Malzdiastase, Speichel oder Pankreassaft.

Milchzucker (Laktose) kommt in der Regel nur in der Milch vor; doch hat man ihn auch im Harne der Wöchnerinnen bei Milchstauung wie auch im Harne nach Einnahme größerer Mengen dieses Zuckers gefunden. Die Laktose kann sich unter Aufnahme von Wasser in Dextrose und Galaktose spalten.

Der sogenannte Invertzucker kommt in süßen Früchten vor. Er ist ein bei der Spaltung des Rohrzuckers entstehendes Gemenge von Dextrose und Lävulose.

Die Zellulose gehört zu den Polysacchariden. Ihr Brennwert ist recht bedeutend. Die Zellulose bildet das Gerüst des ganzen Pflanzenkörpers, wird aber vom Menschen nur in Form von jungen Pflanzenzellen verzehrt. Die Zellulose wird nur zu einem geringen Teil im Darme des Menschen aufgeschlossen, um so mehr und leichter, je jünger und zarter die Pflanzenfaser ist. Ihre Bedeutung liegt aber nicht so sehr in ihrem verdaulichen, sondern in dem unverdaulichen Anteile, der, analog dem Raubfutter bei Tieren, für größere Kinder und Erwachsene zur Bildung des Stuhles erforderlich ist. Wenn die Nahrung ausschließlich in weit aufgeschlossenem Zustand, also in leicht ver-daulicher Form verabreicht wird, wird wenig Stuhl gebildet, der Appetit kann versagen und es treten die verschiedenartigen Begleitsymptome der chronischen Obstipation auf.

2. Die Fette

bestehen fast ganz aus Neutralfetten mit nur sehr kleinen Mengen Fettsäuren. Die Neutralfette sind ihrerseits Ester eines dreiwertigen Alkohols, des Glyzerins, mit einbasischen Fettsäuren. Die tierischen Fette sind ihrer Hauptmasse nach Ester der drei Fettsäuren: Stearin-, Palmitin- und Ölsäure. Die Fette haben mehr als den doppelten Brennwert der Kohlenhydrate, beide Nährstoffe können sich weitgehend gegenseitig vertreten (Rubner). Die Fette sind energetisch als kon-zentrierte Kohlenhydrate aufzufassen. Biologisch hingegen nimmt das Fett eine Sonderstellung ein, was seinen Ausdruck z. B. in der Gegenwart von fettlöslichen Vitaminen in gewissen Fetten findet. Fette kommen in der Natur überall dort vor, wo es sich darum handelt, große Mengen stickstofffreier Reservesubstanz auf einem möglichst kleinen Raum unterzubringen, so z. B. bei Pflanzen als Öl in den Samen, oder bei Tieren als Fett im Eidotter, Unterhautzellgewebe usw. Fett ist in jeder gemischten Kost enthalten, da in unserer Küche eine fettfreie Zubereitung von Speisen nicht üblich ist. Wenn keine besondere Indikation für die Reduktion oder Vermehrung des Fettgehaltes der Nahrung vorhanden ist, so geben wir durchschnittlich 25 bis 30% des Nährwertes in Form von Fett.

b) Nahrungsbaustoffe

1. Das Nahrungseiweiß

Außer Kohlenstoff, Wasserstoff und Sauerstoff kommt im Eiweiß als das am meisten charakteristische Element der Stickstoff vor, der unersetzlich für den Aufbau und die Regeneration des Organismus ist. Daneben kommt in den meisten Eiweißkörpern noch Schwefel, in einigen auch Phosphor vor. Die Bildung der Zellen, aus denen der Körper besteht, die Regeneration bzw. völlige Neubildung verlorengegangener Körperbestandteile (Haare, Nägel), der Ersatz abgenützter Anteile des Organismus und schließlich die Herstellung der unentbehrlichen Verdauungssekrete wird nur durch genügende Zufuhr von stickstoffhaltigem Material in der Nahrung ermöglicht. Dieses muß vor seiner Verwendung im Organismus aus dem kompliziert gebauten Molekül in die Einzelbausteine zerlegt werden, aus denen erst das „arteigene Eiweiß" (Hamburger) wieder aufgebaut wird. Ein Teil des Nahrungseiweiß soll animalisches Eiweiß sein. Beim Säugling wird dieser Bedarf durch das Milcheiweiß gedeckt. Jenseits des Säuglingsalters dienen neben Milchprodukten Fleisch und Ei als wichtigste Eiweißquellen. Das pflanzliche Eiweiß allein ist für unsere Kulturstufe nur ein unvollständiger Baustoff, da nicht alle Aminosäuren in ihm enthalten sind, die wir benötigen.

Der Eiweißbedarf stellt nur einen Spezialfall des in der Ernährungsphysiologie allgemein gültigen Minimumgesetzes dar, das zuerst von Liebig für die Landwirtschaft aufgestellt wurde. Für den tierischen Organismus gilt das Prinzip vom physiologischen Minimum der Nährstoffe genau so wie für die Pflanze: nur daß die Zahl der Stoffe, welche der tierische Organismus von außen fertig oder vorgebildet erhalten muß, da ihre Bildung außerhalb seiner sehr beschränkten synthetischen Fähigkeiten liegt, eine viel größere ist als bei der Pflanze. Die Zahl der für den tierischen Organismus exogenen und unentbehrlichen Nährstoffe umfaßt über die Zahl der für die Pflanze unentbehrlichen mineralischen Bestandteile hinaus eine ganze Reihe organischer Moleküle, die nur von pflanzlichen Organismen synthetisch erzeugt werden können. Der tierische Organismus muß seinen minimalen Stickstoffbedarf für Erhaltung und Wachstum in Form von vorgebildetem Eiweiß oder eines proteinogenen Aminosäurengemisches decken. Das Eiweiß muß ein bestimmtes Minimum an gewissen streng exogenen und unentbehrlichen Aminosäuren enthalten:

an Tyrosin, Zystin, Lysin, Tryptophan. Wird z. B. das Minimum an Tryptophan unterschritten, so erfolgt ein Verfall des Organismus, auch wenn andere Aminosäuren in größerem Überschuß verfüttert werden; das Fehlen von Lysin hingegen bewirkt nur Stillstand des Wachstums. Zu den exogenen und unentbehrlichen Nahrungsbestandteilen, die als Minimumfaktoren („limiting factors" = Beschränkungsfaktoren) tierisches Wachstum und tierischen Stoffwechsel beherrschen, gehören auch die Ergänzungsstoffe oder Vitamine.

Die Frage nach der Größe der täglich mit der Nahrung unbedingt zuzuführenden Eiweißmenge, des sogenannten Eiweißminimums, wurde sehr viel diskutiert. Sicher besteht ein Unterschied zwischen dem Eiweißminimum des erwachsenen und dem des wachsenden Organismus. Der wachsende Organismus benötigt nicht nur ein Erhaltungsminimum, sondern darüber hinaus noch ein Minimum an Eiweiß für den Anwuchs. Thomas spricht von einem hygienischen Eiweißminimum, in dem noch ein Überschuß an Eiweiß enthalten ist, um einen klaglosen Ablauf der lebenswichtigen Funktionen des wachsenden Körpers zu garantieren. Pirquet steht auf dem Standpunkt, daß die Angabe einer absoluten Eiweißmenge, die einem Kinde täglich zuzuführen ist, entfallen kann, daß dafür aber der Brennwert der Nahrung für relativ ansteigende Eiweißmengen als Rechnungsgrundlage dienen soll. Die erforderliche Eiweißmenge erschließt Pirquet aus dem Vergleiche mit dem Eiweißgehalt der normal zusammengesetzten Frauenmilch. Er geht von der Tatsache aus, daß die Frauenmilch als das für den Menschen im ersten Halbjahr zweckentsprechendste Nahrungsmittel allen Anforderungen zu einer Zeit entspricht, in der der Aufbau des kindlichen Organismus mit einer Raschheit und Intensität erfolgt, wie niemals mehr im späteren Leben wieder. Verdoppelt doch ein Säugling sein Körpergewicht während der ersten sechs Monate. Wenn die Frauenmilch als einziges Nahrungsmittel dieser ungeheuren Aufgabe der Aufbautätigkeit genügt, dann darf man schließen, daß in ihr das Eiweiß in genügend großer Quantität vorhanden ist, um allen Anforderungen des Wachstums gerecht zu werden. Die Brustnahrung ermöglicht es dem Säugling, mit dem niedrigsten Stickstoffumsatz auszukommen.

Da ein Gramm chemisch reinen, ausnützbaren Eiweißes den Nährwert von sechs Nem repräsentiert, sind in 100 g Frauenmilch 1,7 × 6 = = rund 10 Nem = 1 Dekanem Eiweiß enthalten; oder mit anderen Worten: 10% des Brennwertes der Frauenmilch entfallen auf Eiweiß (s. S. 1). Diese Quantität von 10% in der Tagesnahrung eines Kindes stellt nach Pirquet das Eiweißminimum des wachsenden Organismus dar. Die Quantität von 10% soll nicht unterschritten werden. Wir kommen darauf noch später bei der Ernährung des Säuglings, speziell der Frühgeburt, zurück (s. S. 31); mehr als 20% des Nährwertes in Form von Eiweiß zuzuführen, ist unzweckmäßig, unökonomisch und unter Umständen auch gesundheitsschädlich. Die Verbrennung von Eiweiß wird nämlich im Körper nicht zu Ende geführt. Ungefähr ein Drittel des Nährwertes wird als Harnstoff unverbrannt wieder ausgeschieden und belastet nur die Nieren. Hierin liegt ein fundamentaler Gegensatz zu den Nahrungsbrennstoffen, die im Körper zu den Endprodukten der Verbrennung, Wasser und Kohlensäure, abgebaut werden. Solange das Eiweiß nur als Baustoff zur Verwendung gelangt, muß man den Verlust des Brennwertes mit in Kauf nehmen. Das Eiweißoptimum liegt zwischen 10 und 20% vom Gesamtnährwert: der Brennwert an Eiweiß soll 10 bis 20% des Brennwertes der Gesamtnahrung bilden.

2. Das Wasser

Der menschliche Organismus besteht zum großen Teil aus Wasser, in den einzelnen Organen und Geweben ist reichlich Wasser enthalten. Der Organismus des Kindes ist im Vergleich zu dem des Erwachsenen bedeutend wasserreicher. Nach Bischoff, Camerer und Söldner besteht der Neugeborene zu 71,2 bis 74,1%, der gesunde ausgewachsene Mensch zu 58 bis 65% aus Wasser. Vom fünften Lebensmonat tritt die allmähliche Abnahme von Wasser und Zunahme von Trockensubstanz in Erscheinung: man spricht von einer ,,physiologischen Austrocknung'' des Organismus. Wir nehmen vorgebildetes Wasser nicht nur in flüssigen, sondern auch in allen festen und halbfesten Speisen auf; außerdem wird noch im Organismus selbst aus den Nahrungsstoffen durch Sauerstoffaufnahme (Verbrennung) Wasser gebildet. Während die Bestimmung der Wasserabgabe durch die Nieren und den Darm einfach ist, stößt die exakte Ermittlung der Größe der Perspiratio insensibilis beim Kinde auf große Schwierigkeiten. Für die Praxis kann man sich merken, daß die im Tag ausgeschiedene Flüssigkeitsmenge ungefähr dem Gewichte der in 24 Stunden aufgenommenen Nahrung (feste Speisen und Flüssigkeiten) gleichkommt. Die eine Hälfte der ausgeschiedenen Flüssigkeit verläßt den Körper als Harn und Stuhl, die andere Hälfte wird durch die Lunge und Haut abgegeben (Perspiratio insensibilis). Beim Säugling ist die Wasserdampfabgabe durch die Lunge und die Haut wesentlich mehr abhängig von den physikalischen Einwirkungen der Umgebung (Sommerhitze, starke Abkühlung, große Körperoberfläche) und vom Brennwert der zugeführten Nahrung.

3. Die Salze

Kalium, Natrium, Kalzium, Magnesium usw. gehören ebenfalls zu den lebenswichtigen Bausteinen des menschlichen Organismus. So sind z. B. junge Tiere nicht aufzuziehen, wenn nicht jedes einzelne notwendige Salz in gewisser minimaler Menge vorhanden ist. Die Mineralstoffe regulieren einerseits die osmotischen Verhältnisse des Organismus, anderseits erfüllen sie noch andere ganz bestimmte Aufgaben. Störungen des Mineralstoffwechsels liegen manchen Säuglingskrankheiten zugrunde, so z. B. ist die Tetanie mit herabgesetztem Kalkgehalt des Serums vergesellschaftet, die Rachitis mit Herabsetzung des anorganischen Phosphors. Die Retentionsziffer der Mineralstoffe nimmt entsprechend dem Skelett mit der wachsenden Körpergröße zu. Nach v. Wendt werden die einwertigen Elemente Kalium, Natrium und Chlor wahrscheinlich nicht gespeichert, wohl aber Magnesium, Kalzium, Phosphor und Eisen.

Der Serumgehalt an Kalk beträgt normal durchschnittlich 10 bis 11 mg %, die Normalwerte des Serum-Phosphors schwanken zwischen 4,2 bis 5,2 mg %.

4. Die Vitamine

Während für die meisten Krankheiten in der menschlichen Pathologie eine positive Schädlichkeit als Ursache anzusprechen ist, gibt es unter den Ernährungskrankheiten im weitesten Sinne des Wortes eine wohlumschriebene Gruppe, für deren Auftreten ein Mangel von gewissen chemisch noch nicht definierten Minimumstoffen verantwortlich zu machen ist. Die Forschung des letzten Jahrzehntes hat unsere Kenntnisse dieser sogenannten Mangelkrankheiten oder Avitaminosen sehr bereichert. Man unterscheidet drei Gruppen von Vitaminen:

a) Die fettlöslichen Vitamine sind hauptsächlich in bestimmten tierischen Fetten, in der Butter, Milch, Sahne, gewissen grünen Gemüsen und am reichlichsten im Dorschlebertran enthalten. Man unterscheidet jetzt drei biologisch und zum Teil auch chemisch voneinander zu trennende fettlösliche Vitamine: das wachstumsfördernde Vitamin A (antixerophthalmisches Vitamin), das antirachitische Vitamin D und das Fortpflanzungsvitamin E.

Das Vitamin A kann aus dem unverseifbaren Anteil des Lebertrans nach Abtrennung des Cholesterins und Destillation im Hochvakuum isoliert werden. Die wirksame Fraktion besteht aus einem Gemisch höherer ungesättigter Alkohole, sie wirkt bereits in einer Menge von $1/_{260}$ mg bei der Ratte wachstumserhaltend. Das Vitamin D ist an das Cholesterin gebunden; Cholesterin erhält durch Ultraviolettbestrahlung rachitisheilende Eigenschaften. Als Provitamin des antirachitischen Vitamins wurde von Windaus und Pohl das Ergosterin erkannt, das durch Bestrahlung mit Ultraviolettlicht aktiviert werden kann. Die experimentellen Forschungen der Amerikaner in den letzten Jahren haben zu dem interessanten Resultat geführt, daß auch an und für sich unwirksame pflanzliche Öle, z. B. Olivenöl, durch Bestrahlung mit der Quarzlampe aktiviert werden und rachitisheilend wirken. Für das Auftreten von Rachitis ist außer dem Vitamin-D-Mangel noch eine fehlerhafte Korrelation von Kalk zu Phosphor (Hypophosphatämie) verantwortlich, deren Genese noch unklar ist.

Vitamin E oder Fortpflanzungsvitamin: Seine Existenz ist bisher nur im Tierexperiment erhärtet worden. Es kommt in einer Reihe von Nahrungsmitteln vor, im geringen Ausmaß in der Butter und im Lebertran, reichlich enthalten ist es in Weizenkeimlingen und dem daraus dargestellten Öl und im grünen Salat. Im Schweineschmalz fehlt es gänzlich. Für die menschliche Ernährung hat es keine Bedeutung.

b) Das Vitamin B ist hauptsächlich in der Hülle der Getreidesamen, die als Kleie beim Mahlen entfernt wird, vorhanden. Mangel an Vitamin B spielt bei der in Europa jetzt üblichen Ernährungsweise in der menschlichen Pathologie kaum eine Rolle, weil wir neben den Getreidesamen Nahrungsmittel genießen, die genügend Vitamin B enthalten: Milch, Fleisch, Ei, Gemüse. Nur unter ganz extremen Bedingungen, z. B. bei ausschließlicher Ernährung mit geschältem Reis kann eine B-Avitaminose auftreten: die Beri-Beri.

c) Das Vitamin C, auch antiskorbutisches Vitamin genannt, kommt in der Milch vor, besonders reichlich aber in gewissen frischen Früchten und Gemüsen, namentlich in Zitronen, Apfelsinen, bestimmten Brassicaarten (Wruken). Sowohl Vitamin C als auch B sind wasserlöslich. Fehlen des Vitamin C führt zum Skorbut, der beim Säugling auch Möller-Barlowsche Krankheit genannt wird. (Antiskorbutische Rezepte S. 152.)

Konzentration der Speisen

Im Pirquetschen System der Ernährung werden die Nahrungsmittel und Speisen auch bezüglich ihrer Nährwertdichte, d. h. ihrer Zahl an Nährwerteinheiten in der Volums- bzw. Gewichtseinheit mit der Frauenmilch verglichen. Nahrungsgemische, welche in einem Gramm oder Kubikzentimeter eine Nahrungseinheit Milch enthalten, heißen Gleichnahrung. Unter einer konzentrierten Speise oder Nahrung versteht man eine derartige, welche in einem Gramm mehr Nährwerteinheiten als die Milch enthält. In der Säuglingsernährung werden im Pirquetschen System immer ganz bestimmte Konzentrationen verwendet, die schon in der Bezeichnung der betreffenden Säuglingsnahrungen zum Ausdruck kommen, so daß man jederzeit aus dem Nährwert auch leicht das Volumen oder das Gewicht erschließen kann.

Die systematische Anwendung konzentrierter Ernährung im Säuglings- und Kindesalter hat in den letzten Jahren viele Anhänger gefunden und ihre strikten Indikationen bekommen. Eine solche „konzentrierte Ernährung" kommt überall dort in Betracht, wo es aus irgend einem Grunde nicht möglich ist, ein größeres Volumen zuzuführen, so z. B. bei trinkfaulen, schwächlichen Säuglingen, bei frühgeborenen Kindern mit herabgesetztem Appetit, bei vielen Formen der Dystrophie, beim Pylorospasmus und der Pylorusstenose und ferner dann, wenn es sich darum handelt, einem Kinde sehr große Nährwertmengen zuzuführen, die ohne Konzentrierung der Nahrung so voluminös wären, daß sie die betreffenden Kinder nicht bewältigen könnten (Mastkuren bei Anorexie). Auch jenseits des Säuglingsalters findet außer bei den erwähnten Mastkuren die konzentrierte Ernährung noch häufige Anwendung. Bekannt ist seit langem schon die Anwendung der Schrothschen Durstkur bei Erwachsenen, die aber in ihrer alten Form entsprechender quantitativer Unterlagen entbehrte. Sie wurde bei den verschiedensten Krankheitszuständen, Lues, Tuberkulose usw. angewendet und wirkte auch bei der Entwässerung des Organismus bei pathologischen Flüssigkeitsansammlungen günstig. Sie weist den Fehler auf, daß sie den Flüssigkeitsgehalt der festen Nahrungsmittel nicht genügend berücksichtigt.

Die einfachste Methode, für den Säugling eine konzentrierte Nahrung herzustellen, besteht im Zusatz von Zucker. Eine Mischung von 100 g Milch und 17 g Zucker (auf 100 g eingekocht) enthält 200 Nem, in einem Gramm also 2 n. Das nennen wir eine Doppelnahrung. Eine Milchspeise von der Zusammensetzung: 112 g Milch, 8 g Grieß oder Reis und 8 g Zucker, stellt, auf 100 g eingekocht, ebenfalls eine Doppelnahrung dar. Die Nahrung der Erwachsenen und Kinder jenseits des Säuglingsalters ist derart zuzubereiten, daß das Nahrungsgewicht ungefähr zwei Drittel des Nährwertes beträgt (eineinhalbfache Nahrung). Das Nahrungsgewicht wird aus der Summe der Gewichte aller Speisen (fester und flüssiger, einschließlich Wasser) ermittelt. 30 Hektonem als „Doppelnahrung" würden 1500 g wiegen, als Gleichnahrung 3000 g, als eineinhalbfache Nahrung 2000 g.

Will der Arzt zweckentsprechende Ernährungsbehandlung betreiben, dann muß er unbedingt auch über die wichtigsten küchentechnischen Fragen orientiert sein. Er soll die Art der Zubereitung der Speisen kennen und insbesondere wissen, welche Konzentration (Hektonemgewicht) die tischfertige Speise hat. Die Menge der verwendeten Einzelbestandteile gibt darüber noch keinen genügenden Aufschluß, da bei der Zubereitung der Speisen (Kochen, Braten, Rösten usw.) je nach der zugesetzten bzw. zu Verlust gehenden Menge an Wasser das Volumen jeweils ein verschiedenes ist. Es muß die fertige Speise gewogen und das Gewicht mit dem in der Speise enthaltenen Nährwert in Beziehung gesetzt werden.

Der Nahrungsbedarf

Eine ganze Reihe von Methoden sind bekannt, um den Kalorienbedarf des Menschen in verschiedenen Lebensaltern und je nach seiner Lebensweise vorzuschreiben. Der erste wissenschaftliche Versuch, Säuglinge kalorisch richtig zu ernähren, geht auf Rubner und Heubner zurück. Von Heubner stammt der Begriff des Energiequotienten. Der Energiequotient entsteht durch Division der pro Tag aufgenommenen großen Kalorien durch das Körpergewicht in Kilogramm. Er soll beim Säugling im ersten Quartal 100 betragen, im zweiten 90, im dritten 80, im vierten 70 Kalorien. Aber es gibt z. B. schon gleich nach der Geburt Fälle von abweichendem Verhalten von den normierten Größenordnungen des Energiequotienten. So wurde z. B. der Energiequotient der Frühgeburt bedeutend höher als der des ausgetragenen normalgewichtigen Kindes angenommen. Vom theoretischen Standpunkte aus ist der Nahrungsbedarf überhaupt nicht einer dritten Potenz, wie dem Körpergewichte, proportional, sondern stellt vielmehr eine Flächenfunktion dar. Im Pirquetschen System wird der Nahrungsbedarf aus dem Sitzhöhequadrat berechnet. Die Distanz zwischen dem Scheitel und der Sitzfläche eines aufrecht sitzenden Menschen (die „Sitzhöhe") ist ein lineares Körpermaß, welches leicht zu ermitteln ist. Das Quadrat der Sitzhöhe, im Pirquetschen System Siqua genannt, wird als „Ernährungsfläche" bezeichnet. Es werden je nach Alter, Beschäftigung und äußeren Lebensbedingungen verschieden große

Anteile des Sitzhöhequadrates in [Milcheinheiten [(pro 24 Stunden) als Nahrung zugeführt, um den verschiedenen Funktionen des Organismus gerecht zu werden.

Messung der Sitzhöhe

Zur Messung der Sitzhöhe wird das Kind auf eine wagrechte Unterlage, die bis in die Kniekehle reichen soll, aufrecht gegen eine senkrechte Wand

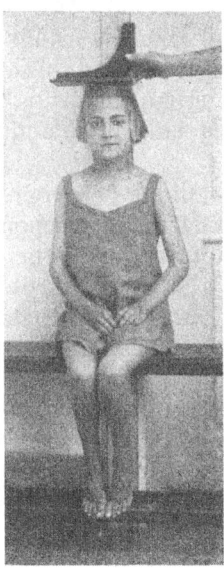

gesetzt, und auf den Scheitel wird sodann eine ebene Fläche (Brett, Buch) rechtwinkelig zur Wand angelegt. (Abb. 1.) Der Abstand der beiden Ebenen ergibt die Sitzhöhe. Zur größeren Genauigkeit empfiehlt es sich, mehrere Messungen hintereinander vorzunehmen. Es ist vorteilhaft, die Sitzhöhemessung morgens durchzuführen, da abends bei Menschen, welche untertags gestanden sind, die Wirbelsäule infolge der Kompression der Bandscheiben etwas kürzer ist.

Säuglinge werden liegend durch zwei Personen gemessen, indem die erste Person eine Hand an die Sitzfläche, die andere Hand an den Scheitel des auf der Seite liegenden Säuglings legt. Die zweite Person mißt nun mit einem Zentimetermaß die Distanz zwischen den ausgestreckten Fingern beider Hände der ersten Person. (Abb. 2.) Genauer ist die Messung in der Epsteinschen Meßbank, wie sie in Kliniken zur Verfügung steht. (Abb. 3.) Eine Schwester hält beide Oberschenkel des Säuglings und drückt dessen Sitzfläche leicht an das Brett der Sitzhöhebank, eine zweite Schwester legt an den fixierten Kopf die Pelotte, mittels deren Zeiger die Sitzhöhe an dem seitlich angebrachten Zentimetermaß leicht abzu-

Abb. 1. Messung der Sitzhöhe beim älteren Kinde

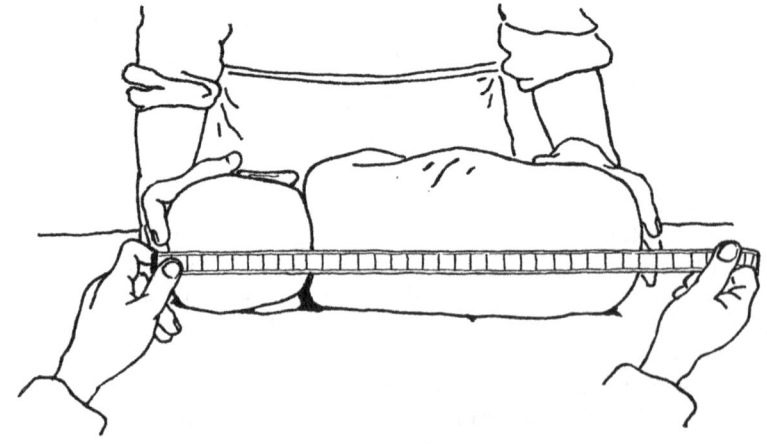

Abb. 2. Messung der Sitzhöhe beim Säugling

lesen ist. Die folgenden Merkzahlen sind etwas niedriger als die Durchschnittssitzhöhen in unseren Gegenden, haben aber den Vorteil, daß bei

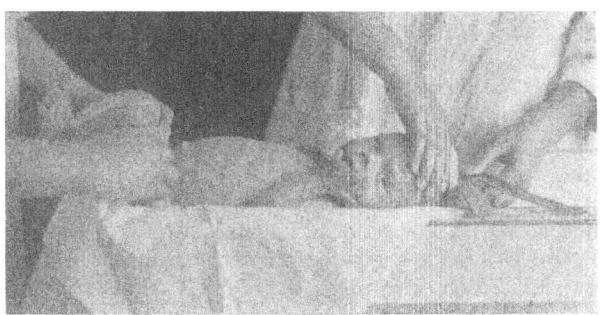

Abb. 3. Messung der Sitzhöhe eines Säuglings in der Epstein schen Meßbank

Zugrundelegung des Alters statt der Sitzhöhe nicht leicht eine Überdosierung stattfinden kann.

33 cm	Neugeborener	65 cm	8 Jahre
39 cm	6 Monate	70 cm	11 „
45 cm	1 Jahr	75 cm	14 „
50 cm	2 Jahre	85—90 cm	Frau
55 cm	4 „	90—95 cm	Mann
60 cm	6 „		

Maximum, Minimum, Optimum, Äquum

Maximum. Unter Nahrungsmaximum versteht man diejenige Nährwertmenge, die von einem gesunden Individuum innerhalb 24 Stunden resorbiert werden kann, ohne daß sein Darm überlastet wird. Überschreitung dieser Grenze führt zu Ernährungsstörungen.

Minimum. Unter Nahrungsminimum versteht man diejenige Nährwertmenge, die einem Individuum in 24 Stunden zugeführt werden muß, damit dasselbe bei völliger Muskelruhe sein Körpergewicht erhalten kann. Die zugeführte Nährwertmenge dient in diesem Falle nur zur Aufrechterhaltung der allernotwendigsten Lebensfunktionen, der sogenannten „inneren Arbeit" (Atmung, Blutkreislauf, Verdauung). Wird weniger als das Minimum an Nahrung zugeführt (bei Nahrungsmangel oder Appetitlosigkeit), oder wird bei Darreichung des Minimums Arbeit geleistet, so wird das betreffende Individuum an Körpergewicht abnehmen müssen, wobei es aus dem eigenen Körpergewebe entstammende Anteile (Fett, Muskel) einschmelzen wird, um den Entgang an zugeführter Nahrung zu decken.

Optimum. Unter Nahrungsoptimum versteht man diejenige Nährwertmenge, die einem Menschen unter Berücksichtigung und Einschätzung seiner individuellen Betätigung, seiner täglichen Arbeitsleistung, des dem Alter entsprechenden Wachstums und der wünschenswerten Ver-

änderung im Körpergewichte (Fettansatz oder Gewichtsabnahme)
verordnet wird. Während man das Nahrungsminimum und Nahrungsmaximum beim selben Individuum als feststehende Größen ansehen
kann, hängt das Nahrungsoptimum von äußeren Umständen ab: es
kann z. B. bei einem schwerkranken Kinde bis an das Minimum
herunterreichen, bei demselben Kinde aber in gesunden Tagen, wenn das
Kind lebhaft ist, in einer starken Wachstumsperiode sich befindet und
viel Bewegung macht, fast dem Maximum gleichkommen.

Äquum. Unter Nahrungsäquum versteht man jene Nährwertmenge,
die man einem Menschen in 24 Stunden bei gewohnter Betätigung des
Körpers (Bewegung, Arbeit) zur Erhaltung des Körpergewichtes zuzuführen hat. Die Differenz gegenüber dem Nahrungsoptimum entspricht
jener Quote der Nahrungszufuhr, die dem Fettansatz dient. Männer
ohne körperliche Arbeit bleiben bei einem Verzehr von durchschnittlich
35 Hn im gleichen Körpergewichte, bei mittlerer Arbeit brauchen sie
dazu 45 Hn und bei schwerer Arbeit 55 Hn und mehr im Tag. Ihr Äquum
liegt also bei 35 bzw. 45, 55 Hektonem oder darüber. Der Nahrungsbedarf bei Frauen liegt im allgemeinen, da sie durchschnittlich kleiner
sind, bei gleicher Beschäftigung um ungefähr 10 Hn tiefer als bei
Männern. Die Distanz zwischen dem Minimum und dem Maximum
nennen wir Ernährungsbreite. Die Toleranzbreite beginnt
bei Null und reicht bis zum Maximum.

Es wurde oben erwähnt, daß nach dem Heubner-Rubnerschen
Energiequotienten die notwendige Nahrungsmenge auf Grund des Körpergewichtes in Kalorien verordnet wurde. Im Pirquetschen System
wird sie aus dem Sitzhöhequadrat in Milcheinheiten (Nem) berechnet.
Das sorgfältige Studium der spontan aufgenommenen Nährwertmengen
in Beziehung zu dem individuellen Sitzhöhequadrat hat ergeben, daß
das Nahrungsmaximum, also diejenige Nährwertmenge, die der Darm-
kanal in 24 Stunden eben noch verträgt, ohne Schaden zu leiden, 1 n
pro Quadratzentimeter „Ernährungsfläche" beträgt, oder mit anderen
Worten: Das Nahrungsmaximum beträgt soviel Nem, als
die „Ernährungsfläche" Quadratzentimeter besitzt. Da
nun die Ernährungsfläche soviel Quadratzentimeter beträgt, als das Quadrat der Sitzhöhe (Siqua) ausmacht, so ist das Maximum gleich si^2n.
Das Maximum der Tagesnahrung bei einem Säugling von 40 cm Sitzhöhe
würde 1600 n betragen. Bei einem größeren Kinde von 75 cm Sitzhöhe beträgt es 5625 n, also 5625 g Milch bzw. andere Nahrungsmittel, die dem Nährwert von 5625 n gleichkommen. Statt 1 n pro Quadratzentimeter
Siqua setzen wir $^{10}/_{10}$ nem Siqua oder zehn Dezinemsiqua (dnsq). Das
Minimum beträgt ungefähr drei Zehntel des Nahrungsmaximums oder
drei Dezinemsiqua.

Die Höhe des Äquums ist je nach der gewohnten Beschäftigung
sehr verschieden; bei einem Schwerarbeiter kann es bis zu zehn Dezinemsiqua betragen. Bei Kindern liegt es, je nach ihrer Lebhaftigkeit, zwischen
vier und sechs Dezinemsiqua. Auch der Fettbestand hat einen bedeutenden Einfluß auf die Höhe des Äquums. Die Erhaltung eines größeren

Fettbestandes kostet Kalorien (Plethopyrosis nach Helmreich), während z. B. die Frühgeburt nicht nur wegen ihrer Muskelruhe, sondern auch wegen ihrer Fettlosigkeit ein auffallend niedriges Äquum zeigt.

Das Optimum enthält ein ärztliches Urteil: ob eine Zunahme oder eine Abnahme des Körpergewichtes gewünscht wird. Die meisten Kinder, welche dem Arzte zur Beurteilung zugeführt werden, sind unterernährt, alle sind im Wachstum begriffen, daher ist das Optimum gewöhnlich ein bis zwei Dezinemsiqua höher anzunehmen als das Äquum und zwei bis vier Dezinemsiqua höher als das Minimum. Wir berechnen gewöhnlich das Optimum aus der Summe von Minimum und bestimmten Zuschlägen.

Jedes Kind erhält für Wachstum	1 Dezinemsiqua (dnsq)
Säuglinge und magere Kinder für Fettansatz	1—2 ,,
Kinder nach dem 6. Monat für Sitzen	1 ,,
Kinder nach dem 1. Jahr für Stehen und Laufen	1—2 ,,

Ein einjähriges Kind hätte als Optimum folgenden Nahrungsbedarf: Minimum 3 dnsq, Zuschlag für Wachstum 1 dnsq, für Fettansatz 1 dnsq, für Bewegung 2 dnsq; Summe 7 dsnq

Bei Erwachsenen fällt der Wachstumszuschlag weg, ebenso, falls es sich nicht um Rekonvaleszente nach schwereren Erkrankungen handelt, der Zuschlag für Fettansatz.

Zusammengefaßt ist die übliche Nahrungszufuhr in Dezinemsiqua in den verschiedenen Lebensaltern des normalen Kindes folgende:

1 ansteigend auf 4 dnsq 1. Lebenswoche und Frühgeburten, 5 dnsq 2. Woche bis 3 Monate, 6 dnsq 4 Monate bis 6 Monate, 7 dnsq 7 Monate bis 14 Jahre

Praktischer Teil

I. Ernährung des gesunden Säuglings

Die für den Säugling günstigste Nahrung, bei der er am besten gedeiht, sich normal entwickelt, am wenigsten unter Ernährungsstörungen zu leiden hat und für das ganze Leben die beste Grundlage für seine weitere Gesundheit legt, bleibt trotz aller Fortschritte der künstlichen Ernährung noch immer die Frauenmilch. Was im letzten Grund die Ursache ist, warum der Säugling an der Brust besser gedeiht, seltener Rachitis bekommt, vor allem aber gegen Infekte widerstandsfähiger ist, ist auch heute noch nicht völlig aufgeklärt.

Fast jede Mutter, die stillen will, kann auch stillen; wenigstens während der ersten Monate. Von der Ernährung an der Mutterbrust darf nur dann Abstand genommen werden, wenn hiefür zwingende Gründe vorhanden sind, z. B. schwere konsumierende Erkrankungen der Mutter, namentlich offene Lungentuberkulose; die Lues der Mutter stellt keine Kontraindikation dar. Mitunter können Mißbildungen der Brust, z. B. Hohlwarzen, ein Stillhindernis abgeben, man versucht dann, durch Saughütchen das Stillen zu ermöglichen. Ein Stillhindernis kann auch in der Anlage des Kindes selbst begründet sein, z. B. durch einen Wolfsrachen. Auch Frühgeburten oder debile Kinder sind mitunter saugunfähig. Besondere qualitative Ernährungsvorschriften für die stillende Mutter sind nicht nötig. Ebensowenig, wie es wirksame Laktagoga in der Pharmakopoe gibt, ebensowenig sind es bestimmte Nahrungsmittel, die in elektiver Weise die Milchsekretion anregen. Es genügt darauf zu achten, daß die stillende Mutter genügende Nährwerte und eine entsprechende Flüssigkeitsmenge zugeführt erhält. Der durch die Milchabgabe entstehende Verlust an Nährsubstanzen muß gedeckt werden. Zum Grundbedarf der Mutter kommt also noch eine Zulage für die Produktion der Milch hinzu, die größer sein muß als der Nährwert der abgegebenen Milchmenge, da für die Arbeit der Milcherzeugung ein Plus zum Nährwert der tatsächlich erzeugten Milchmenge hinzukommen muß. Zur Lieferung von 1000 g Milch ist eine Nahrungszulage im Nährwerte von 1500 g Milch nötig. Da eine erwachsene Frau, die nicht körperlich arbeitet, einen Nahrungsbedarf von ungefähr 30 Hn im Tag hat, beträgt diese Zulage für sie ungefähr 50% der gewohnten Nahrungsmenge. Als populäre Regel kann man nach Schick sagen: eine stillende Frau soll von allen Speisen so viel essen, als ihrem Nahrungsbedarf entspricht, und außerdem von jeder Speise die Hälfte als Zulage zum Zwecke der Milchproduktion.

Bei der Brusternährung sind, ähnlich wie wir es später noch für die künstliche Ernährung auszuführen haben werden, in erster Linie quantitative Gesichtspunkte maßgebend, da Fälle von fehlerhafter qualitativer Zusammensetzung der Frauenmilch zu den Seltenheiten gehören und nach unserer Meinung praktisch kaum in Frage kommen.

Wenn wir die Körpergewichtskurve eines vollständig normal entwickelten, ausgetragenen neugeborenen Kindes verfolgen, so können wir in der Regel beobachten, daß das Körpergewicht nicht vom Moment der Geburt an gleichmäßig ansteigt, sondern daß dasselbe in der ersten Woche um 200 bis 300 g abnimmt. Diese Erscheinung wird auch bei natürlich ernährten, vollständig gesunden Kindern und absolut gesunden Müttern mit normaler Brustdrüsensekretion so regelmäßig gefunden, daß man von einer physiologischen Körpergewichtsabnahme spricht. Wir wissen aber, daß die Milch in der Brustdrüse der Mutter in den ersten Tagen nach der Geburt nur spärlich gebildet wird und daß diese Milch der ersten Lebenstage eine andere Zusammensetzung hat als die spätere Milch. (Kolostrum.) Sie ist eiweißreicher, wasserärmer, an Quantität gering, und wir müssen annehmen, daß die Gewichtsabnahme in den ersten Tagen damit zusammenhängt, daß die Kinder aus der mütterlichen Brust nicht so viel an Nahrung aufsaugen können, als sie entsprechend ihrem Nahrungsbedarf tatsächlich brauchen. Wir müssen also die physiologische Körpergewichtsabnahme als Hungerzustand des neugeborenen Kindes betrachten: wir sehen, daß dieselbe rasch ausgeglichen wird, wenn in den folgenden Tagen die Milch in die

Brust der Mutter „einschießt" und die Säuglinge sich nun tatsächlich so viel Milch aus der Brust beschaffen können, als sie brauchen.

Es muß ganz besonders darauf hingewiesen werden, daß die Milchsekretion, also die Quantität der von der stillenden Mutter produzierten Milch, in direktem Verhältnisse zum Saugreiz des Kindes steht. Saugt das Kind kräftig, so wird in der Regel reichlich Milch in der Brustdrüse gebildet. Ist das Kind saugschwach oder trinkfaul, so besteht die Gefahr, daß die Milchsekretion zurückgeht, ja sogar ganz versiegt. Solange ein neugeborenes Kind bei der Brust normal zunimmt, ist es nicht notwendig, sich darüber Gedanken zu machen, ob es quantitativ genügend Nahrung erhält. Eine normale Gewichtszunahme ist nur möglich bei kalorisch ausreichender Nahrung. Ist hingegen die Gewichtszunahme nicht voll befriedigend und dabei der Stuhl angehalten, dann soll man durch genaue Bestimmung der Trinkmengen feststellen, ob das Kind quantitativ genug bekommt. Die getrunkene Milchmenge wird ermittelt, indem man den Säugling vor und nach dem Trinken (mit den gleichen Wäschestücken) auf die Wage legt. Die Gewichtsdifferenz ergibt die getrunkene Milchmenge. Man wird sich dabei nicht mit einer einzelnen Wägung begnügen dürfen, da wir wissen, daß die Milchsekretion zu verschiedenen Tageszeiten verschieden ist; am Morgen ist, wenn eine längere Nachtpause eingehalten wird, die Milchmenge am größten. Ergibt sich bei wiederholter Kontrolle der aus der Brust getrunkenen Milchmenge eine namhafte Differenz gegenüber dem aus der Sitzhöhe berechneten Optimum des Kindes, dann soll man nicht lange mit der Zufütterung warten. Hat man sich einmal zur Zufütterung entschlossen, so wähle man als Ergänzungsnahrung beim guttrinkenden Kind eine Gleichnahrung, u. zw. zur Hälfte Milch, zur Hälfte 17% Zuckerlösung (= Sibo, s. S. 130).

Beispiel: Ein zwei Monate altes Kind trinkt an der Brust 400 g; seine Sitzhöhe beträgt 35 cm; das Maximum ist gleich 1225 Nem, das Optimum beträgt bis zum Ende des dritten Monats fünf Zehntel des Maximums, das wären zirka 600 Nem. Es fehlt somit ein Nährwert von 200 g Frauenmilch pro Tag. 100 g Milch, 100 g Wasser und 17 g Zucker entsprechen diesem Nährwert. Da die Größe der Einzelmahlzeiten mit zwei Monaten gleich sein soll, also in diesem Falle 100 n betragen würde, wäre bei jeder Mahlzeit, bei der die verlangte Quantität aus der Brust nicht herbeigeschafft werden kann, aus der oben genannten Mischung die Trinkmenge auf 100 g zu ergänzen. Bei schlecht trinkenden Kindern kann ohne Bedenken zur Ergänzung auch eineinhalbfach konzentrierte (Sesquibo) oder sogar doppeltkonzentrierte Nahrung (Dubo) gegeben werden (s. S. 130).

Die häufigste Ursache des Nichtgedeihens eines Säuglings an der Brust ist die Unterernährung, die sich klinisch meistens durch Stuhlverstopfung zu erkennen gibt.

Ein anderes klinisches Zeichen des Hungers beim Neugeborenen ist der Azetongeruch der Atemluft und die Ausscheidung von Azeton durch den Harn. Während größere Kinder und auch Erwachsene viele Stunden bis drei Tage Kohlenhydratkarenz halten müssen, ehe Azetonkörper auftreten, sind beim Neugeborenen diese schon nach wenigen Stunden nachweisbar. Sie sind, wie gesagt, immer ein Zeichen des Hungers und können durch wenige Gramm Zucker in Tee leicht behoben werden. Bisweilen kommen bei Brustkindern sogenannte B r u s t d y s p e p - s i e n vor, nämlich „zerfahrene", ungenügend eingedickte Stühle. Wenn das Kind dabei gut gedeiht, so besteht keine Indikation zu therapeutischem Eingreifen.

Wenn zu einer Mahlzeit Brust und Flasche gegeben werden, so wird dabei das Kind immer zuerst an die Brust angelegt, damit es nicht verlernt, die Brust zu nehmen. Unter Umständen kann es durch entsprechende Zufütterung noch möglich werden, die Funktion der Brust so zu- heben, daß die Zwiemilchernährung überflüssig wird.

Auf eine Eigentümlichkeit des Neugeborenen sei in diesem Zusammenhange hingewiesen; das ist das sogenannte transitorische Fieber des Neugeborenen. Gerade bei schlechttrinkenden Kindern oder bei mangelhaft sezernierender Brust kann in der ersten Woche eine Temperatursteigerung eintreten, welche, da sie in leichteren Fällen durch Zufuhr von etwas Tee gewöhnlich sofort behebbar ist, als D u r s t f i e b e r aufgefaßt wird. Bisweilen kommen beträchtliche T e m p e r a t u r s t e i g e r u n g e n bis 39 und 40⁰ vor, welche, wenn das Kind gleichzeitig erbricht und dadurch verfallen aussieht, einen bedrohlichen Eindruck machen können. Gewöhnlich fällt die höchste Temperaturerhebung mit dem Tiefpunkt der physiologischen Körpergewichtsabnahme zusammen, ein weiterer Beweis dafür, daß dieses Fieber nicht durch Infekte, sondern durch Durst bedingt ist. Bisweilen kann dieses Fieber mit schweren Allgemeinerscheinungen einhergehen, die bei gleichzeitig bestehendem Ikterus neonatorum sogar an Ikterus gravis erinnern können. In diesen Fällen muß die Therapie energisch eingreifen; es ist dann reichliche Wasserzufuhr indiziert, am besten als subkutane Kochsalzinfusion.

Die folgende Krankengeschichte (Abb. 4) zeigt einen schweren Fall von D u r s t f i e b e r bei einem Neugeborenen; die Diagnose war schwierig und wurde ex juvantibus gestellt.

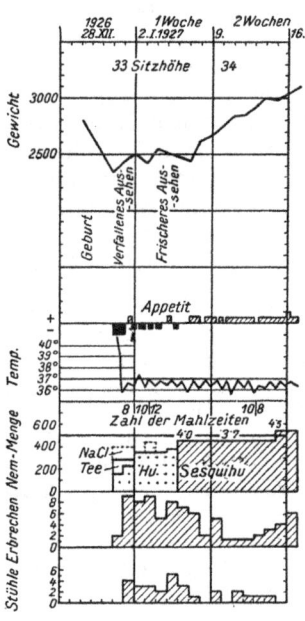

Abb. 4. Durstfieber beim Neugeborenen [1]

[1] In dieser und den folgenden graphischen Darstellungen der Krankengeschichten ist der Appetit des Kindes nach Sr. P. P a n z e r in der Weise dargestellt, daß guter Appetit schraffiert nach oben von der Nullinie (+), schlechter Appetit schwarz nach unten von der Nullinie (—) eingezeichnet wurde. Die Ziffern auf der oberen Begrenzungslinie des Nahrungsfeldes (Nemmenge) bedeuten Dezinemsiqua. Wenn bei gleichbleibender Nahrungsmenge die Dezinemsiquazahl kleiner geworden ist, so bedeutet das, daß das Kind inzwischen gewachsen ist (aus den Sitzhöhezahlen oben zu ersehen). Die Nahrungsqualität ist in die entsprechenden Nahrungsfelder eingeschrieben. Jeder Qualitätswechsel

St. L., Prot.-Nr. 1632, wurde im Alter von vier Tagen in die Klinik gebracht. Erste rechtzeitige normale Geburt. Bekam zwei Tage lang Tee und wurde dann dreistündlich angelegt; soll gut getrunken haben. Am Tag vor der Aufnahme soll das Kind nichts mehr getrunken haben und hatte auch keinen Tee bekommen. Am Tage der Aufnahme sah es sehr verfallen aus und hatte abends 40,8⁰ Temperatur. Der zu Rate gezogene Arzt verordnete zunächst Tee, worauf die Temperatur auf 38,9⁰ abfiel. Das Kind war benommen und soll heftig erbrochen haben. Die Bauchdecken waren eingesunken. Da auch Ikterus bestand, dachte der Arzt an Ikterus gravis oder an schweres Durstfieber und brachte das Kind zur Diagnosenstellung in die Klinik. Die eingeleitete Therapie zeigte, daß die letztere Diagnose zu Recht bestand: Bei der Aufnahme bestand noch Temperatur bis 41⁰; das Kind erbrach sehr heftig; es erhielt reichlich Flüssigkeit in Form von Frauenmilch und Tee; ferner physiologische Kochsalzlösung als subkutane Infusion. Das Fieber fiel schon am nächsten Tag zur Norm ab, der Allgemeinzustand besserte sich; nur der schlechte Appetit und das Erbrechen hielten noch einige Tage vor. Nach zirka einer Woche war das Kind in voller Rekonvaleszenz, das Körpergewicht stieg an, der Appetit wurde gut. Die Ernährung konnte in Form von gezuckerter Frauenmilch (Sesquihu s. S. 131) alsbald auf 4½ dnsq gesteigert werden. Das Kind wurde geheilt entlassen.

Abstillen

Die Brust soll dem Säugling, wenn möglich, das ganze erste Lebensjahr hindurch gesichert bleiben, damit man im Erkrankungsfalle stets wieder ganz zur Brust zurückkehren kann. Die ersten drei Monate wird der Säugling ausschließlich an der Brust ernährt. Man beginnt im vierten Monat Milchbrei und im fünften Monat Gemüse „beizufüttern". Erst vom neunten Monat an wird allmählich abgestillt, eine Mahlzeit nach der anderen wird durch Kuhmilch ersetzt, so daß im zwölften Monat nur mehr die Nachabendmahlzeit an der Brust getrunken wird; mit Vollendung des ersten Lebensjahres wird die Brust vollständig zum Versiegen gebracht.

Das Abstillen soll allmählich geschehen, rasches Abstillen kann dem Kind und der Mutter schaden.

Im Sommer ist es ratsam, das Abstillen besonders langsam vorzunehmen, da Kinder in der warmen Jahreszeit empfindlicher sind und diese Veränderung oft schwer vertragen.

Ernährungsplan für das erste Lebensjahr

Während der ersten Lebensmonate sollen die Mahlzeiten in gleichem Nährwert verabreicht werden, und zwar derart, daß man trachtet, von allem Anfang an die Kinder an regelmäßige Einnahme der Mahlzeit zu gewöhnen. Die Intervalle zwischen den einzelnen Mahlzeiten betragen drei Stunden. Theoretisch würden also beim Neugeborenen

---

ist durch vertikale Trennungslinien gekennzeichnet. Die Bezeichnung der einzelnen Nahrungsgemische ist im V. Abschnitt des Buches erklärt. Stühle und Erbrechen sind nur ihrer Zahl nach vermerkt.

acht Mahlzeiten zu geben sein, um 3, 6, 9, 12, 15, 18, 21 und 24 Uhr, doch wird die 3-Uhr-Mahlzeit beim gesunden Neugeborenen sogleich weggelassen. Auch die Mitternachtsmahlzeit wird für gewöhnlich beim kräftigen Neugeborenen gestrichen, so daß eine neunstündige Nachtpause von 9 Uhr abends bis 6 Uhr Früh resultiert. Die Gewöhnung des Säuglings an Pünktlichkeit, die richtige Bemessung der Einzelmahlzeiten nach ihrem Nährwert und Volumen bilden den sichersten Schutz zur Verhütung von Ernährungsstörungen.

Aus der folgenden Übersicht kann für das Normalkind von durchschnittlicher Größe der allmählige Übergang von der Brustnahrung zur gemischten Kost entnommen werden.

1. Lebenstag

Sechs Stunden nach der Geburt wird das Kind zum ersten Mal an die Brust angelegt. Es muß saugen und schlucken lernen. Das Anlegen erfolgt dann weiter dreistündlich, sechsmal täglich.

1., 2., 3. Monat

Sechs Mahlzeiten Brust in dreistündigen Zwischenräumen. Morgen, Vormittag, Mittag, Nachmittag, Abend, Nachabend. Während das Kind anfangs recht ruhig zu sein pflegt, beginnt es später lebhafter zu werden, hat daher einen höheren Nahrungsbedarf.

4. Monat   1 Hn Beikost

$5\frac{1}{2}$ Mahlzeiten Brust: Die Brustmahlzeit zu Mittag wird zum Teil durch Brei ersetzt. Zuerst wird 50 g Milchbrei mit dem Löffel gegeben, dann die Brust gereicht. Das Kind lernt Löffelfütterung und breiige Nahrung kennen.

5. Monat   2 Hn Beikost

Fünf Mahlzeiten Brust. Mittags 100 g Milchbrei. Die Brustmahlzeit zu Mittag wird ganz durch Beikost ersetzt.

6., 7. Monat   3 Hn Beikost

Vier Mahlzeiten Brust. Mittags 50 g Gemüse und 50 g Milchbrei. Abends 50 g Milchbrei, wodurch die Brustmahlzeit am Abend durch Beikost ersetzt wird. Durch Gemüse wird das Kind mit dem salzigen Geschmack vertraut.

8., 9. Monat   4 Hn Beikost

Vier Mahlzeiten Brust. Mittags 50 g Gemüse, 50 g Kompott, abends 100 g Milchbrei. Im Kompott bekommt das Kind das erstemal eine kühle Speise.

10., 11. Monat   5 Hn Beikost

Drei, später zwei Mahlzeiten Brust. Vormittags 10 g Biskotten in Kuhmilch geweicht. Mittags 50 g Gemüse, 50 g Kompott, darin 10 g Biskotten erweicht. Abends 100 g Milchbrei. Biskotten werden als Vorstufe für Brot und Mehlspeise gegeben. Das Kind muß allmählich von breiiger auf feste Nahrung gebracht werden. Zur Vormittagsmahlzeit und später zur Nachmittagsmahlzeit wird die Brustmilch durch Kuhmilch ersetzt, damit beginnt das „Abstillen". Das Kind soll gleich aus der Schale trinken lernen.

12. Monat   6 Hn Beikost

Eine Brustmahlzeit. Morgens Kuhmilch. Vormittags ein ganzes Ei, 10 g Biskotten, Kuhmilch. Mittags 50 g Gemüse, 50 g Kompott, 10 g Biskotten. Nachmittags Kuhmilch. Abends 100 g Milchbrei. Die Nachabendmahlzeit wird in Brustmilch gegeben, aber langsam verringert, so daß mit dem Ende des ersten Lebensjahres die Brustfütterung verschwindet.

Von hier an wird dann die Qualität der Nahrung noch immer weiter geändert, so daß das Kind am Ende des zweiten Jahres schon am Tische der Erwachsenen essen kann.

Die Schwierigkeiten, welche jede Nahrungsänderung beim Säugling hervorruft, können zum größten Teil dadurch überwunden werden, daß der Wechsel nur ganz allmählich erfolgt. Man muß sich mit jeder Nahrung „einschleichen", d. h. es ist stets mit ganz kleinen Mengen zu beginnen, diese sind langsam zu vergrößern, um so das Kind schrittweise an das Neue zu gewöhnen.

Da die individuelle Berechnung des Nährwertes in jedem einzelnen Falle, ferner die Umrechnung des Volumens aus dem Nährwert und die detaillierte Angabe über die verwendeten Nahrungsrohstoffe (Milch, Zucker, Grieß, Mehl usw.) immer mit gewissen Rechnungsoperationen und Schwierigkeiten verbunden ist, hat es sich als zweckmäßig herausgestellt, dem praktischen Arzt ein einfaches Schema an die Hand zu geben, in welchem die Gewichtsmengen der Einzelmahlzeiten abzulesen sind (Tabelle 2 S. 22). Nach diesem Ernährungsplan ist es leicht, bei kräftigen, normal entwickelten Brustkindern die Ernährung vorzuschreiben. Die dazugehörigen Rezepte werden später mitgeteilt werden.

Bei der künstlichen Ernährung gelten im großen und ganzen die gleichen quantitativen Prinzipien wie bei der natürlichen Ernährung. Daß die Ernährung mit Kuhmilch immer nur ein Ersatz der natürlichen Ernährung sein kann und erst dann in ihre Rechte zu treten hat, wenn die natürliche Ernährung, sei es aus Stillunfähigkeit der Mutter, sei es durch Krankheit, sei es aus Milchmangel, undurchführbar geworden ist, gilt heute als feststehende Tatsache; nur ist das Fundament der künstlichen Ernährung infolge unserer Kenntnisse vom Kalorienbedarf des Säuglings ein sichereres und festeres geworden, so daß die Gefahren der

Tabelle 2. Schematischer Speisezettel für die Ernährung eines gesunden Säuglings an der Brust

Alter	6 Uhr	9 Uhr	12 Uhr	15 Uhr	18 Uhr	21 Uhr	Hektonem Milchgetränk	Hektonem Speisen	Summe der Hektonem
1. Tag	Geburt	—	10 Brust	20 Brust	30 Brust	40 Brust	1	—	1
2. „	50 Brust	50 Brust	50 „	50 „	50 „	50 „	3	—	3
3. „	60 „	50 „	60 „	60 „	60 „	60 „	3,5	—	3,5
4. „	70 „	60 „	70 „	70 „	70 „	70 „	4	—	4
5. „	80 „	70 „	80 „	80 „	80 „	80 „	4,5	—	4,5
6. „	80 „	80 „	90 „	90 „	90 „	90 „	5	—	5
7.—14. „ Tag	90 „	90 „	100 „	100 „	90 „	100 „	5,5	—	5,5
15.—30. Tag	100 „	100 „	100 „	110 „	100 „	100 „	6	—	6
2. Monat	110 „	110 „	110 „	120 „	110 „	100 „	6,5	—	6,5
3. „	120 „	120 „	120 „	130 „	120 „	100 „	7	—	7
4. „	140 „	130 „	50 Milchbrei 70 Brust	130 „	130 „	100 „	7	1	8
5. „	150 „	150 „	100 Milchbrei	150 „	150 „	100 „	7	2	9
6. „	250 „	100 „	50 Gemüse 50 Milchbrei	250 „	50 Milchbrei	100 „	7	3	10
7. „	255 „	150 „	50 Gemüse 50 Milchbrei	240 „	50 Milchbrei	150 „	8	3	11
8. „	225 „	150 „	50 Gemüse 50 Kompott	225 „	100 Milchbrei	150 „	7,5	4	11,5
9. „	285 „	150 „	50 Gemüse 50 Kompott	270 „	100 Milchbrei	150 „	8,5	4	12,5
10. „	255 „	10 Biskotten 100 Sesquibo	50 Gemüse 50 Kompott 10 Biskotten	240 „	100 Milchbrei	150 „	8	5	13
11. „	300 „	10 Biskotten 100 Sesquibo	50 Gemüse 50 Kompott 10 Biskotten	200 Sesquibo	100 Milchbrei	150 „	9	5	14
12. „	200 Sesquibo	10 Biskotten 1 Ei 100 Sesquibo	50 Gemüse 50 Kompott 10 Biskotten	200 Sesquibo	100 Milchbrei	150 „	9	6	15

Wird dieser Speisezettel für ein künstlich genährtes Kind verwendet, so muß anstatt der Brustmilch der gleiche Nährwert in einer Kuhmilchmischung gegeben werden. Diese kann als Gleichnahrung (Sibo) oder Eineinhalbfache Nahrung (Sesquibo) verabreicht werden.

künstlichen Ernährung immer geringer werden. Für die künstliche Ernährung des Säuglings soll womöglich Milch aus besonderen Ställen verwendet werden.

Für die Ernährung des Säuglings können in Betracht kommen:
1. rohe Milch,
2. pasteurisierte Milch,
3. Kondensmilch,
4. Trockenmilch.

Rohe Milch wird im Haushalte mit den Zusätzen vermischt und
dann aufgekocht, während pasteurisierte Milch mit den gekochten
Zusätzen vermischt und dann nur aufgewärmt wird. Gute, einwandfreie, frische Milch ist den Kondenspräparaten und der Trockenmilch
unbedingt vorzuziehen. Letztere sollen nur zur Verwendung gelangen,
wenn keine einwandfreie frische Milch zu beschaffen ist.

Zum Schutze gegen Vitaminmangel empfiehlt es sich, dem Säugling
C-Vitamin in Form von Zitronen- oder Orangensaft (10—20 g) zu
geben. Im Winter reiche man zur Verhütung der Rachitis täglich einen
Kaffeelöffel Lebertran, am besten mit der Vormittagsmahlzeit, oder
man mache eine andere Form der Rachitisprophylaxe (s. S. 56—59).

Als Zucker ist der Würfelzucker dem Kristallzucker wegen der
größeren Reinheit vorzuziehen. In der Universitätskinderklinik in Wien
wird als Kohlenhydratzusatz eine Mischung verwendet, die aus 80% Rohrzucker und 20% Malzzucker besteht. Malzzucker hat einen weniger
süßen Geschmack und soll gärungswidrig wirken.

In den ersten Lebensmonaten wird bei künstlicher Ernährung Kuhmilch verwendet, welche durch Zugabe von Zucker und Verdünnung
mit Wasser der Frauenmilch äquikalorisch gemacht wird. (Gleichnahrung.)

Ganz allgemein sei hier gesagt, daß es zweckmäßig ist, in der Säuglingsernährung statt in volumetrischen Werten in kalorischen zu denken.
Wenn man von Halbmilch spricht, so heißt das, daß die Milch
die Hälfte des Volumens des Nahrungsgemisches beträgt. Wenn wir von
Halbnahrung sprechen, so heißt das, daß der Brennwert einer solchen
die Hälfte des Brennwertes eines gleichen Volumens Frauenmilch beträgt.
Halbmilch kann aber, wie in dem obigen Beispiel, durch Zuckerzusatz leicht
auf Gleichnahrung ergänzt werden.

Bei geringer Trinklust oder aus anderen Gründen oder endlich prin-
zipiell bei älteren Säuglingen wird das Volumen der Nahrung bei gleichbleibendem Nährwert verringert. Dies kann dadurch erreicht werden,
daß man der Milch-Zuckermischung weniger Wasser zusetzt. In anderen
Fällen wieder wird die Vollmilch durch Zuckerzusätze konzentriert;
bei Anwendung von breiiger Nahrung wird schließlich beim Einkochen
des Kohlenhydrates in die Milch das Volumen durch Einengen verkleinert.

II. Ernährung des gesunden älteren Kindes

a) Einzelernährung

Auch jenseits des zweiten Lebensjahres wird die Nahrung zweckmäßig aus einzelnen Hektonemportionen zusammengesetzt. Damit ist der ersten Anforderung, die an eine komplette Diät zu stellen ist, nämlich der quantitativen Dosierung des Brennstoffs, Genüge geleistet. Wir haben weiter zu berücksichtigen: Eiweiß, Vitamine, Wasser (Konzentration) und Zellulose. Vitamine sind bei einer Kost, welche Gemüse und Obst enthält, in genügender Menge vorhanden, vorausgesetzt, daß die Vitamine nicht durch die Zubereitung zerstört werden; der Wassergehalt regelt sich bei normalen Kindern durch den Instinkt. Auf Zellulose (rohes Brot, grobe Gemüse) ist nur bei Kindern, welche Stuhlbeschwerden haben, zu achten. Es erübrigt sich daher nur, den Eiweißwert der Diät zu überprüfen. Es wurde schon früher auseinandergesetzt, daß ein Eiweißwert zwischen 10 bis 20% der Gesamtkalorien den Stickstoffbedarf des wachsenden Organismus reichlich deckt. Unter Benützung der Tabelle des Nemgehaltes der Nahrungsmittel (S. 1, 2), welche in der rechten Vertikalkolonne die Gewichte der einzelnen Hektonemportionen und hinter jedem einzelnen Nahrungsmittel den Eiweißwert enthält, kann man ohne Schwierigkeit eine gute gemischte Kost verschreiben. Wer die Rechnung ersparen will, der sei auf die

Tabelle 3. Speiseplan für gesunde Kinder vom 3. Lebensjahre an

Sitzhöhe in Zentimetern:

	7 dnsq, Hektonem	53—55	56, 57	58, 59	60—62	63, 64	65—68	69—73	74—77	78—82	83 u. m.
		20	22	24	26	28	30	35	40	45	50
7 Uhr	Milchgetränk	3	3	4	5	5	5	5	5	5	5
	Brot	1	1	1	1	1	2	3	3	4	5
	Butter oder Fett . . .	1	1	1	1	1	1	2	3	4	5
10 Uhr	Milchgetränk	1	1	1	—	—	—	—	—	—	—
	Ei, Käse, Wurst . . .	1	1	1	1	1	1	1	1	1	1
	Brot	1	1	1	1	1	1	1	1	1	1
	Butter oder Fett . . .	—	—	—	1	1	1	1	1	1	1
13 Uhr	Suppe	0,5	1	1	1	1	1	2	2	2	2
	Fleisch	0,5	1	1	1	2	2	2	3	3	3
	Gemüse	2	2	2	2	3	3	3	3	4	4
	Mehlspeise	1	1	2	2	2	2	2	3	3	4
	Obst, Kompott	1	1	1	1	1	1	2	2	2	2
16 Uhr	Milchgetränk . . .	2	2	2	2	2	2	2	2	2	2
19 Uhr	Milchspeise	3	4	5	5	5	5	5	5	5	5
	Brot	1	1	1	1	1	1	2	3	3	4
	Butter oder Fett . . .	—	—	—	1	1	1	2	2	3	3
	Fleisch, Wurst, Käse .	—	—	—	—	1	1	1	2	2	3
	Milchgetränk	1	1	—	—	—	—	—	—	—	—

Tabelle 3 (S. 24 unten) verwiesen, welche das Nahrungsoptimum (7 dnsq) des gesunden Kindes bei einer gegebenen Sitzhöhe und die Verteilung des gesamten Brennwertes auf die einzelnen Mahlzeiten enthält, und dabei eine richtige Eiweißmenge angibt.

Bemerkungen zu Tabelle 3: Unter Milchgetränk versteht man nicht nur Vollmilch, sondern jede Milchmischung, die aus Milch, Zucker und gewissen Geschmackszusätzen (Tee oder Kaffee) besteht. Zucker, Kakao oder Schokolade müssen in den Nährwert des Milchgetränks eingerechnet werden, während Kaffee oder Tee zu vernachlässigen sind. Wenn in der Tabelle bei Milchgetränk z. B. 3 steht, so könnte das ebensogut durch 300 cm³ Vollmilch, als durch 200 cm³ Vollmilch + 17 g Zucker gedeckt werden. Gemüse bedeutet tischfertiges Gemüse. Es kann mit viel Fett zur Doppelnahrung konzentriert werden und wiegt dann pro Hektonem 50 g, oder aber es wird mit wenig Fettzusatz als Gleichnahrung von 100 g Hektonemgewicht gerechnet. Unter Mehlspeisen verstehen wir entweder mit Mehl zubereitete Süßspeisen, die mit 30 g, oder fette Mehlspeisen, die mit 20 g zu rechnen sind. Beim Kompott ist der Zuckerzusatz in den Nährwert einzurechnen. 75 g Obst, mit 8½ g Zucker zu Kompott verarbeitet, ist im Nährwert gleich mit 150 g frischem Obst.

Verschreibung für das einzelne Kind

Das folgende Schema eignet sich sehr gut für die schriftliche Aufzeichnung einer ganzen Tagesdiät. Links sind die Tagesstunden für die einzelnen Mahlzeiten verzeichnet, in der nächsten Kolonne die Anzahl der Hektonem für jede Mahlzeit, sodann in den einzelnen Kästchen das

	Hn	Dekanem Eiweiß							Eiweiß Dn + —
6ʰ	5	+ 1 100 g Kuhmilch	+ 1 100 g	— 1 17 g Zucker	— 1 8·5 g Butter	0 25 g Weiß- brot			0
9ʰ	3	— 1 8½ g Butter	0 30 g Misch- brot	+ 2 1 Ei = 40 g					+ 1
12ʰ	5	0 100 g Suppe	+ 5 40 g Fleisch	0 100 g Ge- müse	0 20 g Mehl- speise	— 0·5 150 g Obst			+ 4·5
15ʰ	2	+ 1 100 g Kuh- milch	— 1 17 g Zucker						0
18ʰ	5	50 g	50 g Milchspeise	50 g	— 1 8·5 g Butter	0 25 g Weiß- brot			— 1
	20	Beispiel einer Eintragung der Nahrung von Einzelpersonen in ein Schema							+ 4½

Summe
der Hn

Summe der Plus- u.
Minuszahlen für die
Eiweißberechnung

Gewicht der einzelnen Hektonemportionen. Der Eiweißgehalt soll, wie bereits erwähnt, mindestens 10% und höchstens 20% des gesamten Nährwertes betragen. Es wird zu diesem Zwecke bei jedem Kästchen, das eine Speise im Nährwert von 1 Hn enthält, der Vergleich des Eiweißgehaltes mit dem der Frauenmilch angestellt und in Ziffern darübergeschrieben, wieviel Dn Eiweiß mehr oder weniger in 1 Hn der betreffenden Speise enthalten sind als in der Frauenmilch. Da z. B. 1 Hn (= 100 g) Kuhmilch 2 Dn Eiweiß enthält, würden wir bei Verordnung von 1 Hn Kuhmilch + 1 (1 Dn mehr als in der Frauenmilch) darüberschreiben. Bei Zucker − 1, bei Ei + 2 usw. In der letzten Kolonne wird die algebraische Summe aller Zahlen, die sich auf die Eiweißwertigkeit beziehen, gezogen und auf diese Weise der Eiweißgehalt der ganzen Tagesdiät errechnet. Wenn wir hier bei der Eiweißberechnung die Zahl + 4½ erhalten, so besagt dies, daß in der ganzen Tagesnahrung von 20 Hn außer den 20 Dn, welche 10% Eiweiß entsprechen würden, noch weitere 4½ Dn Eiweiß enthalten sind, also im ganzen 24½ Dn in Form von Eiweiß vorhanden sind; das ist innerhalb der gewünschten Grenze von 10 bis 20%, oder in diesem Falle 20 bis 40 Dn Eiweiß.

b) Massenspeisung

Dort, wo eine größere Gemeinschaft von Kindern gleichzeitig zu ernähren ist, bedient man sich der Einteilung in

Nahrungsklassen

Bei der praktischen Durchführung der Verabreichung der errechneten erforderlichen Nährwertmenge pflegen wir in der Regel so vorzugehen, daß wir die Hektonemzahlen von 5 zu 5 Hn nach oben oder nach unten abrunden. Wenn wir z. B. bei einem Kinde als optimalen Nahrungsbedarf den Nährwert von 39 Hn errechnen, würden wir das Kind mit 40 Hn in die vierte Nahrungsklasse einreihen. Ein Kind mit 37 Hn Nahrungsbedarf würde mit 35 Hn in die III a-Nahrungsklasse eingereiht werden. Die Einteilung in Nahrungsklassen hat überall dort eine große Bedeutung, wo Kinder in größeren Gemeinschaften ausgespeist werden, in Anstalten, Heimen, bei Massenspeisungen jeglicher Art. Bei derartigen Ausspeisungen sollen die Kinder bei den Mahlzeiten nach den Nahrungsklassen geordnet beisammensitzen und die ihnen gebührende Portionengröße zugeteilt erhalten. Auf diese Weise läßt sich leicht feststellen, ob die Kinder die ihrem Nahrungsbedarf entsprechende Mahlzeit tatsächlich aufessen. Bei dieser Art der Zuteilung der Speisen ist Sicherheit ge-

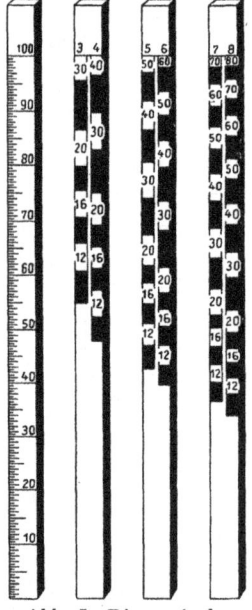

Abb. 5. Pirquetscher Sitzhöhemaßstab zur Ermittlung der Nahrungsklasse

boten, daß man dem Kind nicht zu wenig und nicht zu viel zumutet, wie dies nach einer nur dem Gefühl nach geregelten Portionierung der Speisen leicht geschehen kann. Die Klassenunterschiede bei Kindern mit einem verschieden hohen Nahrungsbedarf zeigen sich bei den drei Hauptmahlzeiten. Vormittags- und Nachmittagsmahlzeiten werden gleich gestaltet.

Der Pirquetsche Sitzhöhemaßstab gestattet, eine größere Anzahl von Kindern rasch in Klassen einzuteilen. Auf dem Stabe sind für 5, 6 und 7 decinemsiqua die Hektonemzahlen schon zu Klassen abgerundet ersichtlich (Abb. 5).

Die beifolgende Tabelle enthält ein Schema für eine Speisenanforderung in einem Kinderheim.

Tabelle 4. Beispiel der Speisenanforderung in einem Kinderheim

Nahrungsklasse		II	II a	III	III a	IV	IVa	V	Summe Hn
Anzahl der Kinder		10	20	20	20	10	10	10	100
Morgen	Kaffee	3	5	5	5	5	5	5	480 Hn
	Brot	1	1	2	3	3	4	5	250 ,,
	Fett	1	1	1	2	3	4	5	210 ,,
Vormittag	Butter	2	2	2	2	2	2	2	200 ,,
	Brot	1	1	1	1	1	1	1	100 ,,
Mittag	Suppe	1	1	1	1	2	2	2	130 ,,
	Fleisch	1	1	2	2	2	3	3	190 ,,
	Gemüse	1	2	3	3	3	4	4	280 ,,
	Mehlspeise .	1	2	2	2	3	3	4	230 ,,
	Kompott oder Obst . .	1	1	1	2	2	2	2	150 ,,
Nachmittag: Milch		2	2	2	2	2	2	2	200 ,,
Abend: Abendspeise		5	6	8	10	12	13	15	930 ,,
Summe der Tages-Hn		20	25	30	35	40	45	50	3350 Hn

Die Abteilung fordert für diesen Tag von der Küche 3350 Hn an. Die Küche meldet der Abteilung bei der Abgabe der einzelnen Mahlzeiten das Hektonemgewicht. Die Verteilung geschieht bei festen Speisen mit der Wage, bei den Flüssigkeiten mit graduierten Schöpfern.

Ernährungstafel für das ganze Kindesalter

Für gesunde normale Kinder kann die folgende Tafel zur direkten Ablesung der Nahrung und ihrer Bestandteile dienen; in den ersten zwei Lebensjahren wird dabei neben der Sitzhöhe das Alter berücksichtigt; später nur mehr die Sitzhöhe. (Vgl. Tab. 5.)

Eigene Rezeptformulare ermöglichen es, die Verschreibung kurz und übersichtlich zu gestalten. (Nahrungsverschreibung für gesunde Kleinkinder. Blocks zu 50 Blättern. Wien, Julius Springer, 1927.)

III. Beurteilung des Ernährungszustandes

Zur Beurteilung des Ernährungszustandes kann man sich zweierlei Methoden bedienen: Entweder wird der Ernährungszustand durch einen Index angegeben, der aus bestimmten Körpermaßen gebildet ist, oder aber man zerlegt den Ernährungszustand in seine einzelnen Qualitäten. Aus beiden zusammen ergibt sich dann ein sehr vollständiges Bild. Die zahlenmäßige Bestimmung durch Indizes ist besonders dann vorzuziehen, wenn es sich um den Vergleich vieler Kinder im gleichen Lebensalter und unter gleichen äußeren Bedingungen handelt. Auch bei Dauerbeobachtungen eines und desselben Kindes in längeren Zeitperioden ist es oft von Vorteil, einen zahlenmäßigen Ausdruck des Ernährungszustandes festzuhalten. Die Beschreibung des Ernährungszustandes aus seinen einzelnen Qualitäten hingegen ergibt nur ein subjektives Bild.

Zur zahlenmäßigen Bestimmung sind im Laufe der letzten Jahre eine ganze Reihe von Indizes angegeben worden. Bei einem Teil derselben (Livi, Variot, Rohrer, Bardeen) wurde Länge und Körpergewicht zueinander in Beziehung gebracht. Der in der Kinderklinik in Wien verwendete Pirquetsche Ernährungsindex (Pelidisi) bringt Körpergewicht und Sitzhöhe in gegenseitige Beziehung: beim kräftigen Erwachsenen ist die dritte Potenz der Sitzhöhe in Zentimetern annähernd gleich dem zehnfachen Gewicht des unbekleideten Körpers in Gramm.

$$si^3 = 10 \text{ Gewicht in Gramm}, \quad si = \sqrt[3]{10 \text{ Gew.}}. \text{ Wenn wir nun } \sqrt[3]{10 \text{ Gew.}}$$

durch die Sitzhöhe dividieren, bekommen wir 1 oder $\dfrac{100}{100}$, aber nur dann, wenn Zähler und Nenner des Bruches tatsächlich gleich sind, sonst werden wir eine Zahl erhalten, die kleiner oder größer sein wird, je nachdem, ob der Zähler des Bruches kleiner ist als der Nenner oder größer. Da der Kubus der Sitzhöhe nur selten mit mathematischer Exaktheit dem zehnfachen Körpergewicht entspricht, wird man auch bei der Division nur selten genau

Tafel zur Nahr

Stand-höhe cm	Sitz-höhe cm	0	¼	½	1	2	3	4	5	6	7	8	9	10	11	12	14	16	18	20	22	24
45	30	3/0	3,5/0	4/0	5/0	5/0	5,5/0				Alter des Kindes in Monaten											
46 47	31	3/0	4/0	5/0	5/0	5,5/0	5/1			6 Mt.	(Kinder bis zu zwei Jahren)											
48 49	32	3/0	4/0	5/0	5,5/0	6/0	5/1	5,5/1														
50	33	3,5/0	4,5/0	5,5/0	6/0	6,5/0	5,5/1	5/2	5/2													
51 52	34	3,5/0	4,5/0	6/0	6,5/0	6,5/0	6/1	5,5/2	5/3	5/3												
53	35	3,5/0	5/0	6/0	6,5/0	7/0	6,5/1	6/2	5/3	5,5/3	6/3	9 Mt.										
54 55	36	4/0	5/0	6,5/0	7/0	7,5/0	7/1	6,5/2	5,5/3	6/3	5/4	5/4										
56	37	4/0	5,5/0	7/0	7,5/0	8/0	7,5/1	6,5/2	6/3	6,5/3	5,5/4	5,5/4	5,5/4	12 Mt.								
57 58	38	4,5/0	6/0	7,5/0	8/0	8,5/0	8/1	7/2	6,5/3	7/3	6/4	6/4	5/5	5/5	5/5	5/5						
59	39	4,5/0	6/0	8/0	8,5/0	9/0	8,5/1	7,5/2	7/3	7,5/3	6,5/4	6,5/4	6/5	6/5	5/6	5/6	5/6	18 Mt.				
60 61	40	5/0	6,5/0	8/0	8,5/0	9,5/0	9/1	8/2	7,5/3	8/3	7/4	7/4	6/5	6/5	5/6	5/6	5/6	5/6				
62	41	5/0	6,5/0	8,5/0	9/0	10/0	9,5/1	8/2	8/3	7,5/4	7/4	7/5	6/5	6/6	5/7	5/7	5/7	5/7	2 J.			
63 64	42	5,5/0	7/0	9/0	9,5/0	10,5/0	10/1	8,5/2	9/3	8/4	8,5/5	8/6	8/7	6/7	5/8	5/8	5/8	5/8	5/8			
65	43		7,5/0	9,5/0	10/0	10,5/0	10,5/1	10/2	9/3	9,5/3	8,5/4	9/5	8/5	8/6	7/6	6/7	5/8	5/8	5/8	5/8	5/8	
66 67	44			10,5/0	11,5/0	11/1	10,5/2	9,5/3	10/3	9/4	9,5/4	9/5	9/5	8/6	7/7	6/8	5/9	5/9	5/9	5/9	5/9	5/9
69	45				12/0	11,5/1	11/2	10/3	10,5/3	9/4	9/4	9/5	8/6	7/7	6/8	5/9	5/9	5/9	5/9	5/9		
71	46				12/1	11,5/2	11/3	11/3	10,5/4	10/5	10/5	10/6	9/7	8/8	7/9	6/10	5/10	5/10	5/10	5/10		
73	47				12/2	11,5/3	11,5/3	11/4	11/5	11/5	11/6	10/7	9/8	8/9	7/10	6/10	6/11	5/11				
75	48					12/3	12,5/3	11,5/4	12/4	11/5	11/6	10/7	9/8	8/9	7/10	6/10	6/11	5/11				
77	49						12/4	12/4	12/5	12/5	11/6	10/7	9/8	8/9	7/10	6/10	6/11					
79	50						12/5	12/6	12/6	12/6	11/7	10/8	9/9	8/10	8/10	7/11	7/11					
82	51							12/6	12/6	12/6	11/7	10/8	9/9	8/10	8/11	7/11	7/11					
84	52							12/7	12/7	12/7	11/8	10/9	9/10	8/10	8/11	7/11	7/12					
88	53							12/8	12/8	12/8	11/9	10/10	9/10	8/12	7/13							
95	55							12/10	12/10	12/10	11/10	10/12	9/12									

Right-side continuation (Kinder über zwei Jahre):

Standhöhe cm	Sitzhöhe cm	Formel
95	58	58–59 : 12/12
101	60	60–62 : 7/19
107	63	63–64 : 7/21
113	65	65–68 : 7/23
123	69	69–73 : 7/28
133	74	74–77 : 7/33
142	78	78–82 : 7/38
150	83	83–86 : 7/43

Standhöhe ist die Länge des aufrecht stehenden Kindes, Sitzhöhe die Länge des Rumpfes. Maßgebend für die Nahrungsverschreibung ist die Sitzhöhe, die Standhöhe kann zur Kontrolle mitgemessen werden.

Das Alter des Kindes in Monaten und Tagen wird erfragt, die Sitzhöhe in Zentimetern gemessen. Man sucht nun die Sitzhöhezahl in der senkrechten Säule links, dann das Monatsalter in der wagrechten Linie oben. Wo sich die senkrechte Säule und die wagrechte Linie schneiden, findet man die Formel für das Kind.

1. Beispiel: 35 cm Sitzhöhe, Alter 1 Monat und 10 Tage. Links oben findet man 35, geht in der Linie nach rechts bis zu der Säule, an deren oberem Ende 1 bis 2 Monate steht. Die Formel ist: $\frac{7}{0}$, das heißt, daß das Kind 7 Hektonem Milchgetränk, aber noch keine Speisen zu erhalten hat.

2. Beispiel: 44 cm Sitzhöhe, Alter 6½ Monate. Die gefundene Formel: $\frac{10}{3}$ bedeutet 3 Hektonem Speisen und 10 Hektonem Milchgetränke. Wir suchen auf der rechten Seite die Zahl 3 und finden unterhalb dieser Zahl die Speisen: Mittag 50 g Milchbrei, 50 g Gemüse, Abend 50 g Milchbrei. Dann gehen wir in demselben Abschnitt nach rechts bis zu der Säule, auf deren Kopf (oben) 10 steht. Wir finden dort die Mengen von Milchgetränk, die am Morgen (240), Vormittag (100), Nachmittag (230) und Nachabend (100) zu geben sind. Die Einzelbestandteile zur Zubereitung des Milchgetränks finden wir oben unmittelbar unter der Zahl 10.

ng für gesunde Kinder

uet

Hektonem Milchgetränk	3	3,5	4	4,5	5	5,5	6	6,5	7	7,5	8	8,5	9	9,5	10	10,5	11	11,5	12
ung des Milchgetränks — Zucker g	25	28	33	37	42	45	50	53	58	62	67	70	75	80	83	87	92	95	100
nen ganzen Tag — Wasser cm³	150	170	200	220	250	270	300	320	350	120	130	140	150	160	170	170	180	190	200
Milch cm³	150	180	200	230	250	280	300	330	350	380	400	430	450	470	500	530	550	580	600
			Sibo									Sesquibo							
Fertiges Milchgetränk cm³	300	350	400	450	500	550	600	650	700	500	530	570	600	630	670	700	730	770	800

en — Morgen	50	60	70	80	80	90	100	110	120	80	90	100	100	110	110	120	120	130	140
es Milchgetränks — Vormittag	50	50	60	70	80	90	100	110	120	80	80	90	100	100	110	120	120	130	140
nen Mahlzeiten — Mittag	50	60	70	80	90	100	100	110	120	90	90	100	100	110	120	120	130	140	140
zentimetern) — Nachmittag	50	60	60	70	80	90	100	110	120	80	90	90	100	100	110	120	120	130	140
Abend	50	60	70	80	90	100	100	110	120	90	90	100	100	110	120	120	130	140	140
Nachabend	50	60	70	70	80	90	100	100	100	80	90	90	100	100	100	100	100	100	100

chbrei (Dubofa oder Dufa) (Hng 50) — Morgen	100	100	120	130	140	100	100	110	120	120	130	140	140	150	160
lch — dicker Milchbrei: 56 g Milch — Vormittag	90	100	110	120	130	90	100	100	110	120	120	130	140	140	150
cker — Dufa 4 g Zucker — Mittag	40	50	50	60	70	40	40	50	50	60	70	70	80	90	90
hl (mit dem Löffel) 4 g Grieß — Nachmittag	90	100	110	120	130	90	100	100	110	110	120	130	130	140	150
Abend	90	100	110	120	130	90	100	110	110	120	130	130	140	150	150
Nachabend	90	100	100	100	100	90	90	100	100	100	100	100	100	100	100

en — Morgen	100	120	130	140	150	100	110	120	130	140	150	150	160	170	180
Milchbrei (Dubofa oder Dufa) (Hng 50) — Vormittag	100	110	120	140	150	100	110	120	120	130	140	150	160	170	170
Mittag	—	—	—	—	—	—	—	—	—	—	—	—	—	—	—
Nachmittag	100	110	120	130	150	100	100	110	120	130	150	150	160	170	170
Abend	100	110	130	140	150	100	110	120	130	130	140	150	160	170	180
Nachabend	100	100	100	100	100	100	100	100	100	100	100	100	100	100	100

7 Hektonem Speisen — Morgen	150	180	200	230	250	150	170	190	200	220	240	250	270	290	300
10 Biskotten (Hng 20) — Vormittag	100	100	100	100	100	100	100	100	100	100	100	100	100	100	100
E ein Ei — Mittag	—	—	—	—	—	—	—	—	—	—	—	—	—	—	—
— Milchbrei (Dufa) (Hng 50) — Nachmittag	150	170	200	220	250	150	160	180	200	210	230	250	260	280	300
00 Suppe (Halbnahrung) (Hng 200) — Abend	—	—	—	—	—	—	—	—	—	—	—	—	—	—	—
50 Gemüse (Doppelnahrung) (Hng 50)															
50 Obstbrei (Doppelnahrung) (Hng 50) — Nachabend	100	100	100	100	100	100	100	100	100	100	100	100	100	100	100
20 Biskotten (Hng 20)															
00 Milchbrei (Dufa) (Hng 50)															

12	13	15	17	Hektonem Speisen		Hektonem	5	6	7	5	6	7	8	9	10	11	12	8	9	10	11	12
25	25	25	25	Weißbrot (Hng 25)																		
9	9	9	9	Butter (Hng 85)		Kakao g	—	—	—	—	—	—	—	—	—	13	15	17	18	20
15	30	30	30	Brot (Hng 30)		Zucker g	—	—	—	20	25	30	67	75	83	92	100	54	60	66	74	80
E	E	E	E	Ei		Wasser cm³	—	—	—				130	150	170	180	200					
—	20	40	40	Fleisch (Hng 40)		Milch cm³	500	600	700	380	450	520	400	450	500	550	600	400	450	500	550	600
00	100	100	100	Gemüse (Hng 50)		Fertiges		Vollmilch			gezuckerte								Sesquikakao			
50	150	150	150	Mehlspeise (Hng 30)		Milchgetränk					Milch			Sesquibo								
30	30	30	60	Obst (Hng 150)		cm³	500	600	700	380	450	520	530	600	670	730	800	530	600	670	730	800
50	150	200	250	Milchbrei (Hng 50)		Morgen	200	250	300	140	180	210	220	250	290	320	350	220	250	290	320	350
30	30	30	30	Brot (Hng 30)		Vormittag	100	100	100	100	100	100	100	100	100	100	100	100	100	100	100	100
						Nachmittag	200	250	300	140	170	210	210	250	280	310	350	210	250	280	310	350

33	38	43	Hektonem Speisen		
75	100	125	Weißbrot (Hng 25)		
27	36	45	Butter (Hng 8,5)		
20	20	20	Auflage (Käse, Schinken, Wurst) (Hng 20) oder ein Ei		
30	30	30	Brot (Hng 30)		
9	9	9	Butter (Hng 8,5)		
00	300	300	Suppe (Hng 150, dicker Suppe)		
50	120	120	Fleisch (Hng 40)		
50	200	200	Gemüse (Hng 50)		
90	90	120	Mehlspeise (Hng 30)		
50	300	300	Obst (Hng 150)		
50	250	250	Milchbrei (Hng 50)		
90	90	120	Brot (Hng 30)		
8	27	27	Butter (Hng 8,5)		
0	40	60	Auflage (Schinken, Käse, Wurst) (Hng 20)		

		Fertiges Milchgetränk cm³		Milch cm³	Zucker g	
Morgen:	500	Vollmilch		500	—	
	380	gezuckerte Milch		380	20	
	330	Sesquibo		250	42	mit 80 cm³ Wasser
	330	Sesquikaffee		250	42	mit 80 cm³ Wasser und 2 g Malzkaffee
	330	Sesquikakao		250	34	mit 80 cm³ Wasser und 8 g Kakao
Nachmittag:	200	Vollmilch		200	—	
	200	Sibo		100	17	mit 100 cm³ Wasser
	200	Sibokaffee		100	17	mit 100 cm³ Wasser und 2 g Malzkaffee
	200	saure Milch od. Joghurt		200	13	mit 100 cm³ Wasser und 4 g Kakao

t das Gewicht eines Hektonems der betreffenden Speise.

23 Monate. Formel: $\frac{9}{1,5}$. Wir finden rechts die Zahl 15, wir, daß auch die Werte 61 und 62 zu dieser Zahl gehören. Unmittelbar daneben

Weiter rechts (im selben Abschnitt) haben wir die änk entweder in Form von Sesquibo oder von Sesqui- ir Sesquibo wählen, so finden wir (unter 9) die Einzel- auf Morgen, Vormittag und Nachmittag.

sehen wir die Formel für Kinder über zwei Jahre. Formel: $\frac{7}{19}$. Wir finden rechts die Zahl 19, darunter alle Speisen für Morgen, Vormittag und Abend. In diesem Abschnitt ist das Milchgetränk einheitlich mit 7 Hektonem vorgeschrieben, davon Morgen 5 Hektonem und Nachmittag 2 Hektonem. Unter der Zahl 7 finden wir die Auswahl: am Morgen entweder 500 cm³ Vollmilch oder 380 cm³ gezuckerte Milch usw. Nachmittag geben wir entweder 200 cm³ Vollmilch oder eines der anderen angeführten Milchgetränke. Die Einzelbestandteile stehen rechts daneben.

, 6 Jahre. Wir finden links in der Kolonne „Sitzhöhe" in derselben Höhe weiter nach rechts gehen, so sehen

r in Wien

100, sondern entweder weniger oder mehr als 100 erhalten. Das Wort Pelidisi ist eine gesprochene Formel, abgekürzt aus folgenden lateinischen Worten:

P = *P*ondus (Gewicht),

e = *de*cies (zehnfach),

li = *li*neare (auf eine Linie reduziert = dritte Wurzel),

di = *di*visum (dividiert),

si = *si*edentis altitudine (durch die Sitzhöhe).

Die Indexzahl Pelidisi ist beim muskelkräftigen Erwachsenen und fetten Säugling ungefähr gleich $\frac{100}{100}$. Wir nennen das 100 Grad Pelidisi. Beim heranwachsenden Kinde ist diese Indexzahl niedriger und beträgt ungefähr 94½ Grad, beim mageren Kinde 90 bis 94½. Ist die Abmagerung sehr hochgradig, kann das Pelidisi unter 80 herabsinken. Diese Indexzahl läßt sich mit Hilfe einer Pelidisitafel oder mit Zuhilfenahme des Rechenschiebers mit Leichtigkeit ausrechnen. Die Bestimmung des Pelidisi im Einzelfalle kann zunächst zum Vergleich des Wechsels im Ernährungszustande bei demselben Individuum dienen: 1 Grad entspricht einer Veränderung um 3% des Körpergewichtes. Zum Vergleiche des Ernährungszustandes verschiedener Individuen kommen nur Unterschiede im Pelidisi um mindestens 5 Grade in Betracht. Die Resultate großer Massenuntersuchungen an Schulkindern haben ergeben, daß Kinder im schulpflichtigen Alter bis zu einem Pelidisi von 94,5 als unterernährt, von 94,5 bis 100 als normal ernährt und über 100 als überernährt anzusehen sind, wobei der Grad der Unterernährung, bzw. Überernährung durch die entsprechend niedrige oder hohe Indexzahl ihren Ausdruck findet. Selbstverständlich kann bei starker Verkrümmung der Wirbelsäule die Sitzhöhe nicht exakt festgestellt werden und daher wegen fehlerhafter Ablesung auch nicht zur Bestimmung des Pelidisi in Anwendung kommen.

Qualitativ können wir den Ernährungszustand eines Kindes nach dem Blutgehalt, Fettgehalt, der Beschaffenheit des Wassergehaltes der Gewebe und der Stärke der Muskulatur beurteilen. („Sacratama"-Untersuchung.)

Der Blutgehalt wird nicht nur nach dem Aussehen der sichtbaren Schleimhäute und der Gesichtshaut, sondern nach dem Eindruck der gesamten Hautdecke beurteilt, der Fettgehalt wird durch Aufheben einer Falte unterhalb des Schlüsselbeines beurteilt, wobei man die Dicke der Hautfalte abschätzt. Ohne entsprechende Übung ist es oft schwer, den Wassergehalt der Gewebe (Turgor) vom Fettgehalt zu unterscheiden. Der Tasteindruck beruht auf dem Verhältnis zwischen dem Unterhautzellgewebe und der darüber ausgespannten Haut, hauptsächlich also auf dem Wassergehalt des Unterhautzellgewebes. Der Turgor ist nach Wasserverlusten (Diarrhöe, Erbrechen, Schwitzen) vermindert, anderseits ist der Turgor vermehrt nach rascher Zunahme des Fettes und überhaupt bei gutem Fettgehalt und gesunder junger Haut. Die Stärke der Muskulatur wird an den Muskeln des Oberarmes abgeschätzt.

Die Anfangsbuchstaben der vier lateinischen Qualitätsbezeichnungen

s = *s*anguis (Blutgehalt), cr = *cr*assitudo (Fettgehalt), t = *t*urgor (Wassergehalt), m = *m*usculus (Muskulatur),

werden durch Vokale zu einem die Ernährungsqualität bezeichnenden Kennwort vereinigt, wobei i die übermäßig vermehrte Qualität ausdrückt, e die vermehrte, a die normale, o die verminderte, u die stark herabgesetzte.

So beschreiben wir z. B. mit dem Kennwort Socrotamu ein Kind, das blaß ist, wenig Fett hat, dessen Turgor normal, dessen Muskulatur jedoch sehr schwach ist. Bei dem Kennwort Socrutomo würde es sich um ein Kind handeln, das durch eine chronische Erkrankung sein ganzes Fettdepot eingebüßt hat, anämisch ist, mit welker Haut und schwacher Muskulatur. Ein normales Kind ist nach dieser Nomenklatur als Sacratama zu bezeichnen.

IV. Ernährung kranker Kinder
Ernährung von Frühgeburten

Die Ursache für die Schwierigkeit der Aufzucht von frühgeborenen Kindern ist in erster Linie in Ernährungsschwierigkeiten gelegen. Die Ernährung der Frühgeburt stellt nur einen Teil der besonderen Pflege- und Behandlungsmaßnahmen dar, mit denen der praktische Arzt bei der Aufzucht von Frühgeburten zu rechnen hat. Wir erwähnen hier vor allen Dingen die Thermolabilität der Frühgeburt, welche zum Teil zentrale Ursachen hat und auf der Unfertigkeit der wärmeregulierenden Apparate beruht. Eine andere Eigentümlichkeit der Frühgeburt ist ihre Anfälligkeit für Infekte.

In diesem Zusammenhange sei in erster Linie auf die Ernährung der Frühgeburten eingegangen. Wir fassen hier im Sinne Ylppös als Frühgeburten nicht nur Kinder auf, welche vor dem neunten Monate zur Welt kommen, sondern auch alle jene Kinder, welche aus anderen Ursachen untergewichtig sind, z. B. Zwillingsgeburten. Jedes Kind mit einem Geburtsgewicht unter 2500 g kann bezüglich seiner Ernährung praktisch als Frühgeburt aufgefaßt werden.

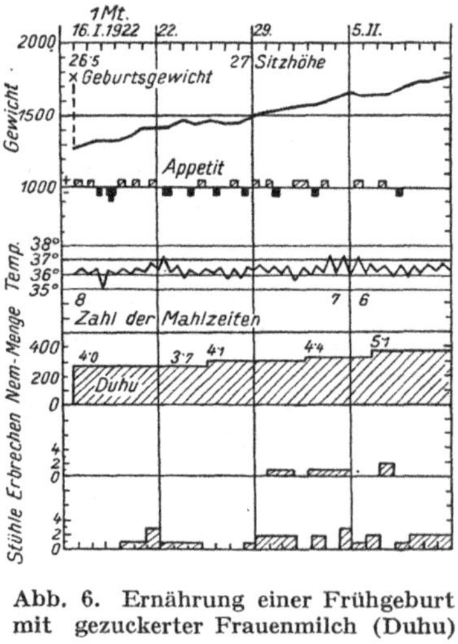

Bei frühgeborenen Kindern ist die Nahrungszufuhr mitunter recht schwierig, da sie zu schwach sind, um spontan aus der Brust oder aus der Flasche zu trinken. In solchen Fällen muß die Nahrung mit dem Löffel oder der Pipette zugeführt werden. In zweckmäßiger Weise wird dabei gleichzeitig die Zahl der Mahlzeiten erhöht und die Nahrung über den Nährwert der Frauenmilch hinaus konzentriert, um bei gleichbleibendem Nährwert das Volumen zu verkleinern. In Anstalten ist die bequemste Art der Ernährung die mit der Schlundsonde. Am sichersten gelingt die Aufzucht von Frühgeburten mit Frauenmilch. Zumindest soll ein Teil des Nährwertes, womöglich die Hälfte, in Frauenmilch gegeben werden. Für kurze Zeit

Abb. 6. Ernährung einer Frühgeburt mit gezuckerter Frauenmilch (Duhu)

kann man 17% Zucker zusetzen; für längere Zeitperioden soll aber die Frauenmilch mit nicht mehr als $8^{1}/_{2}$% Zuckerzusatz konzentriert werden und auch diese Form ist nicht länger als sechs Wochen durchzuführen („Sesquihu" s. S. 131), da durch den geringen Eiweißwert der gezuckerten Frauenmilch eine der wichtigsten Funktionen des Säuglings, das Wachstum, infolge der Unterschreitung des Eiweißminimums unter-

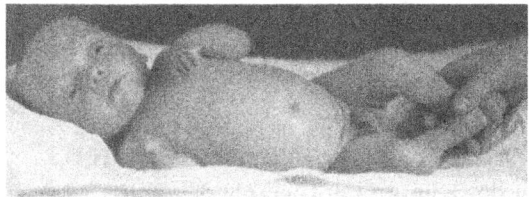

Abb. 7. Frühgeburtenhabitus im 5. Lebensmonat

bunden würde (s. S. 7). Wir wissen aus Erfahrung, daß diese Störung der Eiweißunterschreitung nicht unmittelbar nach Beginn der Ernährung mit gezuckerter Frauenmilch auftritt, sondern erst nach vier bis fünf Wochen. Dennoch aber kann als kurzdauernde Schaltdiät eine derartige, mit 17% Zucker versetzte Frauenmilch („Duhu" s. S. 131) indiziert sein, wenn es sich darum handelt, eine Frühgeburt in kurzfristiger Periode im Körpergewichte zunehmen zu lassen. Nach einer derartigen Periode konzentrierter Ernährung kann man dann entweder mit ungezuckerter Frauenmilch oder mit Kuhmilchmischungen die entleerten Stickstoffbestände des Organismus wieder auffüllen (Abb. 6). Quantitiv sei man bei Frühgeburten sehr vorsichtig, auch bei Anwendung von Frauenmilch. Man kommt häufig mit 3 dnsq für die erste Zeit aus, und steigert nur langsam, wenn das Gewicht still steht.

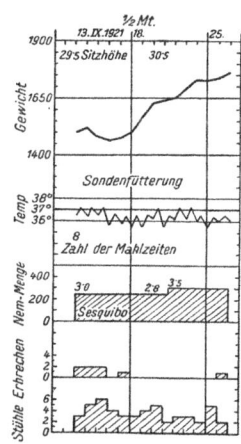

Abb. 8. Künstliche Ernährung bei einer Frühgeburt

Die Prognose der Aufzucht frühgeborener, debiler und Zwillingskinder hängt wesentlich von ihrem Geburtsgewicht ab. Bei Kindern unter 1500 g ist die Aussicht, das Leben zu erhalten, nur gering. Je besser die Pflege und die Umweltbedingungen des Kindes sind, um so größer ist die Aussicht, das Kind zu erhalten. Die oberste Regel lautet: Fernhaltung von respiratorischen Infektionen.
Die Frühgeburten sind Infektionen gegenüber außerordentlich wenig resistent. Ein Schnupfen bei einer mit der Pflege des Kindes betrauten Schwester kann den Erfolg vieler Wochen zunichte machen und durch Erzeugung einer Pneumonie das Leben gefähr-

den. Noch während des ganzen ersten Lebensjahres kann man eine Frühgeburt an ihrem Megazephalus erkennen (Abb. 7).

L. K., Prot.-Nr. 1021, acht Tage alt, Frühgeburt im siebenten Monat, Geburtsgewicht 1500 g. Wurde zunächst mit abgespritzter Frauenmilch ernährt und wegen Ernährungsschwierigkeiten in die Kinderklinik aufgenommen. Die Abbildung zeigt den ganzen Verlauf der Ernährungsbehandlung. Da später keine Frauenmilch mehr zur Verfügung stand, mußte das Kind künstlich ernährt werden. Es blieb durch längere Zeit zunächst auf dem Minimum und wurde mit der Sonde gefüttert. Anfangs bestanden Erbrechen und frequente Stühle. Nach kurzer Zeit aber schwanden diese Symptome und die Ernährung konnte auf 3½ dnsq erhöht werden. Dabei befriedigende Gewichtszunahme (Abb. 8).

Die Ernährungsstörungen

Bevor auf die Klinik und Therapie der Ernährungsstörungen näher eingegangen wird, scheint es zweckmäßig, ein Einteilungsschema der Störungen des Ernährungszustandes vorauszuschicken. Viele Ernährungskrankheiten drücken äußerlich dem Kinde einen so charakteristischen Stempel auf, daß man klinisch-symptomatologisch oft schon aus der sorgfältigen Beurteilung des Ernährungszustandes einen Schluß auf die Ursache des Leidens ziehen kann.

Theoretische Einteilung der Störungen des Ernährungszustandes bei Kindern und Erwachsenen

Ernährungsüberschuß (Fettleibigkeit, Vollblütigkeit).

A) Übermäßige Nahrungseinnahme.
1. Übermäßiger allgemeiner Appetit. Konstitutionell oder anerzogen.
2. Übermäßiger Appetit auf bestimmte Nährstoffe.
3. Übermäßige Nahrungseinnahme ohne Appetit. Eß- und Trinksitten. Mastkuren.

B) Verminderte Nahrungsausgabe.
1. Geringer allgemeiner Stoffwechsel. Konstitutionell. Myxödem.
2. Geringe Muskelbewegungen.
   a) Konstitutionelle Trägheit. Kastration. Anerzogene Trägheit.
   b) Künstliche Ruhestellung. Bettruhe.

Ernährungsdefizit. (Magerkeit, Blutleere, allgemeine Schwäche, Auszehrung).

A) Ungenügende Nahrungseinnahme.
I. Die Nahrung kommt nicht zum Magen.
1. Keine Nahrungseinnahme trotz Appetits: *Nahrungsmangel*. Religiöse und ärztliche Vorschriften. Vorurteile. Sitte. Furcht vor Verdauungsbeschwerden.
2. *Appetitmangel*. Ungewohnte Kost. Geistige Ablenkung (psychische Anorexie). Melancholie. Sorge. Infektion. Akute Krankheiten. Tuberkulose. Intoxikation. Tabak und andere Genußmittel. Übermüdung. Sekretionsmangel.

3. *Hindernisse* in der Funktion von Mund, Rachen, Speiseröhre und Magen: Zahnlosigkeit, Zahnabszesse, Stomatitis, Tonsillitis, Tonsillarhypertrophie, Pharyngitis, postdiphtherische Lähmung.

II. Die Nahrung wird aus dem Magen wieder ausgestoßen: *Erbrechen.* Unverdauliche Nahrung, übergroße Menge. Ungewohnte oder unbeliebte Nahrung. Magenerkrankungen. Nervöses Erbrechen, Pylorospasmus. Unzweckmäßige Reflexe von Nase, Bronchien, Gehirn und anderen Organen.

III. Die Nahrung kommt in den Dünndarm, wird unausgenützt abgégeben: *Abführen.* Unverdaulicher oder übermäßiger Darminhalt. Gesteigerte Peristaltik durch ungewohnte Nahrung, Abführmittel, entzündliche und katarrhalische Zustände des Darmes. Unzweckmäßige Reflexe: Kälte, Furcht. Nervöse Diarrhöen. Exsudative Diathese. Erythrodermie. Enantheme bei Infektionskrankheiten (z. B. bei Masern).

IV. Die Nahrung wird resorbiert, aber nicht verbrannt: Diabetes.

V. Die Nahrung ist unvollkommen: Mangel an Wasser, Eiweiß, Salzen, Ergänzungsstoffen.

B) Vermehrte Nahrungsausgabe.

1. Gesteigerter allgemeiner Stoffwechsel. Konstitutionell. Basedow.

2. Gesteigerte Muskelbewegungen. a) Skelettmuskulatur. Lebhaftigkeit. Intensive *Arbeit.* Lange Arbeitszeit. b) Herz und Atmung. *Aufregung.* Sorge. Schlaflosigkeit.

3. *Fieber* (entzündliche Verbrennungen).

4. Abgabe von *Milch*, Eiter, Blut und von anderen Sekreten.

5. Neubildungen: *Kind*, maligne *Tumoren*; Darmparasiten.

Der Fettbestand des Körpers ist jene Ernährungsqualität, welche den größten Einfluß auf unser Urteil über den Ernährungszustand hat. Sowohl der Ansatz als auch der Schwund des Fettgewebes folgt beim Säugling immer bestimmten Gesetzen. Beim Säugling ist das Fett viel diffuser über den Körper verteilt als beim Erwachsenen. Die Tatsache, daß der Säugling im Verhältnis zum großen Kinde relativ fett ist, findet darin ihren Ausdruck, daß das Pelidisi der gesunden Säuglinge um einige Grade höher liegt als das älterer Kinder. Der normale Säugling hat ein Pelidisi um 100, das normale ältere Kind um 95. Mit fortschreitendem Wachstum vermindert sich der Fettbestand in sehr merklicher Weise. Eine Umstellung erfolgt in der Pubertät, in der sich die Fettverteilung bei den beiden Geschlechtern verschieden verhält: bei den Frauen sammeln sich Fettdepots in den Brüsten und an den Hüften an, bei den Männern hauptsächlich in der Bauchhaut.

Jede länger dauernde Störung im Aufbau beim Säugling bringt einen allmählichen Schwund des Fettgewebes mit sich. Dabei schwindet das Fett zuerst am Stamme, dann an den Extremitäten; die Fettpolster der Wangen bleiben lange erhalten und werden erst in Zeiten extremster Abmagerung angegriffen. Auch die Auffüllung der Fettdepots bei der Reparation von chronischen Ernährungsstörungen vollzieht sich nach den gleichen Gesetzen wie der Fettschwund; am längsten bleiben die unteren Extremitäten mager („Spitalsbeine"). Man kann als ein Maß des Fettbestandes das Symptom verwerten, ob die Oberschenkel in der Mitte zusammenschließen oder einen Spalt zwischen sich lassen.

Eine andere, schon äußerlich in ihren Schwankungen für die Diagnose von Ernährungsstörungen verwertbare Qualität des Ernährungszustandes stellt der Turgor der Haut und des Unterhautzellgewebes dar, der vom Quellungszustand und Wasserbindungsvermögen der Zellen abhängig ist. Als erstes Zeichen einer akuten Ernährungsstörung treten immer Schwankungen im Wassergehalt der Gewebe, also Änderungen des Turgors, auf. Solche Wasserschwankungen kommen zustande 1. bei akuten Durchfallskrankheiten, 2. bei akuten Brechzuständen, 3. als Folge vertiefter Atmung bei verschiedenen Vergiftungen, z. B. im Coma diabeticum und 4. endlich bei allen Avitaminosen und bei der exsudativen Diathese. Plötzliche Turgorverluste äußern sich in eingefallener Fontanelle, Tiefliegen der Augen und Verlust der normalen Elastizität der Haut. Bei den Avitaminosen und der exsudativen Diathese, beim sogenannten alimentären Ödem im Verlauf von schwereren Ernährungsstörungen, beim Hungerödem usw. kommen auch Turgorschwankungen im umgekehrten Sinne, d. h. im Sinne eines pathologisch gesteigerten Turgors vor. Mitunter weisen plötzliche Gewichtsstürze oder unmotivierte Gewichtszunahmen von einem Tag auf den anderen auf Schwankungen des Wassergehaltes hin, ohne daß sichtbare Ödeme vorhanden sein müssen (Hydrolabilität).

Was die beiden anderen Qualitäten des Ernährungszustandes: Blut und Muskulatur betrifft, so ist es für Ernährungsstörungen sowohl akuter als auch chronischer Natur charakteristisch, daß sich der Blutgehalt nicht wesentlich ändert. Wenn ein akut ernährungskranker Säugling blaß ist, so heißt das noch nicht, daß er blutarm ist, sondern daß das Blut sich in den inneren Organen an dem Sitze der Erkrankung angesammelt hat. Auch die Blässe der chronisch ernährungsgestörten Säuglinge ist nicht durch Blutmangel im engeren Sinne bedingt. Selbst bei schwerster Konsumption wird der Blutbestand des Organismus nicht in bezug auf die Zahl der Blutkörperchen, sondern höchstens in bezug auf den Hämoglobingehalt angegriffen. Grobe Schwankungen des Blutgehaltes kommen nur bei den eigentlichen Erkrankungen der blutbildenden Organapparate und bei Herzfehlern vor.

Die Muskulatur wird nur bei langdauernden Schädigungen angegriffen. Im Säuglingsalter ist sie noch wenig entwickelt und bildet in ihren Qualitäten kein essentielles Bestimmungsstück des Ernährungszustandes. Erst vom zweiten Halbjahr angefangen steigert sich die Beweglichkeit des Kindes, womit sich seine Muskulatur allmählich durch Übung entwickelt. Nicht nur konsumierende Krankheiten, sondern auch solche, welche eine passive Ruhigstellung der Muskulatur zur Folge haben, führen zu Unterentwicklung und Schwund des Muskelgewebes. Hier ist in erster Linie der angeborenen Herzfehler und des chronischen Gelenks-rheumatismus zu gedenken.

Wie auf Seite 29 ausgeführt wurde, kann man demnach den Er-nährungszustand aus den vier Qualitäten Blut, Fett, Turgor und Mus-kulatur, die bestimmend auf denselben einwirken, in einer für klinische Zwecke brauchbaren Weise charakterisieren. Es wurde ausgeführt, daß durch das Kennwort Sacratama ein in allen Qualitäten normaler Er-nährungszustand gekennzeichnet ist. Wenn wir diese Methode auf die Beschreibung der Änderung des Ernährungszustandes bei den Ernährungs-störungen des Säuglings anwenden, würden sich in groben Umrissen folgende Kennworte ergeben: Eine leichte akute Ernährungs-störung, die durch Erbrechen oder Abführen, infolgedessen durch einen konsekutiven Wasserverlust und mäßige Blässe charakterisiert wäre, würde das Kennwort Socratoma ergeben. Eine schwere akute Störung mit stürmischen Magen-Darmerscheinungen und daher stär-kerem Wasserverlust durch das Kennwort Socratuma. Eine subakute Störung, die wegen der längeren Dauer auch zu einer Reduktion des Fettgewebes führt, durch das Kennwort Socrotoma. Eine chronische Störung mit hochgradigem Fettschwund und extremer Abmagerung ist endlich durch das Kennwort Socrutomo charakterisiert. Hiebei ist auch die Muskulatur schon reduziert. Wenn wir in einem Kenn-wort das Fettgewebe mit u charakterisiert finden, so handelt es sich zweifellos um eine chronische Erkrankung, z. B. alimentäre Atrophie oder um eine langandauernde Tuberkulose.

Klinische Einteilung der wichtigsten Ernährungsstörungen

Einleitung

Aus den klinischen Symptomen allein zu einer ätiologischen Eintei-lung der Ernährungsstörungen des Säuglings zu gelangen, ist nicht mög-lich, denn die klinischen Symptome der Ernährungsstörungen können bei ganz verschiedener Ätiologie einander gleichen. Es hat sich daher als zweckmäßig erwiesen, die ätiologisch differenten klinischen Bilder mehr symptomatologisch zu gruppieren, in Sonderheit deshalb, weil die jeweils einzuschlagende Ernährungsbehandlung unabhängig von der Ätiologie des aktuellen Leidens bei bestimmten Gruppen von Ernäh-rungsstörungen immer wieder die gleiche ist. Dazu kommt noch, daß in einem gegebenen Falle häufig zweierlei Ätiologien, z. B. Hitze und alimentäre Schädigung, miteinander interferieren.

Langstein hat vor kurzem in sehr dankenswerter Weise eine Ver-einfachung in der Klassifikation der Ernährungsstörungen vorgenommen und unterscheidet hauptsächlich zwischen der Durchfallsstörung und der Ansatzstörung, der Dystrophie, d. h. dem Nichtgedeihen von Säuglingen im weitesten Sinne des Wortes. Dabei können sowohl bei der Durchfallsstörung als auch bei der Dystrophie ebensowohl Krankheit, Um-welt- und Pflegeschäden als auch fehlerhafte Konstitution die Ursachen der

Ernährungsstörung sein. Die einzuschlagende Therapie ist in Langsteins Behandlungsplan unabhängig von der Ätiologie und eher als symptomatische zu bezeichnen. Dabei bemüht er sich, alle kompliziert zusammengesetzten Heilnahrungen fortzulassen, findet sein Auslangen fast überall mit dem gleichen qualitativen Verfahren und hat zur Grundlage der Behandlung in erster Linie die quantitativ abgestufte Ernährung gemacht. Damit deckt sich sein Behandlungsplan vollkommen mit dem in der Universitäts-Kinderklinik in Wien schon seit Jahren geübten, fast ausschließlich quantitativen Prinzip der Behandlung der Ernährungsstörungen. Es war unser Bestreben, in Erkenntnis der Insuffizienz und Gefährlichkeit der rein qualitativen Therapie, dasjenige in unserer Behandlung auf eine solide. Basis zu stellen, was zu dem Gesicherten in der Behandlung der Ernährungsstörungen gehört. Die außerordentliche Empfindlichkeit der Toleranz sowohl beim akut als auch beim chronisch ernährungsgestörten Kinde gegenüber Über- oder Unterernährung hat in erster Linie eine quantitative Ernährungstherapie wünschenswert erscheinen lassen.

Es ist hier nicht unsere Aufgabe, die Klinik der Ernährungsstörungen in erschöpfender Weise zu besprechen; vielmehr soll in erster Linie nur das Erwähnung finden, was sich auf die Ernährungsbehandlung bezieht. In allen Fällen von Ernährungsstörungen, sowohl den akuten als auch den chronischen, sind immer zwei Fragestellungen zu beantworten: das quantitative und das qualitative Ernährungsproblem. Bezüglich der Nahrungsqualität läßt sich auch heute noch der Standpunkt vertreten, daß es keine einzige Ernährungsstörung gibt, bei deren Behandlung der Ersatz der Kuhmilch durch Frauenmilch nicht berechtigt und indiziert wäre. In Fällen, wo keine Frauenmilch zur Verfügung steht, handelt es sich nur darum, zu wissen, welches der beste Ersatz der Frauenmilch ist. Alle Versuche, die Kuhmilch durch Angleichung ihrer chemischen Zusammensetzung der Frauenmilch gleichwertig zu machen, haben fehlgeschlagen; denn ein Ernährungserfolg beim ernährungsgestörten Säugling hängt weder von der dargereichten Menge an Kohlenhydrat, Eiweiß, Fett und Salzen, noch von der Korrelation der einzelnen Nährstoffe allein ab. Wie sehr die Ansichten von der Gefährlichkeit bestimmter Nahrungsgemische zur Behandlung von Ernährungsstörungen schwanken, beweist z. B. die Tatsache, daß der bis vor kurzem noch so gefürchtete Zucker in Frankreich geradezu als Heilnahrung bei akuten Ernährungsstörungen empfohlen wird (Marfan).

Die Aufstellung von allgemein gültigen Regeln in der Behandlung von Ernährungsstörungen ist schwierig, deshalb, weil wir kein exaktes Maß besitzen, um die Toleranzgrenze eines ernährungsgestörten Säuglings objektiv festzustellen. Vielmehr ist jede Behandlung eines ernährungsgestörten Säuglings immer wieder als individuelles Ernährungsexperiment aufzufassen und die Austastung der aktuellen Toleranzgrenze eher eine Sache der Erfahrung als der exakten Messung. Wenn man z. B. bei einer akuten Durchfallsstörung die Nahrungsmenge nach vorausgegangener Reduktion wieder steigert, in der Meinung, daß sich inzwischen die geschädigte Toleranz erholt hat, so kann es geschehen, daß man schon nach wenigen Tagen wieder an der Toleranzgrenze anstößt, obwohl das Nahrungsoptimum noch lange nicht erreicht ist. Wenn man in einem solchen Falle die Nahrungsmenge sogleich wieder reduziert, so läßt sich die Störung bald wieder ausgleichen. Die sorgfältige Beobachtung eines ernährungsgestörten Säuglings, die Registrierung von Stühlen und Erbrechen, die tägliche Temperaturmessung, Wägung, Beurteilung des Ernährungszustandes, namentlich des Turgors, sind dringend geboten; auch die Art der Nahrungsaufnahme, der Appetit, die Laune und die Beweglichkeit sind wichtige Anhaltspunkte für die Beurteilung des Zustandes. Ein Säugling im Zustande der Eutrophie soll niemals Gegenstand von therapeutischen Eingriffen sein. Die Berliner Schule unterscheidet zwischen Eutrophie und Dystrophie. Die Eutrophie (gutes Gedeihen) ist charakterisiert durch stetiges Ansteigen der Gewichtskurve, prompte Reaktion des Körpergewichts bei Nahrungssteigerung, Monothermie, guten Turgor, ruhigen Schlaf, dem Alter entsprechende Beweglichkeit und Resistenz

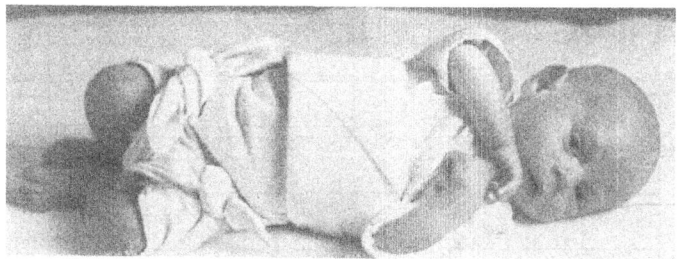

Abb. 9. Eutrophischer Säugling im Alter von zwei Monaten

gegenüber Infekten. Auch die Reaktion auf den stattgehabten leichten Infekt kann als Kriterium der Eutrophie benützt werden: Der Eutrophiker wird mit dem Infekt schnell fertig und der Status quo ante bezüglich des Ernährungszustandes ist schnell wieder hergestellt. Die Gewichtskurve des Dystrophikers hingegen erkennt man schon an ihrer Unruhe. Charakteristisch für den Dystrophiker ist die sogenannte paradoxe Reaktion des Körpergewichtes; d. h. das Körpergewicht sinkt auf Steigerung der Nahrungsquantität hin ab, statt, wie beim Eutrophiker, zu steigen; bei leichten Formen der Dystrophie äußert sich die beginnende Störung schon lange durch Stehenbleiben und unbegründete Schwankungen des Körpergewichtes von einem Tag auf den andern bei Nährwertmengen, die als optimal zu bezeichnen sind. Auch alle früher erwähnten Kriterien der Eutrophie fehlen beim Dystrophiker. Er ist gegenüber Infekten besonders empfindlich und erholt sich nur schwer.

Die vorstehende Abbildung 9 bezieht sich auf einen normalen eutrophischen Säugling (Prot. Nr. 388) bei künstlicher Ernährung während der zwei ersten Lebensmonate. Das Kind war eine normale rechtzeitige Geburt und kam schon am zweiten Lebenstag in die Klinik. Das Geburtsgewicht betrug 3480 g. Die Kurve (Abb. 10) zeigt die physiologische

Gewichtsabnahme um 200 g in den ersten drei Lebenstagen. Von hier an dauernd klagloses Gedeihen mit stetiger Gewichtszunahme bis auf 4500 g am Anfange des dritten Lebensmonates. Der Appetit war dauernd gut, die Temperatur normal. Die Ernährung bestand ausschließlich in Sesquibo. Die Abbildung zeigt auch die ersten Anfänge der Ernährung während der Neugeborenenperiode. Es wurde mit 1 dnsq begonnen. Am zehnten Tage erst wurden nach staffelförmigem Anstieg 5 dnsq erreicht. Mit sechs Wochen bekam das Kind eine Nährwertmenge, die dem Energiequotienten von 6 dnsq entsprach. Auch das noch physiologisch zu nennende Speien der Neugeborenenperiode ist aus der Abbildung zu erkennen.

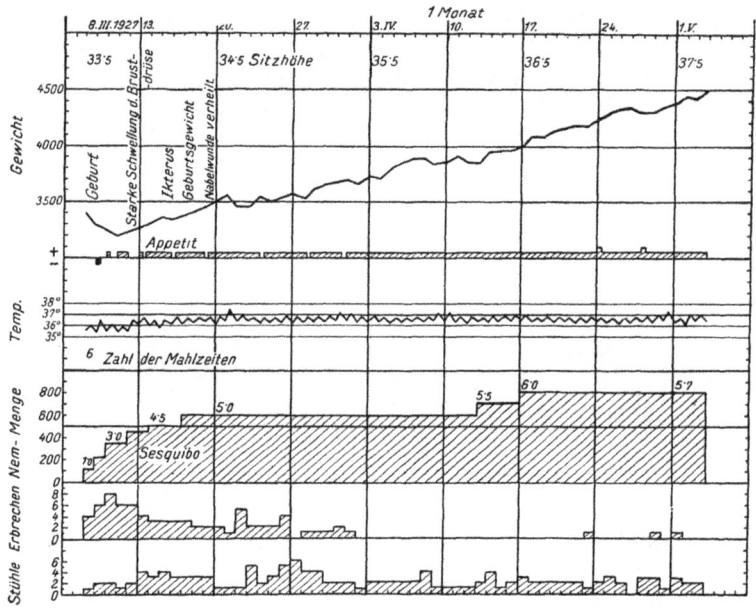

Abb. 10. Eutrophischer Säugling

Schematische Darstellung der Toleranz

Die folgenden 8 Abbildungen (Abb. 11 bis 18) bringen eine schematische Darstellung der Säuglingsernährung und der Toleranzgrenze unter verschiedenen pathologischen Bedingungen.

Diese Abbildungen sind einer Arbeit Pirquets aus dem Jahre 1910 entnommen.[1] Er hatte damals nur mit den Begriffen Maximum, Optimum und Minimum gearbeitet. Seither hat er noch den Begriff „Äquum" aufgestellt für diejenige Menge, welche bei gegebener Betätigung der Muskeln gerade genügt, um das Körpergewicht zu erhalten. Dementsprechend wurden Tafeln und Text modifiziert. Es war damals die Erhaltungsdiät als Mi-

---

[1] „Schematische Darstellung der Säuglingsernährung zu Unterrichtszwecken." Zeitschr. f. Kdhlkde., I. Bd., 1. H.

nimum bezeichnet worden, jetzt heißt sie Äquum. Minimum ist jetzt die Erhaltungsdiät unter einer theoretischen Voraussetzung, nämlich einer vollständigen Ruhe der Skelettmuskulatur.

Auf Abb. 11 sehen wir oben das Körpergewicht, unten die Nahrungsmenge. Wir nehmen an, es handle sich um ein gesundes Kind von ein bis zwei Monaten und um eine vollkommen geeignete Nahrung, Frauenmilch, die aber aus der Flasche gereicht wird, und deren Menge wir daher beliebig variieren können. Wir wollen nun sehen, welche Einwirkungen

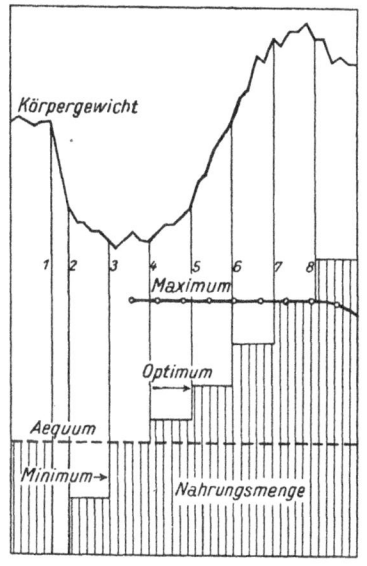

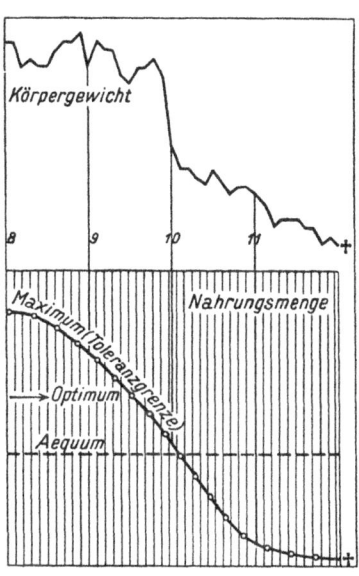

Abb. 11. Minimum, Äquum, Optimum
und Maximum der Nahrungsmenge

Abb. 12. Tödlicher Darmkatarrh durch
andauernde Überfütterung

auf das Körpergewicht des Kindes wir durch Variation der Nahrungsmenge bewirken können.

Wir geben in der ersten Woche nur die Erhaltungsdiät, so viel Milch, daß das Körpergewicht auf derselben Höhe bleibt. Dann gehen wir (1) vorübergehend auf Null herunter; das Gewicht fällt rasch; in den nächsten Tagen (2) geben wir die Hälfte der Erhaltungsdiät; das Gewicht fällt, aber langsam; und nun gehen wir allmählich in der Menge herauf. Bei Überschreitung der Erhaltungsdiät (4) finden wir einen geringen Anstieg; bei den nächsten Vermehrungen (5 und 6) eine bedeutende Zunahme. Bei weiterer Zugabe (7) finden wir aber, daß trotz der großen Nahrungsmenge das Gewicht vollkommen stehen bleibt und Zeichen der Verdauungsstörung, häufige weißliche Stühle und Erbrechen eintreten. Bei noch weiterer Vermehrung der Nahrung (8) nimmt das Gewicht ab. Wir haben hier drei Begriffe für die physiologische Wirkung der Nahrung gewonnen: das Äquum, Optimum und Maximum. Das Äquum oder die Erhaltungs-

diät ist jene Menge, bei welcher das Körpergewicht eben gleich bleibt;
das Optimum jene Menge, bei welcher die günstigste Verwertung in
bezug auf die Gewichtszunahme erreicht wird; das Maximum jene Menge,
welche die Verdauungsmaschine eben noch bewältigen kann, ohne geschädigt zu werden.

Zwischen Äquum und Maximum können wir uns in
unseren Ernährungsvorschriften frei bewegen — diese „Ernährungsbreite" gewährt beim gesunden Kinde und bei natürlicher
Nahrung einen sehr weiten Spielraum.

Abb. 12 setzt bei Punkt *8* der Abb. 11 ein. Eine übermäßig große

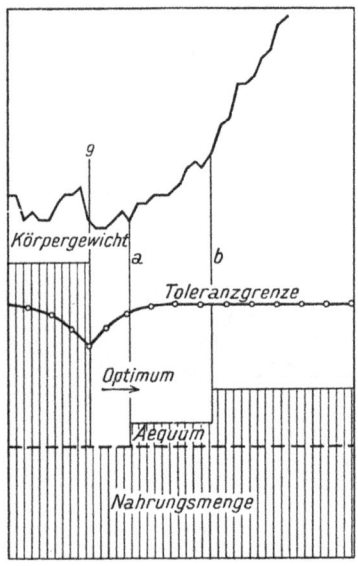

Abb. 13. Therapie einer leichten Toleranzschädigung

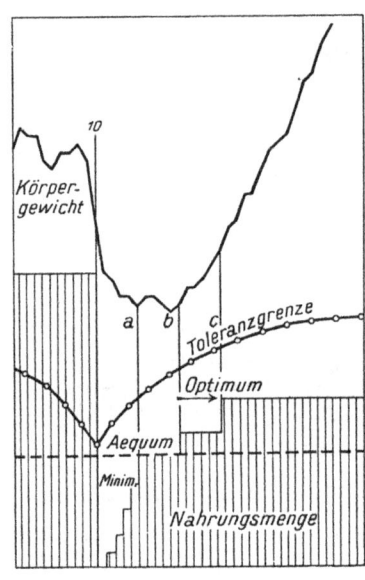

Abb. 14. Therapie bei stärkerer Toleranzschädigung

Milchmenge würde unentwegt weiter gegeben, ohne auf die Krankheitserscheinungen des Kindes zu achten und wir machen die Annahme,
daß das Kind sich dieses Überschusses nicht durch Erbrechen entledigen
würde. Wir sehen, daß das Körpergewicht anfangs unter unregelmäßigen
Bewegungen verläuft, dann nach einem plötzlichen Sturze (*10*) mehr
und mehr abfällt, bis endlich der Tod eintritt.

Durch das Überlasten der Verdauungsmaschine werden nicht nur
ungünstige Wirkungen auf das Körpergewicht und das Allgemeinbefinden
hervorgebracht, sondern der Verdauungskanal selbst wird geschädigt,
so daß immer weniger Milch in regulärer Weise assimiliert werden kann
und ein immer größerer Anteil zur schädlichen Wirkung gelangt. Dies
drückt sich in dem Abfalle der Toleranzgrenze in Abb. 12 aus.

Die folgenden drei Abbildungen sollen nun zeigen, wie in den einzelnen Perioden dieser durch Überfütterung entstandenen Erkrankung die Therapie einsetzen kann und welche Aussichten sie hat. Wenn wir (Abb. 13) bei Punkt *9* der Abb. 12, vierzehn Tage nach Beginn der Überfütterung, die Nahrungsmenge zuerst auf das Äquum einschränken und dann allmählich wieder zum Optimum hinaufgehen (*b*), so erreichen wir binnen kurzem eine vollständige Heilung. Die Toleranzgrenze, die nur wenig gesunken war, hebt sich bald und das Körpergewicht beginnt zu steigen, sobald wir die Erhaltungsdiät überschreiten (*a*).

Schon vorsichtiger müssen wir vorgehen (Abb. 14), wenn wir erst bei Punkt *10* der Abb. 12 die Therapie beginnen können; wir geben zuerst gar keine Milch (nur Wasser), steigen dann rasch bis zum Minimum, nachher zum Äquum und gehen erst nach einigen weiteren Tagen (*c*) zum Optimum hinauf. Bei dieser Therapie dürfen wir nicht erwarten, daß das Kind sofort wieder zuzunehmen beginnt, und müssen auch die Mutter aufklären, daß sie eine so schnelle Heilung von keinem wunderbaren Nährpräparat erhoffen darf; denn solange wir nicht das Äquum überschritten haben (*b*), ist keine Zunahme zu erreichen. Wir nehmen bei diesem vorsichtigen Vorgehen auf die allmähliche Erholung der Verdauungsfähigkeit, auf die Hebung der Toleranzgrenze Rücksicht. Wenn wir die Milchmenge schnell steigern würden, könnten wir wieder über die Toleranzgrenze hinauskommen und dadurch neue Krankheitserscheinungen erzeugen. Dies ist fast unvermeidlich, wenn im Verlauf einer Ernährungsstörung mit dem Beginne der

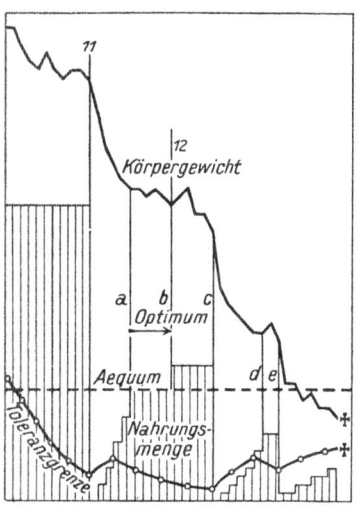

Abb. 15. Vergebliche Therapie bei zu spätem Einschreiten

Therapie noch länger gewartet wird. Bei Punkt *10* der Abb. 12 ist die Toleranzgrenze noch über dem Äquum, danach sinkt sie aber weit unter dieses hinab: das heißt, daß die Verdauungsmaschine so verdorben ist, daß nicht einmal die zur Erhaltung des Körpergewichts notwendige Nahrungsmenge assimiliert werden kann. Das ist gleichbedeutend mit einem unaufhaltsamen Verfalle des Kindes, mit Marasmus, Atrophie oder Dekomposition (Finkelstein).

Auf Abb. 15 versuchen wir bei Punkt *11* dieselbe Entziehungstherapie wie auf Abb. 14 bei Punkt *10*; aber während nach Punkt *10* die Toleranzgrenze sich rasch über die verabreichten Nahrungsmengen erhebt, ist sie bei Punkt *11* so niedrig, daß sie gleich wieder, trotz der vorsichtigen Steigerung, von der Nahrungsmenge überholt wird. Wir können klinisch die Toleranzgrenze nicht direkt erkennen; wir merken ihre Überschreitung erst, wenn wir wieder bei *b* über das Minimum der Nahrung hinausgegangen sind, und nun nicht die erwartete Gewichtszunahme, sondern ein weiterer Abfall eintritt. Bei *c* schließen wir einen zweiten Versuch mit Entziehungsdiät an, um der Toleranzgrenze durch sehr langsame Steigerung der Nahrungsmenge Zeit zur Erholung zu lassen; aber bevor noch eine wesentliche Erholung des Verdauungskanales eingetreten ist, stirbt das Kind an Entkräftung.

Das bisher angeführte Beispiel stellte die Entstehung einer Verdauungsstörung durch einfache Überernährung dar. Finkelstein hat diesen e n t e r a l e n Schädigungen die p a r e n t e r a l e n gegenübergestellt, in denen irgendeine außerhalb des Verdauungskanales gelegene Ursache

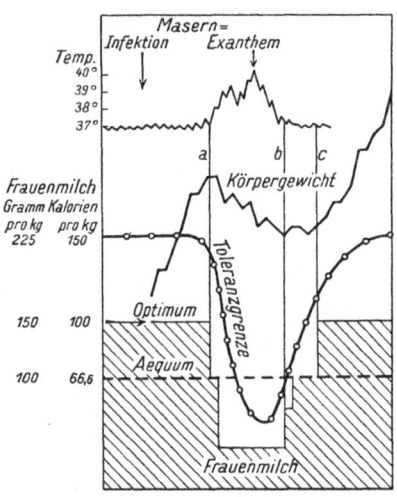

Abb. 16. Depression der Toleranzgrenze durch eine akute Allgemeinerkrankung beim Brustkinde

diesen in Mitleidenschaft zieht. Wir nehmen hier als Beispiel ein gesundes Kind, das an der Mutterbrust das Optimum der Nahrungsmenge trinkt und dementsprechend regelmäßig zunimmt. Nun wird es mit Masern infiziert und erkrankt zehn Tage nach der Infektion mit Fieber, dem das Exanthem folgt (Abb. 16). Die instinktive Folge des Fiebers ist, daß das Kind für eine Woche oder mehr appetitlos wird (a bis b), nur sehr geringe Mengen an der Brust trinkt, dementsprechend an Gewicht abnimmt und erst nach Aufhören des Fiebers wieder seine frühere optimale Nahrungsaufnahme und den optimalen Gewichtsanstieg zeigt.

Als Ursache dieser Appetitlosigkeit können wir annehmen, daß die Toleranzgrenze gesunken ist, da die Verdauungsfähigkeit durch irgendwelche Schädigungen der Schleimhäute und Drüsenapparate abgenommen hat. Die instinktive Herabsetzung der Nahrungsaufnahme vermeidet ein Überschreiten der Toleranzgrenze, und es tritt daher keine sekundäre Schädigung des Darmkanals durch eine relativ übermäßige Nahrung ein.

Anders gestaltet sich der Verlauf einer parenteralen Verdauungsschädigung beim unnatürlich genährten Kinde. Der Instinkt, der das Kind beim aktiven Saugen an der Mutterbrust schnell ermüden läßt, kommt beim mehr passiven Einflößen der Nahrung aus der leichtfließenden Milchflasche nicht so gut zur Wirkung

Auf Abb. 17 ist als Ursache der Schädigung die H i t z e angenommen, welche nach den Untersuchungen von Meinert, Finkelstein, Rietschel die „S o m m e r d i a r r h ö e n" verursacht. Das Kind nimmt durch einige Wochen bei optimaler Nahrungsmenge gut zu; da erleidet es durch drei Tage (a bis b) eine übermäßige Erhitzung seines Aufenthaltsraumes;

sagen wir, daß es in einer Dachstube untergebracht ist und daß während des Hochsommers dort eine unerträgliche Temperatur herrscht. Ein Erwachsener ist unter solchen Umständen ganz appetitlos und löscht nur seinen Durst durch große Quantitäten Flüssigkeit; er zieht sich aus, soviel als möglich, der Säugling aber wird nur noch sorgfältiger zugedeckt, damit er sich beim Schwitzen nicht verkühlt und sein Durst wird durch die Milchflasche gelöscht.

Während der Hitze fällt die Toleranzgrenze rasch ab. Nach Aufhören der hohen Temperatur (*b*) befindet sich das Kind in der Lage des überfütterten Kindes auf Abb. 12; die Toleranzgrenze sinkt noch weiter, weil das Milchquantum, das vor der Störung adäquat war, jetzt als weitere Schädigung einwirkt.

Wenn wir bei *c* therapeutisch eingreifen, so haben wir wieder zunächst mit der Milch auf Null herabzugehen und dann allmählich, sehr vorsichtig zu steigern; erst nach längerer Zeit (*e*) werden wir das Äquum überschreiten und erst jetzt wieder eine Zunahme erwarten können.

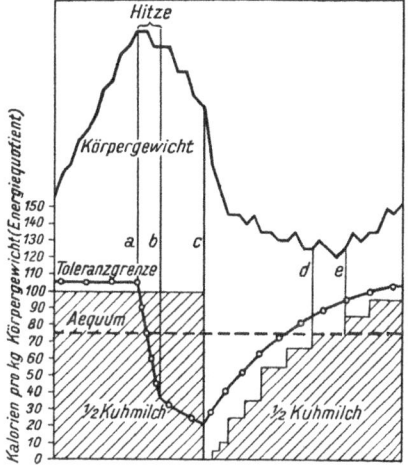

Abb. 17. Depression der Toleranzgrenze durch Hitze beim unnatürlich genährten Kinde

Viel rascher werden wir zum Ziele kommen, wenn wir in der Lage sind (Abb. 18), zur Therapie statt der Kuhmilch Frauenmilch zu verabreichen. Darin liegt das zweite therapeutische Prinzip in der Säuglingsernährung, die Anwendung eines leichter verdaulichen Nährstoffes an Stelle eines schwer verdaulichen, oder mit anderen Worten, die Anwendung einer Nahrung mit höherer Toleranzgrenze.

Zur Darstellung der Verschiedenheiten der Toleranzgrenze müssen wir auf Abb. 16 zurückgreifen und einigermaßen die quantitativen Verhältnisse berücksichtigen, die wir bisher geflissentlich außer acht ließen, um den Gang der Erklärung nicht allzusehr zu belasten. Für das gesunde Kind der ersten Lebensmonate können wir das Äquum, das zur Erhaltung des Körpergewichtes notwendig ist, ungefähr mit 100 g Brustmilch pro Kilogramm Körpergewicht annehmen, das Optimum, bei dem die beste Verwertung der Nahrung erfolgt, mit 150 g. Das Maximum, die Toleranzgrenze für Frauenmilch, ist in der Abbildung mit 225 g angenommen. In Kalorien umgerechnet (mit 100 g gleich 67 Kalorien), beträgt dann der Energiequotient des Minimums 67, des Optimums 100, des Maximums 150 Kalorien pro kg Körpergewicht. Für die Ernährungsbreite würde das praktisch bedeuten, daß ein Brustkind mindestens 10% seines

Körpergewichtes trinken soll und bis zu 23% trinken kann und zwischen diesen beiden Grenzen zunimmt.

Bei unnatürlicher Ernährung sind die Verhältnisse zweifellos andere. Wir können mit Bestimmtheit sagen, daß die meisten Kinder in den ersten Lebensmonaten Kuhmilch nicht in solchen Mengen vertragen, daß also die Toleranzgrenze für Kuhmilch niedriger liegt als für Frauenmilch.

Auf quantitative Exaktheit macht die Darstellung dieser Verhältnisse (Abb. 18) keinen Anspruch. Bei diesem Kinde ist angenommen, daß es 150 Kalorien Frauenmilch pro Kilogramm Körpergewicht verdauen kann, aber nur 75 Kalorien unverdünnte Kuhmilch. Das Kind wird nun am Beginne der Abbildung mit Halbkuhmilch ernährt, deren Toleranzgrenze nur wenig über dem Optimum liegt, ebenso wie das Kind auf Abb. 17.

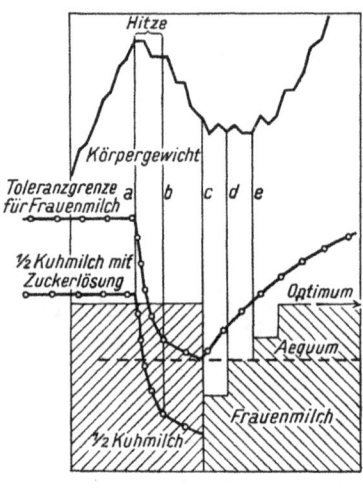

Abb. 18. Toleranzgrenzen verschiedener Milcharten beim sechswöchentlichen gesunden Kinde. Heilung einer parenteralen Schädigung durch Übergang von Kuh- zu Frauenmilch

Bei a sinkt die Grenze durch den Einfluß der Hitze unter das Optimum, bei b hört wohl die Hitze auf, die Toleranzgrenze sinkt aber weiter durch die fortgesetzte Darreichung der relativ übermäßigen Milchkost. Die Schädigung des Magendarmkanales trifft die Verdauung überhaupt, sie bewirkt also auch ein Sinken der Toleranzgrenze für Frauenmilch, da diese aber von Anfang an viel höher liegt, sinkt sie nur bis zum Minimum und nicht, wie die Grenze für Halbmilch, weit unter dasselbe. Wenn wir nun bei c statt der Kuhmilch Frauenmilch geben — was durch eine andere Schraffierung des Feldes und durch fetten Druck der betreffenden Toleranzgrenzlinie gekennzeichnet ist, — so sind wir nicht genötigt, so vorsichtig wie auf Abb. 17, mit der Nahrung vorzugehen und das Kind einige Tage hungern zu lassen, sondern wir können bald (bei e) das Äquum überschreiten und werden dadurch rasch wieder zur normalen Gewichtszunahme kommen. Die therapeutische Unterernährung, die auf Abb. 17 (c bis d) durch zweieinhalb Wochen ausgeführt wurde, beträgt nur wenige Tage (Abb. 18, c bis d).

Klinische Klassifikation der Ernährungsstörungen

In einem früheren Abschnitte wurde der Versuch einer theoretischen Einteilung des fehlerhaften Ernährungszustandes gemacht. Für klinische Zwecke aber empfiehlt es sich, die prominenten Symptome: Abführen und Erbrechen in den Vordergrund zu stellen. Erst die richtige Einschätzung dieser klinischen Zeichen im Gesamtbilde der übergeordneten

Störung des Ernährungszustandes gestattet uns, zur Diagnose einer Ernährungsstörung zu kommen.

1. **Mangelnde Zunahme ohne Erbrechen und Abführen**:
   A) Quantitative Unterernährung (ungenügende Nahrungszufuhr).
      a) Hunger an der Brust.
      b) Ungenügende künstliche Ernährung.
   B) Qualitative Unterernährung.
      a) Aus Eiweißmangel.
      b) Aus Vitaminmangel.
2. **Erbrechen ohne Abführen bei gutem oder angehaltenem Stuhl.**
      a) Speien.
      b) Nervöses Erbrechen. Einfacher Pylorospasmus.
      c) Spastische Pylorusstenose.
3. **Abführen mit oder ohne Erbrechen**: „Magendarmkatarrh".
   A) Akute leichte Störung, Dyspepsie.
   B) Akute schwere Störung mit toxischen Symptomen, Intoxikation.
   C) Chronische leichte Störung, Dystrophie.
   D) Chronische schwere Störung, Atrophie.
      Ätiologische Ursachen des „Magendarmkatarrhs".
      a) Alimentär durch Fehler in der Qualität oder in der Quantität (Übermaß),
      b) Hitze,
      c) andersartige Krankheiten (parenterale Ernährungsstörung), Grippe, Masern, Cystitis.
      d) Eigentliche Darminfektionen: Dysenterie, Typhus, Paratyphus.
      e) Ekzemäquivalente des Darmes: Exsudative Diathese, Enteritis membranacea, Erythrodermia desquamativa.

I. Mangelnde Zunahme ohne Erbrechen und Abführen

a) Quantitative Unterernährung

Die monatliche Zunahme eines quantitativ entsprechend, natürlich oder künstlich ernährten Säuglings beträgt ungefähr ein halbes Kilogramm. Diese Zahl hat nur die Bedeutung einer Durchschnittszahl; die Gewichtszunahme erfolgt im ersten Lebenshalbjahre steiler als im zweiten. Solange das Gewicht regelmäßig zunimmt, braucht man sich keine Gedanken darüber zu machen, ob die Ernährung quantitativ genügend ist. Anders hingegen ist es, wenn die Gewichtszunahme keine befriedigende ist. In diesem Falle muß bei Brustkindern durch mehrere Tage hindurch die Trinkmenge bei jeder Mahlzeit mit der Wage kontrolliert werden (Trinkmenge = Gewichtsdifferenz vor und nach dem Anlegen). Ergibt sich hiebei ein Minus gegenüber dem berechneten optimalen Nahrungsbedarf, so soll die fehlende Nahrungsmenge ergänzt werden. Mit dieser Zufütterung bis zum Optimum soll man schon aus dem Grunde nicht zu lange warten, weil das gut gedeihende und kräftige Kind besser saugen wird und damit die Milchproduktion der Mutter besser in Gang erhalten bleibt. Es zeigt sich nicht selten, daß stillende Mütter, die in den ersten Wochen nicht genügend Milch produzieren, nachdem die Nahrungsmenge beim Kinde durch Zufütterung von Kuhmilch ergänzt wurde, reichlicher Milch liefern und daß auf diese Weise nach einiger Zeit die Zufütterung wieder überflüssig wird. Als Ergänzungsnahrung wähle man entweder eine Gleichnahrung (Sibo, s. S. 130) oder eine eineinhalbfache Nahrung (Sesquibo, s. S. 131). Es empfiehlt sich nicht, Dubo (Vollmilch mit 17% Zucker) als Zufütterung zu verwenden, da die Säuglinge, durch den süßen Geschmack verwöhnt, bisweilen dann an der Brust schlechter trinken. Auch darauf wäre zu achten, daß der Sauger nur ein ganz kleines Loch habe, damit das Trinken aus der Flasche nicht zu leicht gemacht werde.

Einen wichtigen Hinweis auf quantitative Unterernährung bildet die Obstipation des Säuglings, ein Symptom, das nicht mit Abführmitteln, sondern mit richtiger Einstellung der Nahrung zu behandeln ist. Anamnestisch spricht mangelhaftes Gedeihen, bei Fehlen von Abführen und Erbrechen, für eine quantitative Unterernährung. Wenn der Säugling (bei normalem Magen-Darmkanal) zu wenig Nahrung aufnimmt, so erfolgt eine sehr komplette Verdauung, und nur wenig Fett kommt in die tiefen Darmabschnitte. Dadurch überwiegen dort die durch die Galle dunkel gefärbten Darmsekrete, der Dickdarminhalt erinnert in seiner Farbe an das milchlose Mekonium. Dieser substanzarme, dunkel gefärbte Stuhl kann nun entweder im Dickdarm wasserarm gemacht werden, er wird dann nur in langen Intervallen in Form von dunklen Kügelchen abgesetzt (Hungerobstipation), oder aber, was häufiger ist, er wird nicht eingedickt und passiert den Anus in Form von häufigen dunklen, substanzarmen, diarrhöischen Entleerungen (Pseudodiarrhöe bei Hunger nach Wagner).

In ähnlicher Weise ist die Eindickungsfunktion des Dickdarms bei „Dystrophikern" häufig unregelmäßig; auf Zeiten von stark eingedickten, seltenen Stühlen, können Zeiten von mangelhafter Eindickung und häufigen Stühlen folgen. Die Farbe des Stuhles ist, entsprechend der aufgenommenen Milchnahrung, eine helle. Möglicherweise ist auch die Dünndarmfunktion dabei betroffen. Durchfallsperioden dieser Art treten oft im Anschluß an vorschnelle Steigerung der Nahrungsmenge auf. Bei den früher als Milchnährschaden bezeichneten Dystrophieformen kommen bisweilen sogenannte Kalkseifenstühle vor. Davon wird später noch die Rede sein (S. 81).

Die quantitative Unterernährung stellt den einfachsten Fall einer chronischen Ernährungsstörung dar. Kurzdauernde Unterernährungsperioden sind therapeutisch leicht zu beherrschen. Wenn ein Kind hingegen in langen Perioden zu wenig Nahrung bekommen hat, so kann daraus ein schwererer Grad von Ernährungskrankheit resultieren, der klinisch in fließendem Übergang von der leichten Dystrophie bis zur schwersten Atrophie führt.

Die Aufnahme einer Ernährungsanamnese von der Mutter eines ernährungsgestörten Säuglings setzt schon gewisse Kenntnisse über die quantitative Ernährung voraus. Es soll nicht nur nach Zahl, Volumen und Qualität der Mahlzeiten gefragt werden, sondern in erster Linie nach den verfütterten Mengen von Milch, Zucker usw. Häufig wird der Zucker von der Mutter überhaupt nur als Süßstoff und nicht als Nahrungsmittel aufgefaßt, obwohl gerade er einen der wichtigsten Kalorienträger darstellt.

Die einzuleitende Therapie ist in erster Linie quantitative Ernährungstherapie. Die Frage der Qualität ist eine sekundäre. Die Erfahrungen der letzten Jahre haben zur Genüge gezeigt, daß ein Kind fast mit jeder Säuglingsnahrung gedeihen kann, woferne sie kalorisch richtig zugemessen ist. Immer soll man im Auge behalten, daß durch langdauernden Hunger die Toleranz der Kinder gesunken sein kann. Es wäre daher falsch, in diesem Falle sogleich mit dem Nahrungsoptimum zu beginnen. Man geht gewöhnlich zunächst auf das Nahrungsminimum und steigert dann allmählich staffelförmig bis auf das Nahrungsoptimum. Allgemein gültige Regeln sind aber hier nur schwer aufzustellen. So wird man z. B. bei einem langsam zunehmenden Kinde, das nur wenig unter dem Sollgewicht seines Alters steht, bei dem also die kalorische Unterernährung keine höhergradige war, nicht auf das Minimum zurückgehen müssen, sondern durch Ergänzung der fehlenden Nahrungsquantität auf das Optimum schon Erfolg haben können. Voraussetzung ist dabei, daß die Toleranz nicht geschädigt war. Im übrigen ist das Unglück nicht groß, wenn man auch in einem Falle, dessen Toleranz nicht geschädigt war, kurzfristig auf das Minimum heruntergegangen ist, da die weitere Steigerung die normale Toleranz sogleich aufdeckt und eine kurzfristige Unterschreitung des Optimums keinen großen Schaden bedeutet.

In qualitativer Hinsicht sind unterernährte Kinder nach dem Grade der Unterernährung zu beurteilen. Man wird ein Kind von acht Monaten, dessen Toleranz durch Hunger gelitten hat, in qualitativer Hinsicht nicht wie ein gleichaltriges Kind behandeln dürfen. Es wird noch nicht Brei, Gemüse, Kompott usw. vertragen können wie ein gleichaltriges normales Kind. Man beginnt daher zunächst mit einfachen Milchkohlenhydratmischungen und baut erst langsam die Diät durch Zulage von verschiedener Beikost auf. Chronische Unterernährungen bedeuten immer eine bedeutende Verzögerung in der Entwicklung des Säuglings; ihre Schäden können oft nicht im ersten Lebensjahr wieder gutgemacht werden, sondern setzen sich in das zweite Lebensjahr fort.

α) Hunger an der Brust

J. G., 2½ Wochen alt, Prot.-Nr. 1040. Das Kind war bisher an der Brust. Die Trinkmenge aber war nach der anamnestischen Angabe der Mutter nur sehr gering und dürfte zirka nur 200 g im Tag betragen haben (= etwa 2 dnsq). Das Gewicht des Kindes betrug bei der Aufnahme 2540 g. Da das Kind rechtzeitig geboren war, ist anzunehmen, daß es seit der Geburt ½ kg abgenommen hat. Schon in den letzten drei Tagen vor der Aufnahme sollen Durchfälle und Erbrechen bestanden haben. Bei der Aufnahme am 11. August 1926 hatte das Kind Hungerstühle. Die Temperatur war etwas erhöht; dieses Fieber wurde im Zusammenhang mit den Hungerstühlen als Durstfieber aufgefaßt.

Die Behandlung bestand darin, daß das Kind 1 dnsq in Form von Frauenmilch plus 3 dgsq[1] Wasser (als mit Sacharin gesüßter Tee) bekam. Die Zahl der Mahlzeiten betrug acht. Wie aus Abb. 19 ersichtlich ist, wurde die Nahrungsmenge täglich um 1 dnsq bis auf 4 dnsq gesteigert, die Differenz auf 4 dgsq immer in Tee nachgefüttert. Dabei kehrte die Temperatur zur Norm zurück, der Appetit wurde

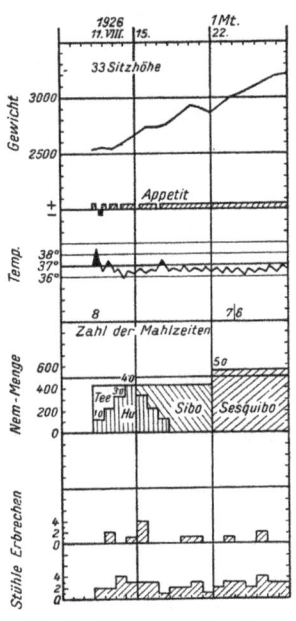

Abb. 19. Hunger an der Brust

gut, die Stühle normal und das Körpergewicht begann zuzunehmen. Nach Erreichung von 4 dnsq wurde die Frauenmilch allmählich durch Sibo ersetzt; nach einer Woche wurde das Kind auf Sesquibo bei einem Energiequotienten von 5 dnsq gesetzt, die Zahl der Mahlzeiten auf sechs verringert und das Kind wurde nach wenigen Tagen geheilt entlassen. Die Körpergewichtszunahme während des Spitalsaufenthaltes betrug 700 g.

In dem beschriebenen Falle bestand ein kurzdauernder Hungerzustand an der Brust, der zu einer leichten Ernährungsstörung mit Hungerstühlen führte. Allmähliger Anstieg auf das Nahrungsoptimum führte alsbald zu vollkommener Heilung. Hier ist nicht Obstipation eingetreten, die sonst eine der gewöhnlichsten anamnestischen Angaben bei unterernährten Brustkindern ist. In diesem Falle hingegen hatte der Hunger zu Symptomen geführt, welche früher als Magendarmkatarrh gegolten hätten: die flüssigen dunklen Stühle, die wir als eine besondere Form der Hungerstühle kennen, das Erbrechen, welches wohl noch als Ungeschicklichkeitserbrechen der Neugeborenen zu deuten ist, und endlich die Temperatur, welche wir als Durstfieber auffassen.

Die Therapie besteht in allen Fällen von Hunger an der Brust in Ergänzung der fehlenden Nahrungsmenge auf das Nahrungsoptimum. Wenn Frauenmilch von anderen Frauen zur Verfügung steht, dann wird man diese Ergänzung mit Frauenmilch vornehmen, wenn aber nicht, dann kann man, wie in dem beschriebenen Falle, auch Kuhmilch-Zuckermischungen verwenden. Die Hauptsache an der Behandlung ist die richtige Dosierung der Nahrung, d. h. Richtigstellung der Quantität, wobei die Nahrungsqualität erst in zweiter Linie in Betracht kommt.

---

[1] Der Begriff dezigrammsiqua (dgsq) bezieht sich auf das Gewicht der aufgenommenen Substanz ohne Rücksicht auf deren Nährwert: dezigramm aufgenommene Substanz dividiert durch das Sitzhöhequadrat in Quadratzentimetern.

β) Ungenügende künstliche Ernährung

Wir bringen zunächst wieder die Geschichte eines hierher gehörigen Falles:

P. H., 1¹/₂ Monate alt, Prot.-Nr. 1600. Rechtzeitige normale Geburt, 3550 g Geburtsgewicht. Drei Wochen an der Brust, dann eine Woche Zufütterung von Brust und Kamillentee mit Milch zu gleichen Teilen, da das Kind an der Brust schlecht trank. Hierauf nur künstliche Ernährung, und zwar zweistündlich Milch mit Kamillentee, später Milch mit Reisschleim zu gleichen Teilen, zuerst 70 g zweistündlich, dann 100 g dreistündlich (½ l Milch und ½ l Reisschleim täglich). Die letzten acht Tage vor der Aufnahme am 20. XII. 1926 erhielt das Kind sechs Mahlzeiten zu je 165 g pro Mahlzeit.

Das Kind weinte immer nach dem Trinken an der Brust, „weil es zu wenig hatte"; aber auch nach der Zufütterung war es noch unruhig und die Stühle waren wechselnd, bald fest und angehalten, bald breiig.

Wie Abbildung 20 zeigt, war die laut Anamnese dem Kinde gegebene Nahrungsmenge unzureichend; sie betrug nur 4 dnsq. Das Kind hatte in 1¹/₂ Monaten auch nur knapp ein halbes Kilo zugenommen. Die Behandlung bestand in richtiger Zumessung der Nahrungsmenge, die, vom Minimum ausgehend, in wenigen Tagen das Optimum erreichte. Als Nahrung wurde Sesquibo gewählt. In der letzten Woche wurde auch Brei zugefüttert. Das Kind wurde geheilt mit 6 dnsq entlassen. Das Körpergewicht nahm während der ganzen Zeit befriedigend zu, der Appetit war gut, die Temperatur normal. Hie und da bestand etwas

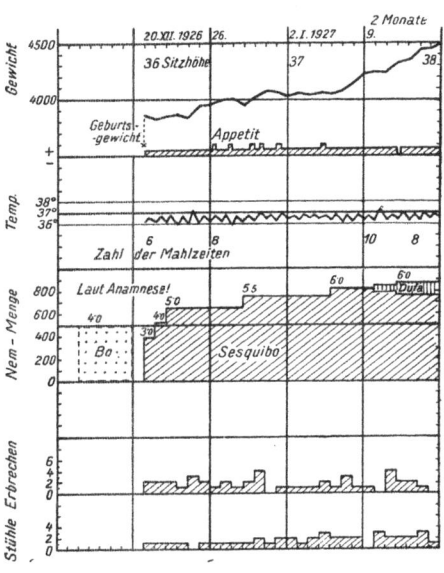

Abb. 20. Hunger bei künstlicher Ernährung

Erbrechen, das aber hier nur als leichtes Speien aufzufassen war und keines weiteren therapeutischen Eingreifens bedurfte.

Der Fall hat Ähnlichkeit mit dem früher beschriebenen Falle von quantitativer Unterernährung bei der Brust; auch hier war die vorausgegangene Unterernährungsperiode nicht lange genug, als daß ein Zustand von schwerer Toleranzschädigung hätte resultieren können.

Der nächste Fall stellt einen höheren Grad von Unterernährung bei einem künstlich genährten Kinde dar:

M. F., 3½ Monate, Prot.-Nr. 271. Rechtzeitige normale Geburt, sechs Wochen Brust, dann künstliche Ernährung. Das Kind war in Kostpflege. Die Mutter wußte nur, daß es dort ungewässerte Milch und Brei erhielt. Schon in den letzten Wochen war das Kind nicht mehr gediehen, weshalb die Kostfrau das Kind der Mutter wieder überstellte, die es in die Klinik brachte.

Das Kind hatte beim Eintritt in die Klinik ein Gewicht von 2950 g, mußte also, da es rechtzeitig geboren war, keine Durchfälle und kein Erbrechen aufwies, bisher gehungert haben. Der Rückstand konnte mit rund 1800 g angenommen werden. Die Abb. 21 zeigt wieder die gute Erholung des Kindes bei quanti-

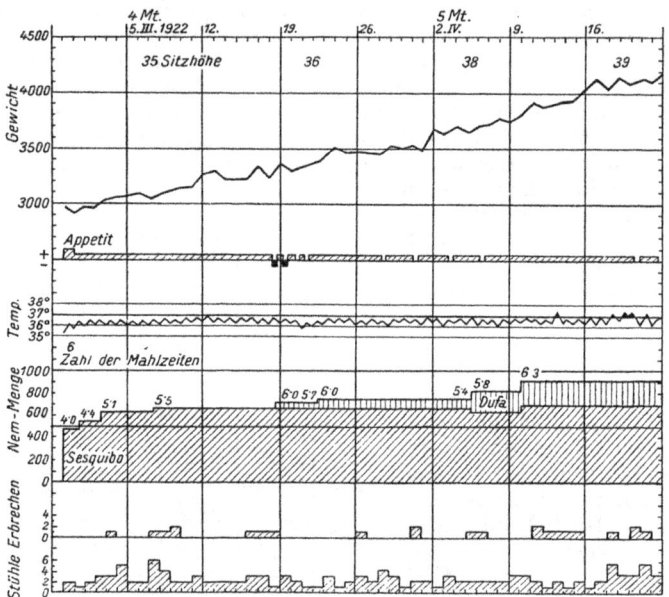

Abb. 21. Quantitative Unterernährung beim künstlich genährten Kind

tativer Regelung der Ernährung, nur erfolgte hier die Steigerung auf das Optimum nicht so schnell wie in den früheren Fällen, da bei dem fast vier

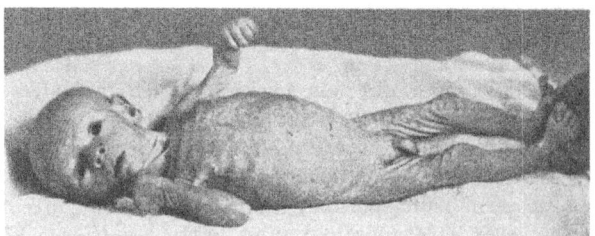

Abb. 22. Das Kind von Abb. 21 am Anfange der
Ernährungsbehandlung

Monate alten Kind infolge des längerdauernden Hungers mit einer tieferen Senkung der Toleranz zu rechnen war. Die Gewichtszunahme betrug in acht Wochen 1240 g. Abb. 22 zeigt das Kind am Anfang, Abb. 23 am Ende der Behandlung.

Nicht immer sind die Krankheitsbilder bei kalorischer Unterernährung so gutartig wie die hier beschriebenen. Es kommt oft vor, daß wegen zu lange fortgesetzten Hungerns die Toleranz sich so weit gesenkt hat, daß man lange Zeit nicht über das Minimum hinausgehen kann. Solche Kinder bieten dann das bekannte Bild des schweren Atrophikers dar, gekennzeichnet durch vollkommenen Schwund des Fettpolsters und durch Turgorverlust. Die Abmagerung kann hier sogar so weit gehen, daß auch das Fettpolster der Wangen angegriffen wird. Hochgradige quantitative Unterernährung führt auch zu beträchtlichem Rückstand des Längenwachstums (Abb. 24).

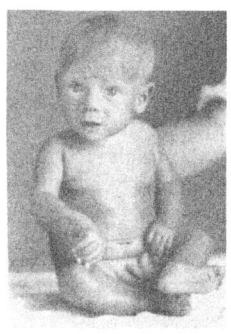

Abb. 23. Das Kind von Abb. 21 nach achtwöchiger Ernährungsbehandlung

b) Qualitative Unterernährung

Die Unterernährung kann sich bisweilen nur auf einzelne Nahrungsbestandteile beziehen. Theoretisch genommen, könnte jeder einzelne Minimumstoff, jeder Mineralbestandteil, der zum Aufbau unseres Körpers notwendig ist, wie Fe, S, Mg, P, SO$_4$ usw., das normale Gedeihen verhindern, wenn er in der Nahrung gar nicht oder in unterschwelligen Dosen vorhanden ist. So z. B. wurde der Mangel an Ca und auch K für einzelne Fälle angeschuldigt. Es scheint aber, daß in unserer Kost, hauptsächlich in der Milch, alle Nährsalze in überschwelligen Dosen vorhanden sind, denn nicht einmal unter den abnormen Bedingungen der Nachkriegszeit wurden sichere Fälle von mineralischen Mangelkrankheiten nachgewiesen. Dagegen sahen wir damals viele sichere Avitaminosen, Ernährungsstörungen, welche auf Mangel bzw.

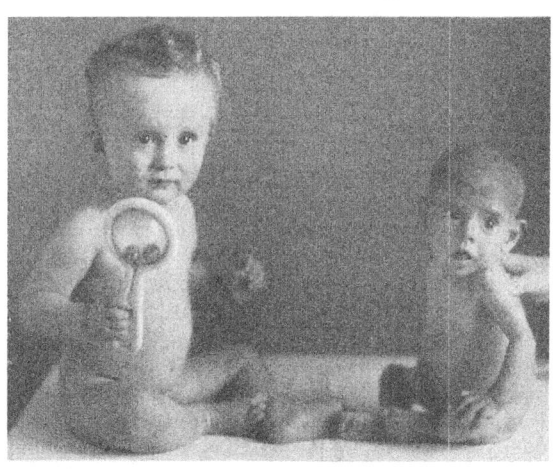

Abb. 24. Einjähriges Kind mit hochgradiger quantitativer Unterernährung neben einem normal entwickelten Säugling gleichen Alters

auf unterschwelligen Dosen der einzelnen Vitamine beruhen.

Durch fehlerhafte Ernährung der Mutter vor der Geburt könnten theoretisch schon Avitaminosen bei Neugeborenen vorkommen; uns sind keine derartigen Fälle bekannt, wohl aber nehmen wir an, daß

4*

Avitaminosen, welche, wie Xerophthalmie, in den ersten Wochen auftreten, durch mangelhafte Ernährung der Mutter vorbereitet sind; Skorbut tritt fast niemals vor Beginn des zweiten Lebenshalbjahres auf, Rachitis frühestens am Ende des zweiten Lebensmonats.

Außer diesen Formen der qualitativen Unterernährung kennen wir noch den Fehlnährschaden durch Unterschreitung des Eiweißminimums, eine Krankheit, die in der Tierpathologie öfter vorkommt und dort gut studiert worden ist.

a) Die Unterschreitung des Eiweißminimums kommt zunächst praktisch bei Ernährung mit konzentrierter Frauenmilch (Frauenmilch mit Zuckerzusätzen) in Betracht. Eine solche Ernährung verwenden wir bei schlechttrinkenden, insbesondere bei frühgeborenen Kindern.

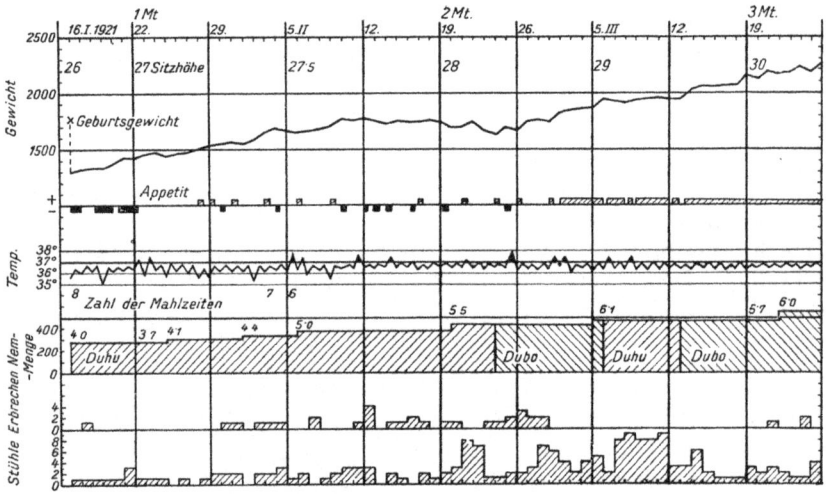

Abb. 25. Eiweißmangel bei Ernährung mit gezuckerter Frauenmilch (Duhu)

Wir geben ein Beispiel von Eiweißmangel bei Anwendung von mit 17% Zucker versetzter Frauenmilch (Duhu).

I. J., Prot.-Nr. 71, 3 Wochen alt, Frühgeburt im achten Monat, Geburtsgewicht 1760 g. Das Kind wurde mit 1290 g in die Klinik aufgenommen. In der ersten Zeit erfolgte, wie die Abb. 25 zeigt, bei Duhu gute Gewichtszunahme. In der vierten Woche flachte die Gewichtskurve ab; das Kind wurde auf Dubo (Kuhmilch) in äquikalorischer Menge umgesetzt, worauf das Körpergewicht zunahm. Es wurde dann noch eine kurze Duhuperiode zwischengeschaltet und das Kind schließlich endgültig auf Dubo umgesetzt. Es konnte dann mit 2210 g entlassen werden.

Duhu oder überhaupt mit Zucker konzentrierte Frauenmilch kann demnach in kurzen Perioden bei Frühgeburten oder schlechttrinkenden Kindern als Heilnahrung Anwendung finden, muß aber, wenn die Gewichtskurve abflacht, sofort ausgesetzt werden. In diesem Fall ist ein nachhaltiger Schaden nicht zu beobachten gewesen.

Bei Zwiemilchernährung ist die Konzentrierung der Frauenmilch mit Zucker gestattet, namentlich, wenn man nur $8^1/_2\%$ Zucker zusetzt. Dann ist dieses Verfahren sogar eine gute Methode zur Streckung der Frauenmilch. Auch bei Anwendung zu weit gehender Kuhmilchverdünnungen könnte Eiweißmangel eintreten. Da aber heute die Drittelmilch in der Säuglingsernährung so gut wie verlassen ist, spielt diese Gefahr keine große Rolle.

β) Die zweite Form qualitativer Unterernährung, an die man im Säuglingsalter zu denken hat, ist der Vitaminmangel. Die Avitaminosen stellen immer Allgemeinerkrankungen dar und es ist klar, daß Gewichts- und Längenwachstum, als die feinsten Reagenzien des Nichtgedeihens eines Kindes, bei diesen gestört sind. Im Gegensatze zu jenen Ernährungskrankheiten, die durch positive Schädlichkeiten hervorgerufen werden, entstehen die Avitaminosen durch Mangel an gewissen lebenswichtigen Minimumstoffen, die sich der tierische Organismus nicht selbst aufbauen kann, sondern schon präformiert zuführen muß. Es hat daher bei der künstlichen Ernährung des Säuglings, der bezüglich seiner Nahrungszufuhr vollkommen passiv von seiner Umgebung abhängig ist, ganz besonders auf die Vollständigkeit der verwendeten Nahrungsmittel Rücksicht genommen zu werden. In erster Linie muß die für den Säugling verwendete Milch vor der Zerstörung der Vitamine geschützt werden. Das fettlösliche Vitamin A ist weitgehend hitzebeständig. Getrocknetes Kasein z. B. muß 48 Stunden auf 120^0 erhitzt werden, ehe sein A-Vitamin zerstört wird. Einmaliges Aufkochen der Milch, wie es im Haushalte meistens geübt wird, ist vollkommen unbedenklich. Die Gefahr des A-Vitaminmangels ist eher bei zu weit gehenden Milchverdünnungen oder bei Verwendung fettarmer Milch (Magermilch) gegeben. Das Vitamin C hingegen ist gegen Erhitzen auf 100^0C nicht resistent, daher ist langes Kochen der Milch für den Säugling mit Gefahren verbunden.

Auch die jetzt übliche Pasteurisation der Milch (30 Minuten auf 63^0 C) soll nach Stepp das C-Vitamin zerstören. Wir können nicht glauben, daß diese wohl vom Meerschweinchenversuch stammende Angabe für den Menschen gültig sei. Wir müßten sonst eine enorme Zahl von Skorbutfällen sehen, da fast alle künstlich genährten Säuglinge Mitteleuropas mit gekochter bzw. pasteurisierter Milch aufgezogen werden. Nicht einmal zur Zeit, wo die frühere Soxhletsche Regel, die Milch eine Viertelstunde kochen zu lassen, streng befolgt wurde, kam Säuglingsskorbut in größeren Mengen vor. In Wien haben wir nur in der Nachkriegszeit, 1916 bis 1922, gleichzeitig mit einem Tiefstand der Milchzufuhr eine Häufung von Barlow erlebt (Wimberger).

Im folgenden sollen einige markante Züge der wichtigsten Avitaminosen beschrieben werden.

Der Skorbut des Säuglingsalters wird auch als *Möller-Barlowsche* Krankheit bezeichnet. Er beginnt häufig mit Fieber, da auf dem Boden der skorbutischen Dysergie (Abels) Infekte besser haften. Hautblutungen und Hämaturie sowie Stehenbleiben der Gewichtskurve sind oft die ersten und einzigen Zeichen des Skorbuts (Präskorbut). Bei vollentwickeltem Krankheitsbild fallen die verschiedenen Manifestationen der hämorrhagischen Diathese auf: Zahnfleischblutungen (aber nur, wenn Zähne vorhanden sind, sehr schön an eben durchschneidenden Zähnen zu sehen), durch subperiostale Blutungen bedingte Schwellungen, Schmerzhaftigkeit und Ruhigstellung der unteren Extremitäten, Blutungen und Schmerzhaftigkeit an den Knochen-

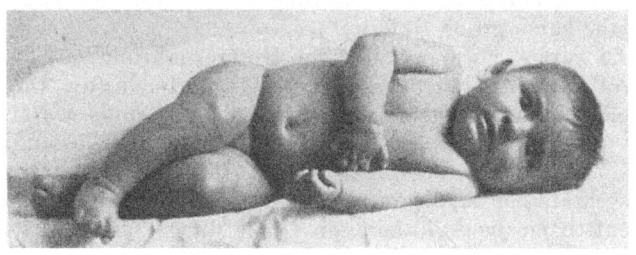

Abb. 26. Schmerzhafter Gesichtsausdruck und Zwangshaltung der Extremitäten bei einem Kinde mit Säuglingsskorbut

knorpelgrenzen der Rippen mit Rückwirkung auf das Herz. Da wegen der Schmerzen in den Rippen, die durch die periostalen Blutungen verursacht sind, die kostale Atmung geschont wird, übernimmt der rechte Ventrikel eine erhöhte Arbeitsleistung und hypertrophiert daher (Barlowherz nach Erdheim). Auch Orbitalblutungen, seltener Darmblutungen, kommen vor. Oft weisen unmotivierte Gewichtsschwankungen, ähnlich wie bei Kindern mit exsudativer Diathese, auf eine besondere Hydrolabilität hin (Oedema scorbuticum invisibile). Die anamnestische Angabe der Mutter, daß das Kind bei Berührung Schmerzen empfindet und weint, ist oft ein wichtiger Hinweis auf das Bestehen der in Rede stehenden Krankheit. C-vitaminhaltige Nahrungsmittel siehe S. 152. Zur Skorbutprophylaxe kann man schon vom zweiten Monat an Zitronen- oder Orangensaft geben.

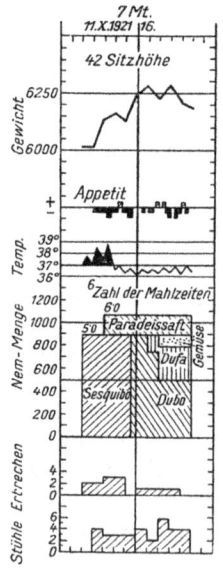

Abb. 27. Säuglings-skorbut

Die folgende Krankengeschichte betrifft einen Fall von Barlowscher Krankheit mit gleichzeitig bestehender akuter Ernährungsstörung und initialem Fieber auf Basis der skorbutischen Dysergie

S. G., Prot.-Nr. 1145, 6¹/₂ Monate alt, zweite rechtzeitige Zangengeburt. Geburtsgewicht 3260 g. Fünf Wochen Zwiemilchernährung, dann sechs bis sieben Mahlzeiten täglich von je etwa 200 g Milch und Reiswasser mit 10 g Zucker. Weder Brei noch Gemüse. Die Mutter erhielt im Sommer immer 2 l Milch auf einmal für zwei Tage, so daß sie die zweite Hälfte zweimal kochte. Seit vierzehn Tagen äußerte das Kind Schmerzen, wenn man es am Brustkorb aufhob; seit derselben Zeit wurden die Beine angezogen und ruhig gehalten. Seit einigen Tagen ist auch das Zahnfleisch bläulich verfärbt und geschwollen. Im Stuhle sollen auch blutige Fasern bemerkt worden sein. Beim Urinieren äußerte das Kind Schmerzen. Schon seit acht Tagen bestanden vermehrte, schlechte Stühle; kein Erbrechen. Abb. 26 zeigt sehr schön die ängstliche Haltung des Kindes. Das Gewicht betrug bei der Aufnahme 6010 g. Die Temperatur war, wie Abb. 27 zeigt, erhöht. Die Stühle waren vermehrt; auch bestand geringgradiges Erbrechen. In wenigen Tagen entfieberte das Kind bei antiskorbutischer Behandlung, die in diesem Fall in 80 g Tomatensaft (siehe S. 152) täglich bestand. Die übrige Ernährung entsprach dem Alter des Kindes.

Auf den Abb. 28 und 29 sind die röntgenologisch nachweisbaren Veränderungen an den Knochen bei Skorbut sichtbar. Zum Vergleiche werden auch an dieser Stelle die Knochenveränderungen bei Rachitis und angeborener Syphilis dargestellt (Abb. 30 bis 33).

Die Xerophthalmie ist nicht als lokale, sondern als allgemeine Erkrankung aufzufassen und wurde von Bloch in diesem Sinne als Dystrophia alipogenetica bezeichnet. Sie beginnt bei älteren Personen häufig mit Hemeralopie. In den leichteren Graden der Xerophthalmie besteht gewöhnlich nur eine Xerose der Bindehäute; die Bindehaut wird dann im Lidspalt trocken, fältelt sich, es besteht ein leichter Enophthalmus, die Tränen haften nicht an den trockenen Stellen. Die Haut von xerophthalmischen Säuglingen zeigt

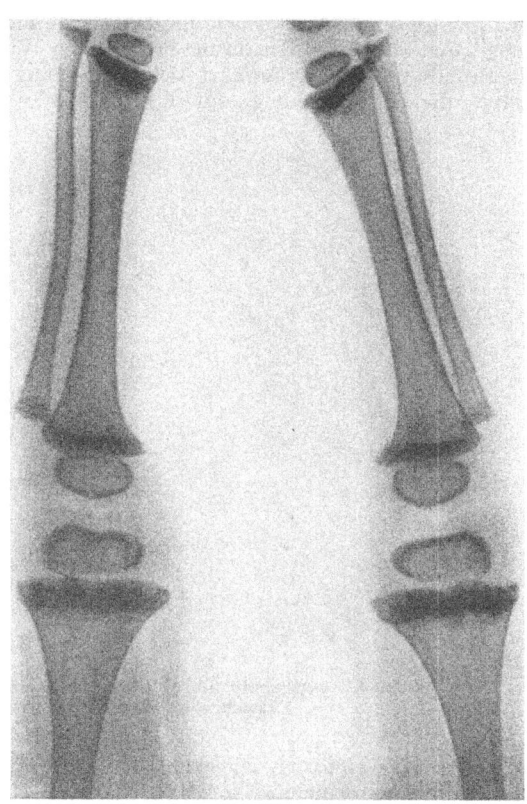

Abb. 28. Trümmerfeldzonen an den Epiphysen bei Säuglingsskorbut

oft einen Stich ins Gelbgraue. Körpergewichts- und Längenwachstum bleiben stehen. Von der Konjunktiva greift der Prozeß nicht selten auf die Kornea über, die gleichfalls eintrocknet, einschmilzt und zur Erweichung kommen kann, woraus das Bild der Keratomalazie resultiert. Die Ursache der Erkrankung ist Mangel an Vitamin A (s. S. 9). Die Therapie besteht in täglicher Darreichung von 5 bis 10 g eines gut wirksamen Lebertrans. Man unterscheidet den gelben und den rohen oder braunen Lebertran. Der erstere entsteht durch Ausschmelzung der Dorschleber mit heißem Wasserdampf, der braune durch Autolyse des Organs und ist daher wirksamer. Bei Xerophthalmie soll der Lebertran unverdünnt und nicht als Emulsion gegeben werden.

Je frühzeitiger das Leiden erkannt wird, um so schneller heilt es: Schon nach wenigen Tagen Lebertrangebrauchs bessert sich der Zustand. Ein Frühsymptom der Heilung ist das Einsetzen einer Tränenflut. Xerophthalmische Kinder sind ähnlich wie an anderen Avitaminosen leidende Kinder durch Infekte sehr gefährdet. Frühgeburten, debile Kinder, Zwillingskinder sowie Kinder mit Ikterus werden leichter von der Krankheit befallen.

Die menschliche Rachitis gilt nach den neuesten Untersuchungen nicht mehr als einfache Avitaminose; sie ist in ihrem Auslösungsmechanismus noch nicht ganz geklärt. Nach den Untersuchungen von Chick führt Lichtmangel und künstliche Ernährung bei 50% der Wiener Säuglinge zur Rachitis. Als Frühdiagnostikum bewährt sich beim Säugling der ersten Monate am besten die Untersuchung auf Kraniotabes und Weichheit der

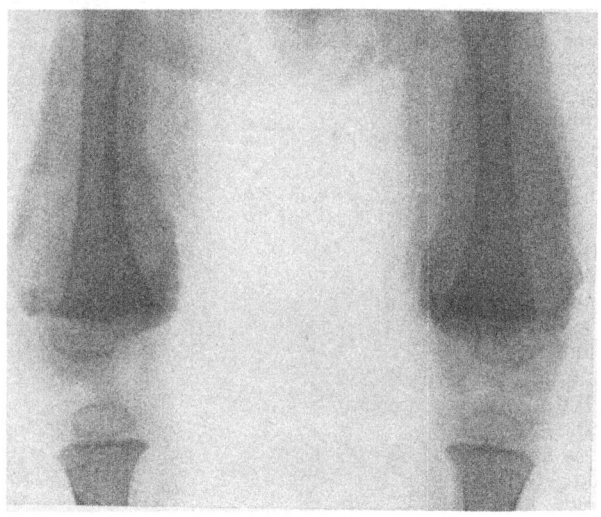

Abb. 29. Ausgedehnte subperiostale Hämatome der Oberschenkelknochen bei Säuglingsskorbut

Fontanellenränder. Die exakte Diagnose ist nur durch PO_4-Bestimmung und Röntgenuntersuchung möglich.

Wir müssen unterscheiden zwischen bewußter Rachitisprophylaxe und der Therapie der manifesten Krankheit. Als Rachitisprophylaxe im Winter kommen bei künstlich genährten Säuglingen folgende Maßnahmen in Betracht:

1. Direkte Bestrahlung des Kindes im Sonnenlicht oder mit der Quarzlampe.

2. Lebertranprophylaxe mit unverdünntem Tran oder 50%iger Emulsion. Diese Emulsion wird in folgender Weise hergestellt: Es werden 7 g Carrageen (isländisches Moos) mit 600 ccm Wasser auf 450 ccm eingedampft, filtriert, 56 g Zucker zugesetzt. Die Flüssigkeit wird kalt in eine Literflasche gefüllt, nach und nach 500 g Lebertran zugesetzt und durch kräftiges Schütteln emulgiert. Die Menge wird mit Wasser auf 1000 ccm aufgefüllt.

3. Bestrahlung der stillenden Mutter, besonders ihrer Brüste mit der Quarzlampe, wodurch der antirachitische Wert ihrer Milch erhöht wird.
4. Anwendung einer Kindermilch mit genügend Vitamin D, von Kühen, die mit der Quarzlampe bestrahlt wurden, oder von Kühen, die im Freien

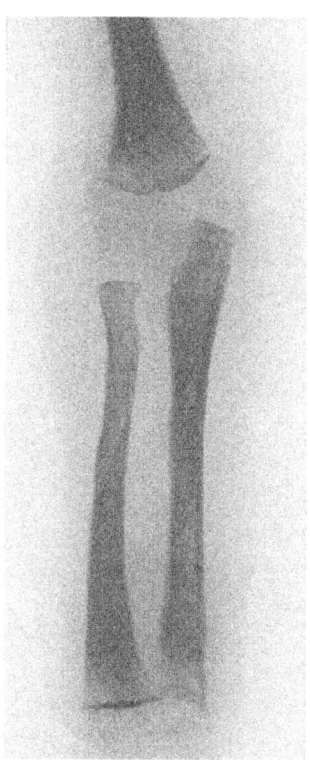

Abb. 30. Osteochondritis u. Periostitis luetica und multiple Knochengummen bei Lues hereditaria. 8 Wochen alter Säugling

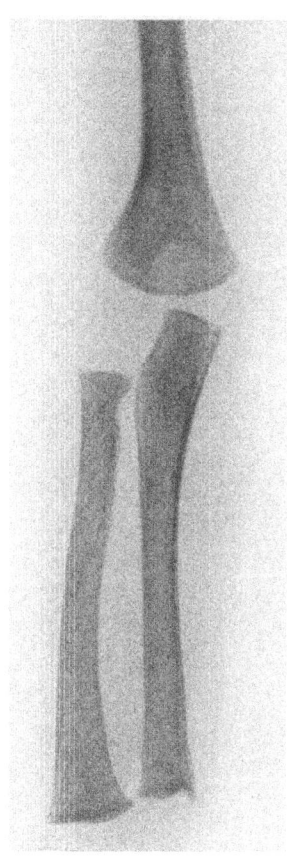

Abb. 31. Skelettbefund des Kindes von Abb. 30 2 Monate später nach antiluetischer Behandlung. Bedeutende Reparation an den Metaphysen von Humerus, Radius und Ulna. Periostale Säume an Humerus und Ulna

leben (Neuseeland), oder endlich Anwendung einer Milch, die durch ultraviolette Strahlen direkt j e c o r i s i e r t ist (H e s s, S t e e n b o c k, G y ö r g y).

Zur T h e r a p i e ist intensivere Anwendung derselben Mittel notwendig: Sonne, Lebertran oder Quarzlampe. Von Lebertran genügen etwa 10 g täglich. In jüngster Zeit wurde Rachitis mit bestrahltem Ergosterin (2 bis 5 mg täglich) geheilt.

Die B e h a n d l u n g d e s K i n d e s mit der Quarzlampe (H u l d - schinsky): Es empfiehlt sich, die Bestrahlung dreimal wöchentlich vorzunehmen. Die Augen des Kindes sind durch schwarze Gläser zu schützen,

im übrigen braucht aber die Bestrahlung nicht zu vorsichtig gehandhabt
werden. Die Wirkung der Bachschen Hängelampe ist bei einem Abstand von
1 m sehr gering; es ist eine Anfangsentfernung von 80 cm erforderlich, es sei
denn, daß man die ersten Wochen ausschließlich der Gewöhnung an das Ultraviolettlicht widmen will. Es kann mit fünf Minuten Bestrahlungsdauer angefangen und bei jeder weiteren Bestrahlung um zwei Minuten gesteigert werden.

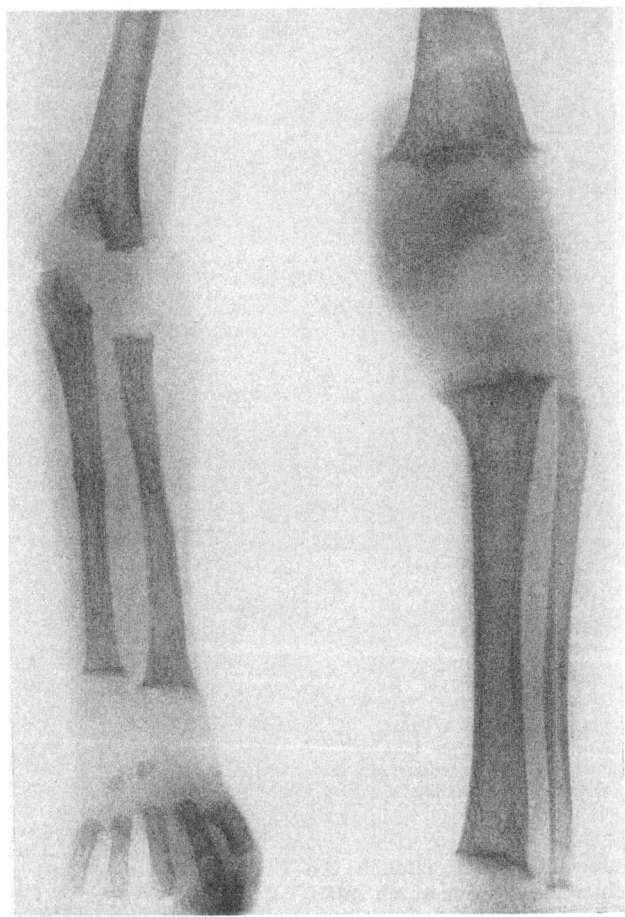

Abb. 32. Floride Rachitis bei einem 13 Monate alten Kind

Die Gefahrenzone beim Kleinkind in bezug auf Hautverbrennungen beginnt
erst unter 70 cm und bei einer Bestrahlungsdauer über zehn Minuten.
    Wir gehen gewöhnlich nach folgendem einfachen Schema vor: Die
Distanz wird gleich von Anfang an mit 80 cm festgesetzt und konstant
gehalten. Variiert wird nur die Zeit, indem man mit zwei Minuten Bestrahlungsdauer beginnt und jedesmal um zwei Minuten steigert, bis fünf-
zehn Minuten erreicht sind. Längere Bestrahlung ist nicht nötig.

Bei Anwendung stärkerer Lampen (Jesionek) muß vorsichtiger vor-
gegangen werden.

Die Pigmentierung der Haut ist kein Maßstab für den Heileffekt, es
sollen im Gegenteil Kinder, die von Natur aus stark pigmentiert sind, inten-
siver bestrahlt werden, vor allem längere Belichtungszeiten erhalten. Huld-
schinsky hat seinerzeit die Forderung aufgestellt: Die Schutzbestrahlung

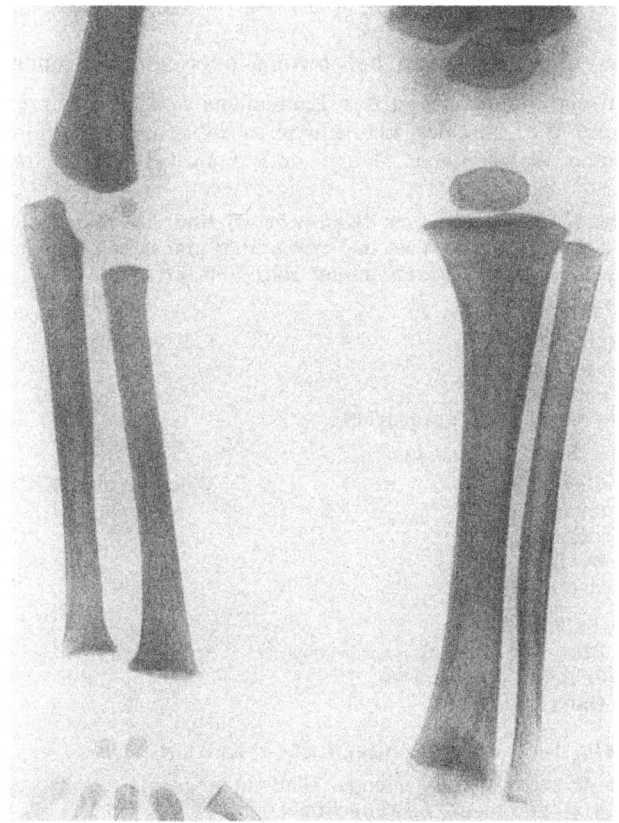

Abb. 33. Dasselbe Kind wie in Abb. 32. Ein Vierteljahr später.
Rachitis geheilt durch Lebertran und Sonne

gegen Rachitis sollte so allgemein eingeführt werden wie die Schutzimp-
fung gegen die Pocken. Für Fürsorgestellen und Kinderambulanzen hat
sie den großen Vorteil, daß mehrere Kinder gleichzeitig bestrahlt werden
können. Es ist durchaus nicht notwendig, daß das Kind als Ganzes bestrahlt
wird, es genügt vielmehr die Exposition eines einzelnen Körperteiles, denn
die Rachitis heilt auch an nicht bestrahlten Extremitäten im selben Maße
wie an den bestrahlten. Dort, wo Röntgenkontrolle zur Verfügung steht, macht
die Feststellung der beginnenden Reparation keine Schwierigkeit.

Eine Dystrophieform, welche heute wohl mehr historische Bedeutung hat, ist der Mehlnährschaden. Er kam in jenen Gegenden häufig vor, in welchen Kinder fast oder ganz milchfrei mit Semmel oder Mehlen aufgezogen wurden. Das charakteristische Symptom ist die Hypertonie der Muskulatur und Neigung zu Ödemen. Der Mehlnährschaden ist ein Fehlnährschaden qualitativer Art und ist in seiner Symptomatologie sehr komplex. Avitaminotische Züge (Xerophthalmie, Skorbut) können bei ihm zu beobachten sein. Die Therapie besteht in Übergang zur Milchkost.

2. Erbrechen ohne Abführen bei gutem oder angehaltenem Stuhl

Die klinische Beobachtung des Erbrechens gewinnt sehr an Wert, wenn nicht nur die Zahl des Erbrechens in 24 Stunden, sondern auch das Erbrochene selbst nach Menge und Qualität exakt registriert wird.

Die folgenden Bezeichnungen (Kennwörter) sind seit langer Zeit in der Universitäts-Kinderklinik in Wien in Verwendung und haben sich in unseren Krankengeschichten und Kurven immer sehr bewährt.

1. Art des Erbrechens:

    f.. fließend   1. Konsonant.
    p.. pressend
    r.. geronnen
    flüssig wird nicht ausgedrückt.

2. Menge des Erbrochenen:

    .i. übermäßig   Vokal in der Mitte.
    .e. reichlich
    .a. mittel
    .o. wenig
    .u. fast nichts

3. Beimengungen:

    ..s Blut   (sanguis)   2. Konsonant.
    ..m Schleim (mucus)
    ..b Galle   (bil)

Beispiele des zusammengesetzten Kennwortes:

    fu   = sehr geringe Menge, fließend abgegangen.
    ra   = geronnen, mittlere Menge.
    pe   = pressend, reichlich.
    pos   = pressend, geringe Menge und blutig.
    primb = pressend, geronnen, übermäßig viel, schleimig, gallig.

Was die Ätiologie des Erbrechens anbelangt, so wissen wir, daß z. B. durch Ungeschicklichkeit oder mangelhafte Bahnung des Schluckreflexes bei Idioten oder beim neugeborenen Kinde die Nahrung wieder per os zurückgeht. Es ist weiters allgemein bekannt, daß bei zerebralen Affektionen, bei der Meningitis oder einem Gehirntumor das Erbrechen ein differentialdiagnostisch wertvolles Symptom abgibt. Als Ausdruck einer übermäßigen Nahrungszufuhr zufolge Überlaufens des Überschusses kann Erbrechen erfolgen. Beim allgemeinen Übelgefühl tritt Nausea mit Erbrechen fast regelmäßig auf. Das Erbrechen bildet weiters oft den Beginn von Infektionskrankheiten (Scharlach, Pneumonie); aber auch Pleuritis und Zystitis können durch Erbrechen eingeleitet werden. Das sogenannte nervöse Erbrechen bei Säuglingen fassen wir als Ausdruck der Hypermotilität des Magens auf. Immer beobachten wir Erbrechen bei angeborenen Stenosen: Ösophagus-, Dünndarmstenose und schließlich bei der spastischen Pylorusstenose. Bei Säuglingen kann Erbrechen auch durch anderweitige Reflexe hervorgerufen werden und z. B. bei einer Bronchitis oder beim Keuchhusten statt des Hustens auftreten oder statt des Niesens bei einer Coryza. Schließlich soll noch auf das Erbrechen bei Darmverschluß (Ileus) oder bei einer Darmlähmung im Laufe einer Peritonitis hingewiesen werden.

Die wichtigsten klinischen Brechzustände sind die folgenden:

a) „Speien" (bei guter Gewichtszunahme).

b) „Nervöses Erbrechen", einfacher Pylorospasmus, meist bei Gewichtsstillstand.

c) Schweres Erbrechen bei spastischer Pylorusstenose (Gewichtsabnahme).

Für die Besprechung der Behandlung wollen wir uns dieser klinischen Einteilung der Brechzustände bedienen.

a) „Speien" bei guter Gewichtszunahme

Das Erbrechen in seiner leichtesten Form, das die Gewichtszunahme nicht stört, wird als Speien bezeichnet. Neugeborene Kinder und junge Säuglinge sind bei der Nahrungsaufnahme noch ungeschickt und lassen nach dem Trinken, besonders wenn die Brust sehr leicht geht, ein wenig von der aufgenommenen Nahrung wieder herausfließen. Da der Nährwertverlust dabei ein geringer ist, hat dieses Speien keine Bedeutung und gibt keinen Grund zum therapeutischen Eingreifen ab. Entscheidend ist hier immer der Gang der Gewichtskurve.

Auch durch anderweitige Reflexe, besonders immer dann, wenn irgend ein Atemhindernis besteht, kann reflektorisch Erbrechen auftreten. Auch dieses Erbrechen kann man noch als leichten Grad bezeichnen. Wir geben im folgenden die Krankengeschichte eines vier Monate alten Säuglings, der wegen eines Stridor congenitus laryngealis häufig erbrach.

M. F., Prot.-Nr. 444, Abb. 34, 4 Monate alt, seit der Geburt hörbares Inspirium und Speien bei gutem Appetit. Das Kind hatte

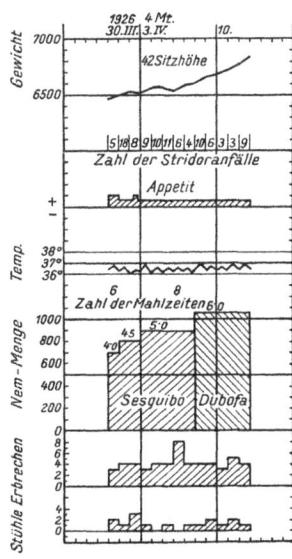

Abb. 34. Speien durch Erschwerung der Atmung

im Alter von vier Monaten ein Gewicht von 6500 g und wurde nach der Aufnahme in die Klinik ansteigend mit 4,0, 4,5, 5,0 und 6,0 dnsq in acht Mahl-zeiten ernährt. In der letzten Periode bekam es dünnen Brei. Das Körper-gewicht nahm während der insgesamt vierzehntägigen Beobachtung gut zu. Da 6 dnsq als Optimum für ein vier Monate altes Kind aufzufassen ist, ergibt sich, daß die Therapie hier nur darin bestand, daß dem Kinde die übliche quantitative Ernährung eines gleichaltrigen gesunden Kindes zuteil wurde. Das Kind gedieh trotz des Fortbestehens des Speiens sehr gut, bedurfte demnach keiner weiteren Behandlung als der Verabreichung der Nahrung in Form von dünnem Brei und Verteilung auf acht Mahlzeiten.

Abb. 35 betrifft die Geschichte eines Neugeborenen, der aus Ungeschicklichkeit bei spontaner Nahrungsaufnahme so heftig erbrach, daß sein Körpergewicht abnahm. Bei Fütterung mit der Sonde erfolgte gute Gewichtszunahme. Nach acht Tagen Sondenbehandlung war die Neigung zum Brechen noch nicht verschwunden, so daß, nachdem das Kind durch anderthalb Tage mehrfach gebrochen hatte, wieder zur Sonde gegriffen werden mußte. Später verlor das Kind die Brechneigung.

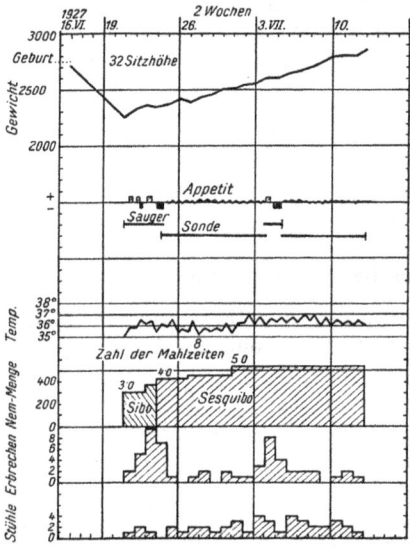

Abb. 35. Erbrechen beim Neugeborenen
durch Ungeschicklichkeit

Das Speien kann zu den schwereren und schwersten Formen des Erbrechens überleiten, wobei der Nährwertverlust so groß werden kann, daß das weitere Gedeihen des Kindes in Frage gestellt ist. Besteht ein derartiger Zustand noch nicht lange, so kann die Toleranz zunächst noch in normaler Höhe liegen; bei länger dauerndem höhergradigen Erbrechen aber kann daraus ein Zustand von Unterernährung resultieren, der dem klinischen Bilde der Atrophie entspricht, wobei die Toleranz schließlich sogar unter das Minimum sinken kann.

b) „Nervöses Erbrechen", einfacher Pylorospasmus

In Fällen, wo das Erbrechen mit Gewichtsstillstand einhergeht, muß schon eine energischere Ernährungstherapie eingreifen, um das Körpergewicht wieder zum Ansteigen zu bringen. Hier muß die Nahrung konzentriert werden, es muß dann meist eine höhere Nahrungsmenge gegeben werden als einem gleichaltrigen gesunden Kinde und schließlich muß auch die Zahl der Mahlzeiten vergrößert werden. Im großen und ganzen gelten hier dieselben Behandlungsprinzipien wie bei den noch später zu beschreibenden schwersten Formen des Erbrechens, z. B. bei der Pylorusstenose. Wir geben hier als Beispiel für Erbrechen mit Gewichtsstill-

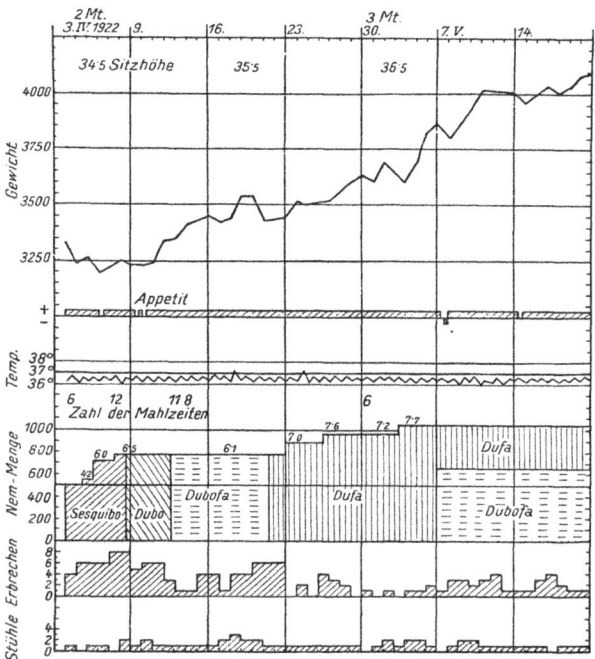

Abb. 36. Einfacher Pylorospasmus

stand die Krankengeschichte eines Falles von nervösem Erbrechen wieder:
M. M., Prot.-Nr. 460, 9 Wochen alt, erste Ge-
burt am normalen Schwangerschaftsende. Eine
Woche Brust, dann künstliche Ernährung: un
regelmäßig vier bis zehn Mahlzeiten im Tage. Das
Kind wurde immer gefüttert, wenn es gerade schrie.
Pro Mahlzeit erhielt es: zwei Eßlöffel Milch, drei Eßlöffel Wasser und einen Würfel Zucker. Seit vier
Wochen erbricht das Kind sehr oft, und zwar sofort
nach den Mahlzeiten. Das Erbrochene ist flüssig,
der Stuhl normal. Ob das Kind abgenommen
hatte, konnte die Mutter nicht angeben. Es be
stand keine Appetitstörung. Das Gewicht betrug
bei der Aufnahme etwas über 3300 g; da es
sich um ein reifes Kind handelt, dürfte es im
Körpergewicht stillgestanden sein. Da Stühle vorhanden waren, war eine Pylorusstenose nicht sehr
wahrscheinlich.

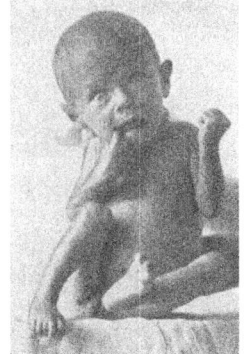

Abb. 37. Schwerer ner-
vöser Brecher.

Die Abb. 36 zeigt alle Details der Behand-
lung. Das Kind wurde vom ersten Tag an mit konzentrierter Nahrung
ernährt. Es wurde zuerst eine eineinhalbfache Nahrung als gezuckerte

Vollmilch, sodann Doppelnahrung als dünner (Dubofa) und später als konsistenter Brei (Dufa) verabreicht. Außerdem wurde die Kalorienzufuhr bis auf 7,7 dnsq erhöht, also das Optimum des gleichaltrigen gesunden Kindes weit überschritten, um den erbrochenen Nährwert zu ersetzen. Das Kind nahm bei dieser Behandlung in sieben Wochen 1 kg zu, die Behandlung hatte also vollen Erfolg. Das Erbrechen sistierte nicht vollkommen, doch war seine Häufigkeit am Ende der Behandlung bedeutend geringer als am Anfange. Abb. 37 demonstriert den nervösen Habitus des Kindes in der Mitte der Behandlung.

c) „Spastische Pylorusstenose.“ Schweres Erbrechen mit Gewichtsabnahme

In diesem Abschnitte soll auf die Klinik und Behandlung der schwersten Form des Erbrechens eingegangen werden. Meist handelt es sich

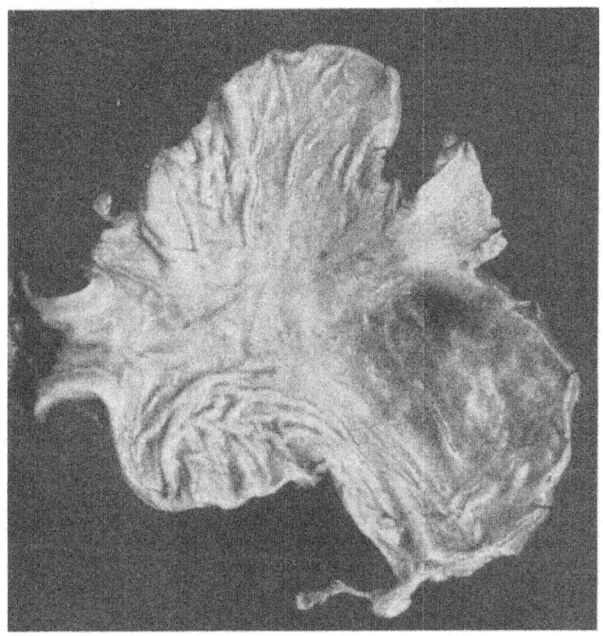

Abb. 38. Hypertrophie der Pylorusmuskulatur bei spastischer Pylorusstenose

dabei um eine Pylorusstenose. Nur wenig Nahrung gelangt in den Darm und daher ist nur wenig Material für die Stuhlbildung vorhanden. Solche Kinder magern sehr stark ab und haben seltenen, spärlichen Stuhl. Neben der Obstipation finden sich bei Kindern mit Pylorusstenose noch andere Symptome der behinderten Entleerung des Magens: sichtbare Peristaltik, eine tastbare, dem hypertrophischen Pylorus (Abb. 38) entsprechende Resistenz im rechten Hypochondrium, verzögerter Übertritt der Nahrung in den Darm, was sowohl durch Ausheberung als auch durch das Röntgenverfahren nachweisbar ist

(Abb. 39 und 40). Vielfach wird Stirnrunzeln dieser durch das Brechen verhungerten, meist unruhigen und neuropathischen Kinder als charakteristisches Symptom beschrieben. In den höchsten Graden der Pylorusstenose kann die Behinderung der Entleerung des Magens so hochgradig sein, daß überhaupt keine Nahrung mehr in den Darm tritt. In solchen Fällen wird die Dilatation des Magens und die Hypertrophie der Pylorus- und Magenmuskulatur die höchsten Grade erreichen. Das Erbrechen selbst ist bei der Pylorusstenose auch qualitativ ganz anderer Art als beim einfachen Speien und nervösen Erbrechen. Bei der Pylorusstenose wird der Mageninhalt unter Pressen ausgestoßen, „im Bogen erbrochen" und kann fernweg vom Kinde gefunden werden. Die erbrochenen Massen selbst sind topfig, geronnen und, da keine Galle beigemengt ist, weiß. In Fällen von einfachem Pylorospasmus, wo keine Hypertrophie und Stenose des Pylorus besteht, kann das Erbrechen von ähnlicher Beschaffenheit sein. Allerdings wird es, wenn der Pylorus noch durchgängig ist, niemals zu so hochgradiger Obstipation kommen. Bisweilen sind bei der spastischen Pylorusstenose als weiteres Symptom Fieberzacken zu beobachten, die als Durstfieber aufzufassen sind.

In allen Fällen von schwererem Erbrechen hat die Therapie in diätetischer Hinsicht in der folgenden Weise vorzugehen:

1. Es werden häufige, kleine Mahlzeiten gegeben.

2. Die Nahrung wird konzentriert.

3. Die Qualität der Nahrung wird geändert; insbesondere wird statt flüssiger Nahrung breiige gegeben.

Ad 1. Die Zahl der Mahlzeiten kann, je nach Bedarf und je nach dem Grade des Erbrechens, auf 8, 10, 12, ja sogar 20 Mahlzeiten pro Tag erhöht werden; der leitende Gedanke ist dabei: wenn die plötzliche Anfüllung des Magens vermieden wird, ist es eher möglich, daß die kleineren Mengen, ohne erbrochen zu werden, in den Darm übertreten. Das Volumen der Einzelmahlzeiten kann unter Umständen so klein werden, daß das Kind jedesmal nur einige Löffel erhält.

Ad 2. Das Wesen der Nahrungskonzentration besteht, wie schon im ersten Abschnitt ausgeführt wurde, darin, daß in der Volums- bzw. Gewichtseinheit mehr Nahrungseinheiten vorhanden sind als in einem Kubikzentimeter bzw. Gramm Frauenmilch. Die aus der Nährwertanreicherung resultierenden Nährwertkonzentrationen sind im Vergleich mit der Frauenmilch eineinhalb-, zwei- oder dreifach. Höhere Nährwertkonzentrationen sind unzulässig, weil durch den Mangel an Flüssigkeit Durstfieber und Harnsperre entstehen. Schon die dreifache Nahrungskonzentration ist nur mit Vorsicht durchzuführen und kann unter Umständen eine allzugroße Einschränkung der Wasserzufuhr bedeuten; da aber, wie noch später ausgeführt werden wird, in Fällen, in denen Dreifachkonzentration der Nahrung indiziert ist, gewöhnlich größere Nährwertmengen als das Optimum zugeführt werden, kann der absolute Wassergehalt wieder gleich demjenigen bei weniger konzentrierter, quantitativ optimaler Nahrung werden.

Ad 3. Außer der Konzentrierung der Nahrung spielt, wie bei allen Brechzuständen, ganz besonders in der Behandlung seiner schwersten Formen auch die Änderung der Nahrung eine wichtige Rolle. Früher versuchte man, den auf warme, flüssige, süße Milchnahrung eingestellten Brechreiz dadurch einzuschläfern, daß man kalte oder gesalzene oder saure Milchmischungen verabreichte; heute beschränken wir uns gewöhnlich auf die Verabreichung von breiiger statt der flüssigen Kost. Während wir beim normalen Kinde durchschnittlich im vierten Monat mit der Zufütterung von Breinahrung beginnen, kann es bei brechenden

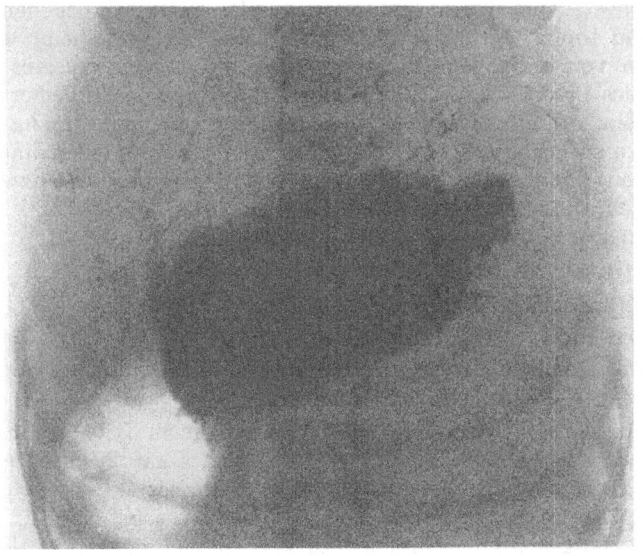

Abb. 39.   Spastische Pylorusstenose. Form und Füllungszustand des Magens
unmittelbar nach Einnahme der Kontrastmahlzeit

Kindern aus therapeutischen Gründen geboten sein, schon in einem früheren Zeitpunkt, sogar schon im zweiten Monate, Breinahrung zu geben. Die Konsistenzerhöhung der Nahrung wird mit Hilfe von Mehl oder Grieß (Herstellung von dünnem oder dickem Brei) bewerkstelligt. Dabei soll das Erbrechen dadurch günstig beeinflußt werden, daß die Kontraktion der Magenmuskulatur um die Breinahrung, die sogenannte peristolische Funktion, gebessert wird.

Oft ist es notwendig, bei brechenden Kindern, deren Körpergewicht hartnäckig stillsteht oder sogar abnimmt, den Energiequotienten zu erhöhen, um für die beim Brechen zu Verlust gehenden Kalorien Ersatz zu schaffen. Das geschieht in der Weise, daß man, falls es durch das Erbrechen noch nicht zur Atrophie und dadurch zu tiefer Senkung der Toleranz gekommen ist, die Nahrungsmenge, um je $\frac{1}{2}$ bis 1 dnsq steigend, auf höhere Energiequotienten bringt, als sie dem normalen Kind entsprechen. Eine Nährwertzufuhr von 7, 8 und 9 dnsq pro Tag kann hier erlaubt sein. Wenn das Kind zu brechen aufhört, so muß die Nahrungsmenge sofort wieder abgebaut werden. Hier entscheidet nur der individuelle Ernährungsversuch; allgemeine Regeln und allgemein gültige Schemata sind nicht möglich.

Wir nehmen an dieser Stelle die verschiedenen Formen der konzentrierten Ernährung, die in der Universitäts-Kinderklinik in Wien ihre Anwendung finden, vorweg; sie kommen in der Rezeptsammlung (S. 130—132) in anderer Anordnung nochmals vor.

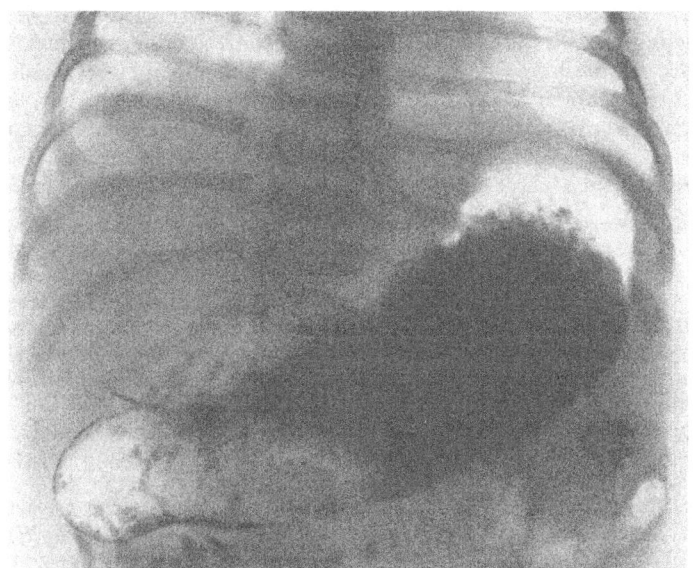

Abb. 40. Derselbe Magen wie in Abb. 39, 24 Stunden nach der Füllung.
Man beachte den hochgradigen 24 Stunden-Rest

a) $^3/_4$ Milch, $^1/_4$ Wasser mit 12½% Zucker[1] (Sesquibo) ist 1½fache Nahrung

b) Vollmilch mit 17% Zucker (Dubo) .... Doppelnahrung

c) Dünner, durch die Flasche trinkbarer Brei (Dubofa) pro Hektonem bestehend aus:

   120 g Milch
   12 g Zucker
   2 g Weizenmehl
   auf 100 g einzukochen .... Doppelnahrung

d) Dicker, mit dem Löffel eßbarer Brei (Dufa), pro Hektonem bestehend aus:

   112 g Milch
   8 g Grieß
   8 g Zucker
   auf 100 g einzukochen..... Doppelnahrung

[1] Der Prozentsatz des Zuckers ist auf die Gesamtmenge, inklusive Milch berechnet.

e) Dufa mit Butter zu dreifachem Nährwert angereichert (Trifa):

112 g Milch
8 g Grieß
8 g Zucker
8½ g Butter ...... ist Dreifachnahrung

Andere Formen der konzentrierten Ernährung sind der von Moro angegebene Buttermehlvollmilchbrei (s. S. 134) oder der Keks- oder Reispudding nach Moll (s. S. 136).

Die Art der Nahrungsverschreibung geschieht in der folgenden Weise: Nach Festlegen des Pirquetschen Energiequotienten in Zehntel-Sitzhöhequadrat wird zunächst der Tagesbedarf in der üblichen Weise bestimmt. Dann kann man aus dem erhaltenen Nährwert leicht das gewünschte Volumen berechnen, wenn man sich entschieden hat, welche Nahrungskonzentration zu geben ist. Mit Hilfe der oben genannten Rezepte läßt sich dann der Tagesnahrungsbedarf in Milch, Zucker, Mehl, Grieß und Butter angeben.

Anhangsweise verweisen wir auch gleichzeitig auf die medikamentöse Therapie der spastischen Pylorusstenose. Das wirksamste Mittel ist das Atropin. Der Säugling verträgt pro Kilogramm viel mehr Atropin als der Erwachsene. Man kann pro Tag von einer 1%igen Lösung von Atropinum sulfuricum ohne Bedenken sechs- bis siebenmal drei Tropfen verabreichen, und zwar je Tropfen vor, ein Tropfen mit und ein Tropfen nach der Mahlzeit. Pupillenerweiterung, Gesichtsröte und Trockenheit der Schleimhäute weisen auf allfällige Vergiftungserscheinungen hin und zwingen, mit der Dosis zurückzugehen. Ein anderes therapeutisches, oft empfohlenes Mittel, dessen Wert aber zweifelhaft ist, ist die subkutane Injektion von 0,01 g Papaverinum hydrochloricum, zwei- bis dreimal täglich.

Für diätetisch und medikamentös refraktäre Fälle ist die Operation indiziert. Die beste Operationsmethode ist die Pylorotomie nach Weber-Ramstedt. Die Operation ist, wenn sie kunstgerecht ausgeführt ist, in wenigen Minuten vollendet und kann im Hedonalschlaf (1 bis 2 g als Klysma) ausgeführt werden. Nach der Operation pflegen die Kinder, gewöhnlich noch 24 Stunden hindurch, weiter zu brechen; nachher aber soll das Erbrechen sistieren. Von Moll und Foramitti wurde vor einiger Zeit über eine ältere Operationsmethode (nach Loretta) bei der Pylorusstenose berichtet. Es wird der Magen temporär eröffnet und von der Öffnung aus die Dehnung des Pylorus versucht. Die Autoren berichten über gute Resultate.

Die nun folgende Krankengeschichte gibt den Verlauf einer nahezu vom ersten Lebenstage an beobachteten Pylorusstenose wieder, die durch die Operation nach Weber-Ramstedt geheilt wurde.

P. V., Prot.-Nr. 605 (Abb. 41), drei Wochen alt, erste normale, rechtzeitige Geburt. Geburtsgewicht 3250 g. Zuerst hatte das Kind sehr gut an der Brust getrunken und nicht nennenswert erbrochen. Nach vierzehn Tagen begann es bald nach jedem Trinken heftig „im Guß" zu erbrechen. Seither wurde das Trinken an der Brust immer schlechter.

Nachdem das Kind während der ersten neunzehn Tage bis auf 3600 g zugenommen hatte, begann es vom zwanzigsten Lebenstag an, wie aus der

Abb. 41 zu ersehen ist, infolge des heftigen Erbrechens abzunehmen und wurde im Alter von nicht ganz vier Wochen mit einem Gewicht, das ungefähr wieder seinem Geburtsgewicht entsprach, in die Klinik aufgenommen. Es bestand Obstipation. Der Röntgenbefund ergab eine bedeutende Verzögerung in der Entleerung des Magens: Es handelte sich um eine große Sackform des Magens mit lebhafter Peristaltik. Nach Füllung mit 80 g Frauenmilch und 20 g Baryum ist erst nach sechs Stunden eine Austreibung in den Dünndarm zu sehen (normalerweise ist der Magen nach zwei bis drei Stunden völlig entleert), bis dahin ist der Darm ganz leer. Die weitere Austreibung geht zögernd. Noch nach 24 Stunden besteht ein nicht unbedeutender Magenrest, während anderseits die Ampulla recti schon gefüllt ist. Es

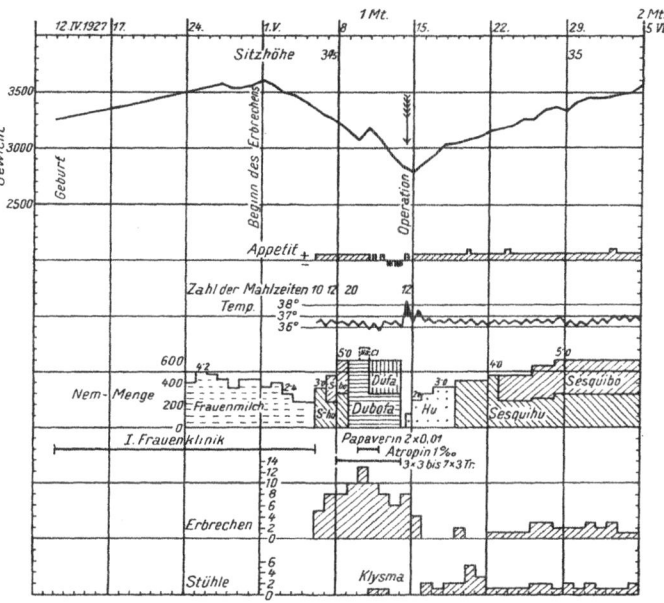

Abb. 41. Spastische Pylorusstenose (operiert)

liegt somit ein Pylorospasmus vor mit zeitweise völliger Sperre. In der Klinik wurde zunächst der Versuch gemacht, diätetisch zu behandeln. Das Kind erhielt am ersten Tage 3 dnsq Frauenmilch mit 8½% Zucker. Am nächsten Tage 4 dnsq zur Hälfte in gezuckerter Frauenmilch, zur Hälfte in Sesquibo. Am dritten Tage wurde die Nahrungsmenge auf 5 dnsq gesteigert, wiederum zur Hälfte in Frauenmilch, zur Hälfte in Kuhmilch, ebenfalls in eineinhalbfacher Nahrungskonzentration. Am vierten Tage wurde auf dünnen Brei übergegangen, am sechsten Tage die Hälfte der Nahrungsmenge sogar in dickem Brei gegeben. Gleichzeitig wurde bis zu 1 mg Atropinum sulfuricum und 0,01 g Papaverinum hydrochloricum verabreicht. Das Erbrechen wurde immer heftiger und das Körpergewicht fiel dauernd bis auf 2800 g ab. Die Obstipation war so hochgradig, daß nur auf Einlauf ein spärlicher Stuhl erzielt werden konnte. Am neunten Tage nach der Aufnahme mußte das Kind, da der allgemeine Zustand immer bedrohlicher wurde, nach Weber-Ramstedt operiert werden. Wie die Abb. 41 zeigt, hatte die Operation vollen Erfolg. Das Erbrechen nahm sofort nach der Operation an Intensität ab, die Obstipation hörte auf und die Ernährung konnte innerhalb von vierzehn Tagen mit Leichtigkeit bis auf das Optimum von 5 dnsq zur Hälfte in Frauenmilch, zur Hälfte in Kuhmilch aufgebaut werden. Drei Wochen nach der Operation betrug das Körpergewicht 3550 g.

Der nächste Fall (Abb. 42) von Pylorusstenose betrifft einen sechs Wochen alten Säugling, G. W., Prot.-Nr. 665, der am 16. Mai ebenfalls wegen heftigen Erbrechens in die Klinik aufgenommen wurde. Dritte rechtzeitige normale Geburt, Geburtsgewicht 3470 g; die ersten vierzehn Tage Brust; da schlechte Stühle auftraten, wurde Tee mit einem Nährpräparat als Beikost zur Milch gegeben, später neben der Brust gezuckerte Milch. In der vierten Woche trat zum ersten Male nach den Mahlzeiten Erbrechen im Strahl auf. Da der zugezogene Arzt das Erbrechen auf die fettreiche Muttermilch zurückführte, wurde wieder gezuckerte Kuhmilch gegeben. Nach kurzer Besserung verschlimmerte sich der Zustand immer mehr, man griff zu halbstündiger Nahrungszufuhr, die anfangs erfolgreich wirkte. Bald aber stellte sich neuerdings heftiges Erbrechen ein. Es wurden noch verschiedene Nahrungsmischungen flüssiger oder breiiger Art versucht, die aber alle, nach anfänglich günstiger Wirkung, sich als erfolglos erwiesen. Auch Novokain und Atropin innerlich versagten; daher Aufnahme an die Klinik. Die Anamnesen beider Kinder lassen erkennen, daß es sich in beiden Fällen um ganz junge Brustkinder handelte; wir finden in den Anamnesen von spastischen Pylorusstenosen fast durchwegs diese Angabe.

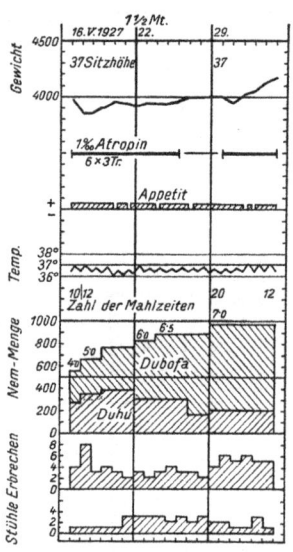

Abb. 42. Spastische Pylorusstenose (diätetisch behandelt)

Die Abb. 42 zeigt den Verlauf der Diätotherapie im zweiten Falle. Das Aufnahmsgewicht betrug 4000 g. Da das Kind Stühle hatte, wurde angenommen, daß in diesem Falle der Pylorus noch so weit durchgängig war, daß von einer diätetischen Behandlung ein Erfolg versprochen werden konnte. Das Kind erhielt 4, 5 und 6 dnsq zum Teil in mit Zucker doppeltkonzentrierter Frauenmilch, zum Teil in dünnem Brei. Das Körpergewicht hielt sich während der ersten Zeit konstant. Am Anfange der dritten Woche wurde die Nahrungszufuhr auf 7 dnsq gesteigert, der Tatsache Rechnung tragend, daß mit dem heftigen Erbrechen ein großer Teil der Nahrung wieder zu Verlust ging. Mit der gesteigerten Nahrungszufuhr wurde das Erbrechen zwar etwas heftiger, aber das Körpergewicht begann sich zu erheben. Die Diätotherapie wurde, wie im ersten Fall, durch 1 mg Atropinum sulfur. im Tag unterstützt. Die Zahl der Mahlzeiten betrug bei diesem Kinde 20.

Dieser Fall ist ein Beispiel für die rein diätetische Behandlung der Pylorusstenose (die Diagnose war ebenfalls durch Röntgenkontrolle gesichert). Es wurden hier alle Maßnahmen durchgeführt, die oben allgemein bei der Behandlung des schwersten Erbrechens mit Gewichts-

abnahme geschildert worden waren: Erhöhung der Zahl der Einzelmahlzeiten, Konzentrations- und Konsistenzerhöhung und Ernährung
bei höherem Energiequotienten.

3. Abführen und Erbrechen: „Magendarmkatarrh"

Stuhlbezeichnungen

Folgende Stuhlbezeichnungen haben sich uns im klinischen Ge-
brauche gut bewährt:

1. Beimengungen: 1. Konsonant.
   s...   Blut   — *s*anguis
   m... Schleim   — *m*ucus
   k... viel Schleim — *k*atarrhus

2. Wassergehalt: 1. Vokal.
  .i.. flüssig
  .e.. dünnbreiig
  .a.. breiig
  .o.. geformt
  .u.. hart

3. Menge: 2. Konsonant.
  ..n. reichlich   — *n*imis
  ..m. normal   — *m*edium, mittel (wird nur bezeichnet, wenn
                               die Farbe abnorm ist).
  ..p. wenig   — *p*aucum

4. Farbstoff: 2. Vokal.
  ...i schwarz
  ...e dunkel
 (...a mittel, normal, wird aber nicht bezeichnet).
  ...o licht
  ...u weiß, farblos.

Beispiele:

ma = schleimiger Stuhl, mittlerer Wassergehalt, normale Menge,
       normale Farbe

one = Stuhl von vermindertem Wassergehalt, große Menge, dunkle
       Farbe

meno = schleimig, erhöhter Wassergehalt, reichlich, hell

supi = blutig, sehr hart, geringe Menge, sehr dunkel

kimu = stark schleimig, flüssig, mittlere Menge, farblos.

In diese Gruppe von Ernährungsstörungen gehört eine Reihe von
Krankheitsbildern, die mit Erbrechen und Abführen einhergehen und
die, je nach der jeweils herrschenden medizinischen Mode, entweder als
durch Verkühlung, durch Bakterien, durch schädlichen Eiweißnahrungs-
rest, durch Salze, Zucker usw. bedingt aufgefaßt wurden. Auch heute
ist diese Gruppe von Ernährungsstörungen noch nicht einheitlich geklärt
und die verschiedensten Ätiologien interferieren hier miteinander. Als
ätiologische Ursachen können Fehler in der Qualität oder Quantität
der Nahrung, Hitze und hauptsächlich auch allgemeine Erkrankungen
(parenterale Ernährungsstörungen) in Betracht kommen und zu klinisch

ganz gleichartigen Bildern führen. Endlich sind hier zu besprechen: die eigentlichen Darminfektionen (Dysenterie, Typhus) und die Ekzemäquivalente des Darmes bei der exsudativen Diathese und der Erythrodermia desquamativa.

Für die Praxis kommt man bei den ätiologisch unklaren Fällen mit der einfachen Einteilung in akute und chronische Störungen aus und kann bei jeder dieser beiden Gruppen zwei Unterabteilungen unterscheiden, die akute leichte Störung, Dyspepsie, die akute schwere Störung mit toxischen Symptomen, Intoxikation, ferner die chronische leichte Störung, Dystrophie, und die chronische schwere Störung, Atrophie. Zu dieser Vereinfachung des Einteilungsschemas ist man um so eher berechtigt, als auch die differenzierteste Ernährungstherapie im Säuglingsalter bis heute noch keine spezifischen Verfahren zur Behandlung von ätiologisch differenten, aber symptomatologisch gleichartigen Krankheitszuständen kennt. Die Therapie kann daher im großen und ganzen sowohl für die akute, als auch für die chronische Gruppe, unabhängig von der Ätiologie, eine gleiche sein. Sie muß in erster Linie die quantitative Seite der Ernährung berücksichtigen und ist dann vom praktischen Arzt leicht zu handhaben, wenn sie nur Nahrungsgemische verwendet, die im Haushalte leicht herstellbar sind.

a) Die akute leichte Störung. Dyspepsie.

Die beiden Hauptsymptome sind hier das Abführen und das Erbrechen. Temperatursteigerung kann bestehen, kann aber auch fehlen. Die Störung kann ebensowohl künstlich genährte, als auch Brustkinder betreffen. Bei einer leichten Ernährungsstörung dyspeptischer Art. besonders wenn sie zum ersten Male auftritt, leidet zuerst der Turgor, Höhergradige Zeichen von Wasserverarmung sind hier noch nicht zu beobachten. Die beim normalen Säugling gebundenen Stühle erscheinen mehr oder weniger breiig, „gehackt", und sind in den leichteren Graden von akutem Magendarmkatarrh noch nicht flüssig. Die Kinder sind dabei gewöhnlich unruhig, schreien wegen der Leibschmerzen, ihr Schlaf ist gestört.

Die folgende Krankengeschichte ist ein Beispiel für eine leichte Dyspepsie.

B. F., Prot.-Nr. 309, fünf Monate alt. Das Kind, dessen Krankengeschichte einen Fall akuter Dyspepsie illustrieren soll, befand sich bereits seit der Neugeborenenperiode aus sozialen Gründen in der Klinik und entwickelte sich immer sehr gut. Während dieser Zeit trat im Sommer bei dem Kind eine akute Durchfallsstörung auf, die, wie die Abb. 43 zeigt, mitten in einer Periode guter Gewichtszunahme bei einem Energiequotienten von $5\frac{1}{2}$ dnsq plötzlich erfolgte. Sie war charakterisiert durch frequente, flüssige, schleimige Stühle, leichte Temperatursteigerung und eine Gewichtsabnahme von 650 g in fünf Tagen. In diesem Fall erfolgte nach sechsstündiger Nahrungspause, wie auch sonst bei akuten Ernährungsstörungen ein allmähliger staffelförmiger Diätaufbau auf 4 dnsq mit Vollmilch, der

17% Zucker zugesetzt wurde (Dubo). Auch die weitere Steigerung auf
das Optimum erfolgte nur schrittweise. Das Körpergewicht war erst nach
zirka drei Wochen auf das Ausgangsniveau zu Beginn der Störung zurück-
gekehrt.

Die akute Dyspepsie wird qualitativ am sichersten mit Brustmilch
behandelt; wenigstens gilt das für die ersten Tage. Wenn keine
Brustmilch zur Verfügung steht, muß man entweder auf Eiweißmilch,
Buttermilch, Milchsäuremilch (S. 134, 135 u. 136) übergehen oder eines der
für normale Säuglinge geltenden Nahrungsgemische verwenden. Das wichtigste therapeutische Prinzip ist die Berücksichtigung der Quantität.
Gewöhnlich genügt es, wenn man auf das Minimum oder Aequum
heruntergeht und darauf so lange stehenbleibt, als die akuten Symptome andauern. Dann
steigert man weiter die
Nahrung schrittweise bis
auf das Optimum und
ersetzt schließlich, wenn
man zur Behandlung ir-
gendeine Heilnahrung
verwendet hat, dieselbe
allmählich durch die in
der Dauerernährung üb-
lichen Nahrungsgemische.
Beim Brustkind verlau-
fen diese Dyspepsien ge-
wöhnlich noch leichter;
auch hier ist die quan-
titative Ernährung das
Hauptbehandlungsprin-
zip; sie ist aber nur
dann leicht durchführ-
bar, wenn man mit ab-
gespritzter Frauenmilch
ernährt. Die Toleranz ist
bei solchen leichten aku-
ten Ernährungsstörungen
gewöhnlich nicht nach-

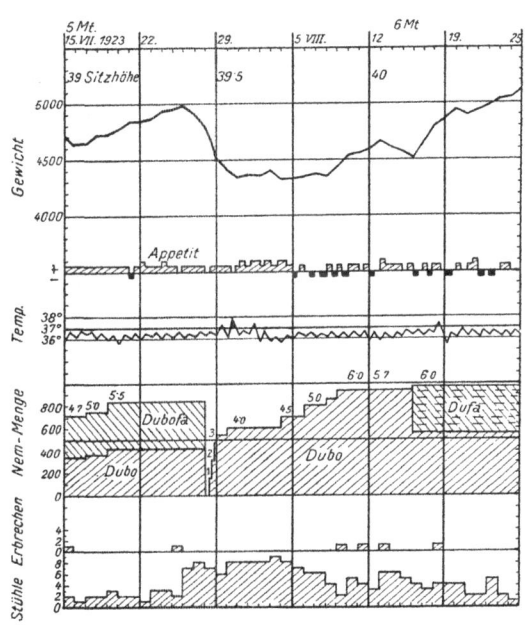

Abb. 43. Dyspepsie

haltig geschädigt. Wenn man besonders vorsichtig vorgehen will, empfiehlt es sich, am Anfange der Behandlung eine sechsstündige Hungerpause vorauszuschicken.

Nicht zu verwechseln mit der akuten Ernährungsstörung ist die
schon früher erwähnte sogenannte Brustdyspepsie, die aber, wenn das
Körpergewicht dabei ansteigt, nicht als Krankheit aufzufassen ist,
sondern nur als Ausdruck einer beschleunigten Peristaltik und die sich
bisweilen durch Zufütterung einer Kuhmilchmahlzeit beheben läßt.
Maßgebend für ein allfälliges therapeutisches Eingreifen sind nur
Gewichtskurve und Allgemeinzustand.

b) Akute schwere Störung mit toxischen Symptomen.
Intoxikation

Nicht immer verläuft die akute Ernährungsstörung so leicht, wie
in dem oben geschilderten Falle. Sie kann schon primär, namentlich
bei Hitzeschädigungen, als schwere Ernährungsstörung mit toxischen
Symptomen beginnen, oder kann sich aus der leichten Ernährungsstörung, wenn nicht rechtzeitig und sinngemäß eingegriffen wurde,
entwickeln. Ihre Symptome sind nicht nur durch eine graduelle Steigerung der beiden Hauptsymptome der akuten Ernährungsstörung,
Durchfälle und Erbrechen, charakterisiert, sondern das Symptom
des hochgradigen Wasserverlustes mit seinen schweren
Exsikkationserscheinungen beherrscht das ganze Krankheitsbild (vgl. Abb. 44). In diesen Fällen ist schnelles und zielbewußtes Eingreifen besonders angezeigt, da intoxizierte Säuglinge bei
unrationeller Ernährungsbehandlung besonders gefährdet sind. In den
Statistiken über Säuglingssterblichkeit stellt die Sommerdiarrhöe (in der

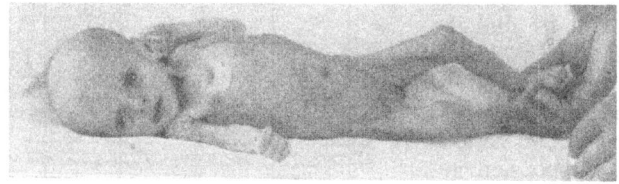

Abb. 44. Äußerer Habitus eines Kindes während einer toxischen Durchfallsperiode
im Verlauf einer schweren chronischen Ernährungsstörung

alten Literatur als Hydrokephaloid oder Cholera infantum bezeichnet)
ein Hauptkontingent der Todesfälle. Das Krankheitsbild ist charakterisiert durch eine Reihe von Allgemeinsymptomen und solche lokaler
Natur. Zu den Allgemeinsymptomen gehören: plötzliche Gewichtsstürze, verbunden mit Einsinken der Fontanelle, Tiefliegen der
Augen, Welkwerden der Haut mit Verlust ihrer Elastizität, Kreislauf-
schwäche, Benommenheit, Fieber, vertiefte pausenlose Atmung, Azetongeruch aus dem Munde, Glykosurie und konsekutive Eindickung des Blutes,
mit Lymphozytose einhergehend. Die kraftlose Stimme und der trockene
Husten vervollständigen noch das Bild. Die lokalen Symptome
sind durch profuse, spritzende, oft ganz wässerige, farblose Stühle
gekennzeichnet, wozu noch das gehäufte Erbrechen hinzutritt. Der
Brechreiz kann so groß sein, daß die orale Nahrungszufuhr überhaupt
unmöglich wird, indem jeder Schluck Wasser oder Milch sofort erbrochen
wird. Intoxizierte Säuglinge haben auch eine hohe Neigung zu sekundären Infektionen, weshalb man bei Autopsien solcher Kinder häufig
lobulärpneumonische Herde findet. Immer ist bei intoxizierten Säuglingen die Toleranzbreite wesentlich eingeschränkt. Die Toleranzgrenze

kann sogar so weit herabgedrückt werden, daß sie unter das Nahrungsminimum sinkt.

Jede Behandlung einer Intoxikation beginnt mit einer sechsstündigen
Hungerpause, in der die orale Nahrungszufuhr vollkommen auszusetzen
ist. Bei starker Flüssigkeitsverarmung muß Kochsalzlösung parenteral
zugeführt werden. Am besten geeignet ist dazu die subkutane
Infusion von physiologischer (8 g auf 1000 g Wasser) oder hypertonischer
bis 1½%iger Kochsalzlösung, die nicht aus einem Irrigator, sondern mit
Nadel und Spritze auszuführen ist. Die Menge der zu verabfolgenden Kochsalzlösung hängt vom Alter und vom Gewicht des Kindes ab.
In den ersten Lebenswochen genügen 100 cm³. Später kann man auf
150 bis 200 cm³ steigen; höhere Mengen sind nicht nötig, eher ist nach
erfolgter Resorption die Infusion zu wiederholen. Statt der Kochsalzlösung kann man auch Normosal oder Ringersche Lösung verwenden. Die intraperitoneale Injektion bietet bezüglich der
Schnelligkeit der Resorption keinen wesentlichen Vorteil gegenüber der
subkutanen Zufuhr; ihr einziger Vorteil ist die schnellere Applikation
und die Vermeidung von großen Flüssigkeitssäcken unter der Haut.
Eine bedeutend schnellere Einbringung von Flüssigkeit in die Blutbahn bedeutet nur die intravenöse Zufuhr, die aber, da sie beim
Säugling fast niemals durch Venaepunktion gelingt, sondern nur
durch Venaesektion, keinen leichten Eingriff darstellt. Die Einführung
großer Flüssigkeitsmengen in den Sinus longitudinalis kommt praktisch
auch nicht in Frage. In den letzten Jahren wurde vielfach statt der Kochsalzlösung Traubenzucker infundiert. Bis 10%ige Lösungen werden
subkutan in gleichen Mengen wie physiologische Kochsalzlösung gut
vertragen. Höherprozentige Lösungen müssen intravenös gegeben werden.
Die Verabreichung von Traubenzuckerlösungen bedeutet nicht nur
Flüssigkeitszufuhr, sondern stellt auch gleichzeitig parenterale Ernährung dar.

Man kann die Traubenzuckerinfusion auch mit gleichzeitiger Insulintherapie verbinden, eine Methode, die sowohl in Amerika als
auch in Deutschland und Österreich in den letzten Jahren bisweilen mit
gutem Erfolge angewendet wurde. Auf je 3 bis 5 g Zucker gibt man
eine klinische Einheit, und zwar eine halbe Stunde vor der Traubenzuckerinfusion. In besonders schweren Fällen verlängert man die Hungerpause auf 12—14 Stunden und gibt mit Saccharin gesüßten Tee, sowie
physiologische Kochsalzlösung subkutan. Da bei allen schweren Ernährungsstörungen die Toleranz sehr tief liegt, ist bei der Verordnung
der Nahrungsquantität dieser Tatsache Rechnung zu tragen. Man bleibt
daher nach der Hungerpause für die ersten 24 Stunden unter dem
Minimum.

Man muß dann zumindest die Differenz auf 3 dgsq durch Zufuhr
nährwertloser Flüssigkeit decken, am besten durch Tee mit Saccharin, den man gewöhnlich zwischen den Milchmahlzeiten trinken läßt.
Auch die parenteral zugeführte Kochsalzlösung ist in die Gesamtflüssigkeitsbilanz einzustellen.

Sobald die Stühle sich bessern und das Erbrechen nachläßt, darf man die Nahrungsmenge steigern, in der Weise, daß man von Tag zu Tag um ½ bis 1 dnsq mehr gibt. Ist das Minimum erreicht, dann kann man einige Tage dabei stehen bleiben. Den erreichten Ernährungserfolg kann man daran erkennen, daß sich Stühle und Erbrechen bessern, das abwärts sich bewegende Körpergewicht wieder zum Stehen kommt und bei Ernährung auf dem Minimum konstant bleibt. Sodann kann man den nächsten Nahrungsanstieg vom Minimum auf das Optimum wagen. Aber auch hier geht man nicht in einem brüsken Sprung vor, sondern steigert allmählich auf die optimale Nahrungsmenge, indem man täglich ½ bis 1 dnsq mehr gibt. Der Turgor, das Körpergewicht, die Temperatur, der Schlaf sind uns in dieser Periode ebenso wertvolle Hilfen wie die übrige klinische Beurteilung des Falles und die Beschaffenheit der Stühle.

Dieses Schema stellt in groben Umrissen den kalorischen Rahmen der Behandlung einer schweren akuten Ernährungsstörung dar. Freilich kann man von einem so kursorischen Behandlungsplan nicht verlangen, daß alle Fälle sich in diesen Rahmen einfügen müssen. Oft ist man genötigt, die schon im Ansteigen befindliche Nahrungsquantität wieder herabzusetzen, weil man die Erholung der Toleranz überschätzt hat. Jede Nahrungssteigerung bedeutet eine Art Funktionsprüfung der Toleranz, deren Stand wir oft erst hinterher erkennen können.

Eine leichte akute Ernährungsstörung pflegt gewöhnlich schon in einer Woche wieder ausgeglichen zu sein. Bei schweren Ernährungsstörungen aber muß man mit vierzehn Tagen bis einem Monat rechnen, bis der Status quo ante wieder hergestellt ist. Charakteristisch für die schwere akute Ernährungsstörung ist, daß das Kind in zwei bis drei Tagen mehrere hundert Gramm, oft bis zu einem Drittel seines Körpergewichtes einbüßen kann, während es zur Wiederherstellung des Ausgangsgewichtes zwei bis drei Wochen braucht. Es gibt aber auch akute schwere Ernährungsstörungen, in welchen der Gewichtsverlust schon nach wenigen Tagen wieder ausgeglichen ist. Hier liegen dann reine Wasserverluste vor, besonders in jenen Fällen zu beobachten, in denen bereits Zeichen von Intoxikation vorhanden sind, bei der infolge der vertieften Atmung die Wasserabgabe durch die Lunge bedeutend über die Norm erhöht ist.

Der folgende Fall von alimentärer Intoxikation ist deshalb besonders instruktiv, weil sich unter unseren Augen aus einer leichten Dyspepsie das Zustandsbild der Intoxikation infolge einer Toleranzüberschreitung entwickelt hat.

B. A., Prot.-Nr. 1634 (Abb. 45), sieben Monate alt, zweite rechtzeitige, normale Geburt. Zwei Monate nur Brust, dann ein Monat Zwiemilchernährung, nachher nur künstlich genährt. Das Kind bekam alle zwei Stunden Milch mit Wasser im Verhältnis 3 : 1 gemischt, und außerdem dreimal täglich einen Grießbrei. Der tägliche Milchverbrauch betrug 1 l. In den letzten sechs Tagen erbrach das Kind nach jeder Mahlzeit und hatte alle zwei Stunden einen flüssigen, grünen Stuhl. Trotz fast vollkommener Nahrungsein-

schränkung blieben Stühle und Erbrechen bestehen und das Kind wurde in
die Klinik aufgenommen. Das Kind hatte bereits äußerlich die Zeichen eines
größeren Wasserverlustes. Der Turgor war sehr herabgesetzt und das Kind
sehr durstig. Da die Temperatur nur etwas über 37⁰ betrug und das Kind
während der ersten zwölf Stunden der Beobachtung nur einen Stuhl hatte
und einmal erbrach, wurde nach einer sechsstündigen Hungerpause das Kind
zunächst auf 3 dnsq gesetzt. Die Zahl der Mahlzeiten betrug sechs.
Trotz eines Gewichtssturzes von 180 g wurde, da die Allgemeinerscheinungen
nicht bedrohlich waren, die Schwere des Falles unterschätzt und das Kind
schon am nächsten Tag auf 4,6 dnsq in gezuckerter Vollmilch, Grießbrei
und Gemüse gesteigert. Die Stühle wurden dabei sehr frequent und katarrhalisch und auch das Erbrechen nahm zu. Die Temperatur stieg bis auf
über 38⁰ und hielt sich während der nächsten
drei Tage auf dieser Höhe. Vom dritten Tag
an wurde ausschließlich Sesquibo gegeben, ohne
daß an der Nahrungsmenge etwas geändert
wurde. Die Stühle besserten sich etwas, waren
aber qualitativ noch immer schlecht. Auch das
Erbrechen nahm an Frequenz ab. Am siebenten
Tage der Beobachtung trat plötzlich eine schwere
akute Verschlimmerung ein. Das Körpergewicht
stürzte plötzlich um 610 g und das Kind machte
einen schwer toxischen Eindruck. Die Augen
waren tiefliegend, die Fontanelle war eingesunken, der Turgor sehr herabgesetzt; die Stühle
wurden flüssig-schleimig. Jetzt mußte sogleich
energisch eingegriffen werden. Es wurde eine
sechsstündige Hungerpause gemacht und die
Nahrung auf 3 dnsq Eiweißmilch herabgesetzt.
Gleichzeitig wurden mehrmals größere Mengen
von Kochsalzlösung infundiert. Schon am
nächsten Tage stieg das Körpergewicht wieder
um 500 g an und die Stühle besserten sich.
Nachdem das Kind drei Tage lang auf 3 dnsq
in Eiweißmilch belassen worden war, wurde es
zunächst auf die äquikalorische Menge in Sibo
umgesetzt, blieb dabei drei Tage; sodann

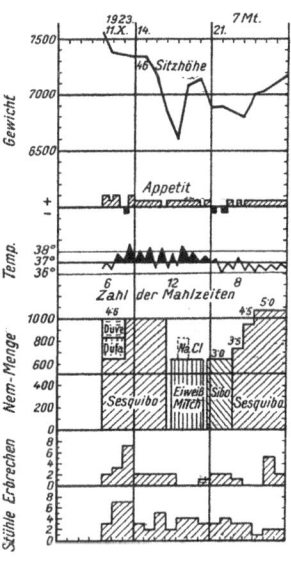

Abb. 45. Alimentäre Intoxikation (geheilt)

wurde langsam, staffelförmig ansteigend, die
Dauerkost des Kindes allmählich wieder aufgebaut. Das Körpergewicht
nahm zu; das Kind war mit 7550 g in die Klinik aufgenommen worden und
hatte nach erfolgter Reparation nach insgesamt vierzehn Tagen wiederum
ein Gewicht von 7100 g, nachdem es schon bis auf 6590 g abgenommen
hatte.

In diesem Falle lag ein typischer Fall von alimentärer Intoxikation
vor, entstanden durch Toleranzüberschreitung bei einem in seiner Toleranz durch eine akute Dyspepsie geschädigten Säugling. Therapeutisch
wurde auf der Höhe der Intoxikation die Nahrung nicht nur quantitativ
(Minimum), sondern auch qualitativ (Eiweißmilch) geändert. Die rasche
Wiederherstellung des Körpergewichtes durch Kochsalzinfusionen zeigt
an, daß der vorhergegangene große Gewichtssturz im wesentlichen als
Wasserschwankung aufzufassen ist.

Der nächste Fall behandelt die Geschichte eines Kindes, bei dem die Nahrungsmenge bis unter das Minimum reduziert werden mußte. H. K., Prot.-Nr. 370 (Abb. 46), 5 Wochen alt. Vierte normale Geburt. Geburtsgewicht 4000 g. Bisher immer künstlich genährt mit Halbmilch und Zucker, zirka $1/4$ l Milch und sieben Kinderlöffel Kristallzucker im Tage; das entsprach 6,4 dnsq, eine für das Alter zu reichliche Nahrungsmenge. Schon seit der Geburt soll das Kind nach jeder Mahlzeit im Guß erbrechen. Es hat sechs bis sieben Stühle täglich, die sehr übelriechend, wässerig und gelb sind. Die Augenlider sollen seit der Geburt geschwollen sein, die Extremitäten waren oft bläulich verfärbt und fühlten sich kalt an. Seit drei Tagen soll das Kind die Nahrung fast völlig verweigert haben. Das Erbrechen wurde sehr hochgradig und die Stühle noch frequenter als früher. In diesem Zustand wurde das Kind in die Klinik gebracht.

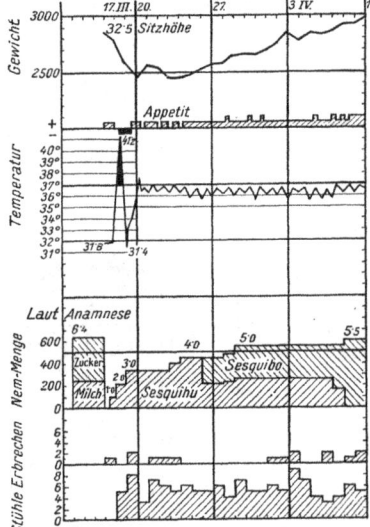

Abb. 46. Alimentäre Intoxikation (geheilt)

Sein Gewicht betrug nur 2850 g. Die Augen waren tiefliegend. Fontanelle eingesunken, der Turgor sehr herabgesetzt. Es lag meist mit halboffenen Augen ruhig im Bett, war sehr durstig, zyanotisch und sah sehr verfallen aus. An den Extremitäten und Augenlidern waren Ödeme nachweisbar. Die aus der Abb. 46 ersichtliche Nahrungsmenge entsprach einer Überernährung, die bei dem an und für sich in seiner Ernährungslage schon sehr labilen Kind den Ausschlag gegeben und zu einer akuten toxischen Ernährungsstörung geführt hat. Es wurde zunächst eine sechsstündige Hungerpause angeordnet und dann die Ernährung vorsichtig mit 1 dnsq in gezuckerter Frauenmilch begonnen. Die Abb. 46 zeigt den staffelförmigen Anstieg bis auf das Minimum, auf dem das Kind vier Tage blieb. Auch der weitere Aufbau zur optimalen Nahrungsmenge sowie die allmähliche Ersetzung der Frauenmilch durch Kuhmilch wurde nur sehr vorsichtig durchgeführt. Die Ödeme, die als alimentäre aufzufassen sind, gingen schon nach wenigen Tagen zurück, die Temperatur war am Anfang sehr wechselnd, es kamen Temperaturspannungen zwischen 31,8 und 41,2° C vor. Am vierten Tage wurde die Temperatur wieder konstant, zur gleichen Zeit, als auch das Körpergewicht zum Stehen kam. Von hier an erfolgte gute Gewichtszunahme. Das Kind konnte mit 3000 g entlassen werden.

Der beschriebene Fall zeigt die Reduktion der Nahrungsmenge unter das Minimum in Fällen toxischer Ernährungsstörung sowie den langsamen, staffelförmigen Anstieg auf das Optimum.

Schließlich führen wir noch die Krankengeschichte eines Falles von schwerer toxischer Ernährungsstörung mit tödlichem Ausgang an. F. H., Prot.-Nr. 893, 6 Wochen alt; erste rechtzeitige normale Geburt. Geburtsgewicht 2780 g. Vier Wochen an der Brust; dann nur einmal, des

Abends, angelegt, sonst abgespritzte Frauenmilch. In der sechsten Woche plötzlich akuter Darmkatarrh mit Durchfällen und Erbrechen. Das Kind wurde durch ein Säuglingsheim der Klinik zugewiesen. Die Abb. 47 zeigt den Verlauf des Falles. Bei der Aufnahme bestanden alle Symptome der schweren, akuten Durchfallsstörung mit toxischem Einschlag. Der erste Ernährungsversuch wurde mit 3 dnsq in Frauenmilch gemacht; aber schon am zweiten Tage mußte unter das Minimum gegangen werden, am dritten Tage sogar auf 1 dnsq; dazwischen wurden jedesmal sechsstündige Nahrungspausen eingeschaltet. Der restliche Flüssigkeitsbedarf wurde durch Tee und

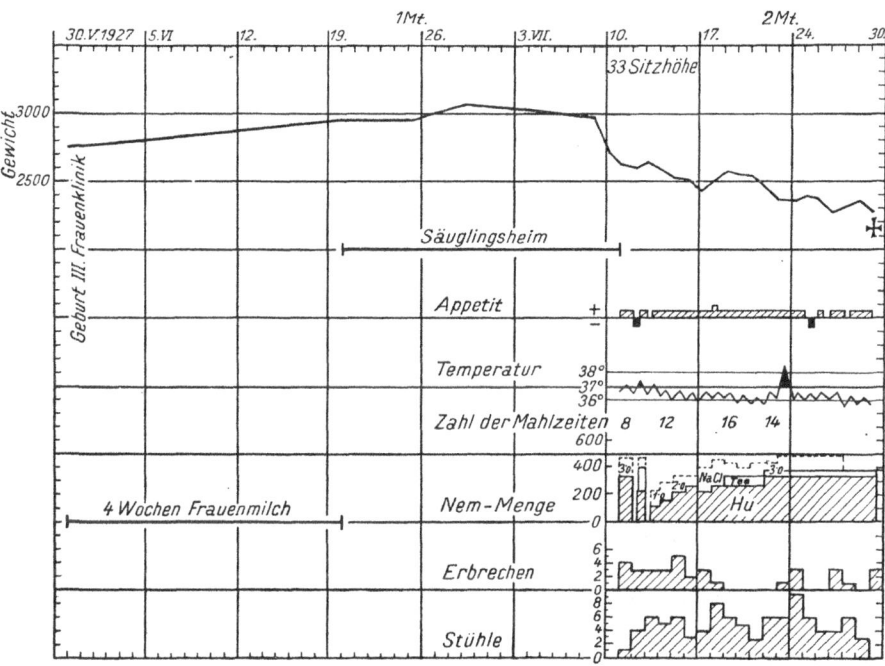

Abb. 47. Alimentäre Intoxikation mit tödlichem Ausgange

Kochsalzinfusionen gedeckt. Die Zahl der Mahlzeiten wurde bis 16 erhöht. Erst am zehnten Tage wurde wieder das Minimum erreicht. Aber es zeigte sich, daß sich inzwischen die Toleranz nicht erholt hatte. Das Kind vertrug nicht einmal mehr das Minimum in Frauenmilch, das Körpergewicht sank unaufhaltsam weiter und das Kind starb in einem Zustande kompletter Unernährbarkeit an Dekomposition.

Der beschriebene Fall zeigt, daß es bisweilen auch trotz Frauenmilch und trotz exakter quantitativer Dosierung nicht mehr gelingt, eine akute Ernährungsstörung am Leben zu erhalten. Die letzte Toleranzprüfung ist die Ernährung mit dem Minimum. Wird diese nicht bestanden, dann ist ein solches Kind eben unernährbar geworden.

Chronische Ernährungsstörungen mit Erbrechen und Abführen

Kinder mit chronischen Ernährungsstörungen sind, wie schon im ersten Abschnitt über die Änderung des Ernährungszustandes ausgeführt wurde, äußerlich daran zu erkennen, daß nicht nur der Turgor herabgesetzt ist, sondern auch der Fettgehalt des Unterhautzellgewebes stark gelitten hat. Das Wesen der chronischen Ernährungsstörung liegt darin, daß die Toleranz gesunken und die Toleranzbreite sehr verschmälert ist. Als Ausdruck der geschädigten Toleranz kann es vorkommen, daß die Kinder bisweilen überhaupt nicht mehr auf dem Optimum zu ernähren sind. Ein weiteres Kriterium der chronischen Ernährungsstörung ist die von Finkelstein beschriebene sogenannte „paradoxe Reaktion" des Körpergewichtes (s. S. 37). Chronisch ernährungsgestörte Säuglinge haben Neigung zu Temperatursteigerungen und sekundären Infekten. Die Stühle haben entweder den Charakter von Durchfällen, namentlich gilt das für einzelne Perioden (Durchfallsstörung während einer chronischen Ernährungsstörung), oder aber es kann Obstipation bestehen; bisweilen treten sogenannte Kalkseifenstühle auf, d. s. knollige, harte, wasserarme, ganz weiß gefärbte Stühle, die an der Windel nicht haften und mikroskopisch reichlich Kalkseifen enthalten. Diese Kalkseifenstühle sind namentlich für die früher als Milchnährschaden oder Bilanzstörung bezeichnete Form der Dystrophien charakteristisch. Man kann, ähnlich wie bei der akuten Ernährungsstörung, auch bei der chronischen, je nach der Schwere, zwei Grade unterscheiden: den leichten Grad, schlechtwegs als Dystrophie (Nichtgedeihen), und den schweren Grad, Atrophie (Marasmus, Atrepsie), in den schwersten Fällen als Dekomposition bezeichnet. Daß auch die kalorische Unterernährung schließlich zur Atrophie führen kann, wurde schon früher ausgeführt.

Wir stellen die Diagnose Unernährbarkeit, wenn nach längeren tastenden Versuchen auch die geringe Nahrungsmenge, welche zur Aufrechthaltung der inneren Arbeit notwendig ist, nicht mehr vertragen wird.

c) **Chronische leichte Ernährungsstörung. Dystrophie**

Wir geben zunächst wieder die Krankengeschichte eines Kindes mit einer leichten Dystrophie.

Sch. L., Prot.-Nr. 2165, dreieinhalb Monate alt, zweite rechtzeitige normale Geburt. Vier Wochen Brust, dann künstlich ernährt mit drei Viertel Milch und ein Viertel Wasser, sieben- bis achtmal im Tage $^1/_8$ l Milch. In den letzten Tagen Stuhlverstopfung. Schon seit dem Abstillen keine rechte Körpergewichtszunahme mehr. In den letzten zwei Tagen etwas erhöhte Temperatur.

Bei der Aufnahme in die Klinik hatte das Kind ein Gewicht von 5270 g. Die Stühle waren zwar nicht sehr angehalten, hatten aber den Charakter von Kalkseifenstühlen. Wie aus dem Körpergewicht zu ersehen war, bestand vorläufig noch keine Unterernährung, sondern eben nur das erste Anzeichen gestörter Bilanz. Die Ernährung begann (Abb. 48) mit 5,4 dnsq in Sesquibo; da dabei keine Gewichtszunahme erfolgte, wurde die Nahrungsmenge am fünften

Tag auf 6 dnsq gesteigert, wobei das Kind elf Tage belassen wurde. Die Stühle besserten sich zwar, aber es kam nicht nur zu keiner Gewichtszunahme, sondern die Gewichtskurve zeigte auch große Schwankungen von einem Tage auf den anderen. Gerade diese Schwankungen zeigen an, wie labil die Ernährungslage in diesem Falle gewesen sein dürfte. Am sechzehnten Tage wurde unter streng äquikalorischen Bedingungen ein Versuch mit Hordomaltsuppe (s. S. 136) gemacht (H o r d o m a l t ist ein Nährpräparat, das, wie der Name sagt, Malzextrakt und Weizenmehl enthält, also die beiden charakteristischen Bestandteile der K e l l e r s c h e n M a l z s u p p e). Das Wesen dieser Ernährung liegt darin, daß der Milchanteil der Nahrung zugunsten ihres Kohlenhydratanteils auf weniger als die Hälfte der Gesamtkalorien herabgesetzt wird. Vom Augenblicke der Einführung der Hordomaltsuppe in die Ernährung stieg, trotz Ernährung auf dem gleichen Energiequotienten, also ohne quantitative Steigerung, das Körpergewicht sogleich an. Auch die Schwankungen in der Gewichtskurve hörten auf; die Stühle, die vor der Einführung der Hordomaltsuppe frequent und bisweilen flüssig waren, wurden normal. Das Kind wurde nach weiteren elf Tagen geheilt entlassen.

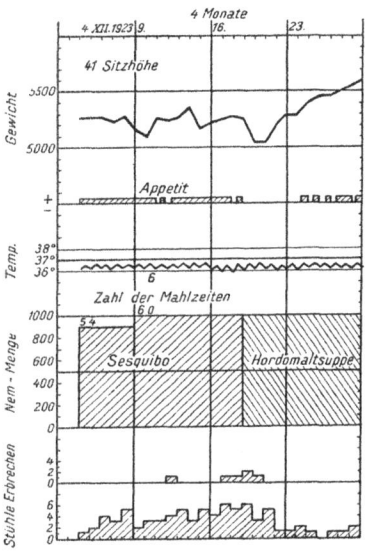

Abb. 48. Leichte Bilanzstörung

Hier lag also der leichteste Grad einer Dystrophie vor, den man nach der alten Nomenklatur als Milchnährschaden oder Bilanzstörung bezeichnet hatte. Charakteristisch ist für diesen ersten Anfang von chronischer Ernährungsstörung bei künstlich genährten Kindern, daß bei noch verhältnismäßig gutem absoluten Körpergewicht die Gewichtslinie abflacht und unruhig wird, daß der Turgor sinkt und die Stühle entweder angehalten (Kalkseifenstühle) oder aber bei weiterer Fortsetzung des früheren Ernährungsregimes sogar diarrhöisch werden. In solchen Fällen bringt manchmal die Umsetzung auf eine kohlenhydratreichere Ernährung ohne Änderung der Gesamtkalorien (6 dnsq in dem beschriebenen Fall war das Optimum) Erfolg. Die dazu verwendete Nahrung muß nicht immer K e l l e r - oder Hordomaltsuppe sein; den gleichen Erfolg kann man mit Anwendung des in der Wiener Kinderklinik üblichen dünnen Breies (D u b o f a, s. S. 132) erzielen.

Der nächste Fall ist eine vollentwickelte Dystrophie, mit großer Labilität der Toleranz. (Vgl. Abb. 49.)

F. E., Prot.-Nr. 2220, vier Monate alt, erste rechtzeitige normale Geburt, Asphyxie nach der Geburt, Geburtsgewicht 3000 g. War nur acht Tage an der Brust und wollte nicht recht gedeihen. Erhielt dann Nestlé mit Wasser (die Menge war nicht genau zu erheben), dreistündliche Mahlzeiten, zwischendurch etwas gezuckerten Tee. Das Kind nahm nicht recht im Gewichte zu. Zunächst wurde in der Säuglingsambulanz der Kinderklinik fehlerhafterweise 7 dnsq Sesquibo verschrieben. Das Kind erbrach darauf und bekam schlechte Stühle. Sicherlich hat es sich damals um eine Toleranzüberschreitung eines chronisch ernährungskranken Säuglings gehandelt. Es wurden dann noch verschiedene andere Ernährungsversuche ambulatorisch gemacht. Da das Kind aber nicht recht gedieh, wurde es in die Klinik aufgenommen.

Das Gewicht betrug bei der Aufnahme 3550 g; es hatte also in 3½ Monaten nur 500 g zugenommen. Der erste Einstellungsversuch wurde mit 5 dnsq Sesquibo gemacht. Die Temperatur war etwas erhöht, wie das häufig

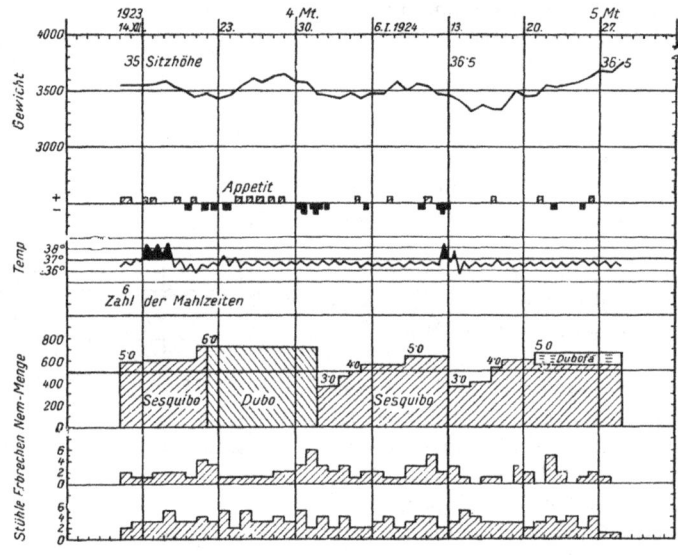

Abb. 49. Dystrophie

bei ernährungsgestörten Säuglingen vorkommt. Da die Stühle nicht schlecht waren, wurde schon am dritten Tag auf 5½ dnsq gesteigert und am sechsten Tage sogar auf 6 dnsq übergegangen. Das Kind begann dabei etwas heftiger zu erbrechen, weshalb das Körpergewicht in dieser Periode abnahm; die Stühle waren aber nicht schlecht. Die Ernährung wurde daher auf 6 dnsq belassen, nur wurde als Versuch einer Therapie des Erbrechens die Nahrung etwas konzentriert und Sesquibo durch Dubo ersetzt. Das Erbrechen wurde auch tatsächlich etwas geringer, das Körpergewicht nahm in den ersten Tagen gut zu. Nur hatte das Kind bisweilen vier bis fünf Stühle, als Zeichen, daß die Ernährungslage noch immer kritisch war. Wie die Abb. 49 zeigt, traten am Ende der 6-dnsq-Periode gehäuftes Erbrechen und schlechtere Stühle auf, der Appetit wurde sehr schlecht, das Körpergewicht stürzte um 120 g in einem Tage. Es wurde sofort wieder auf das Minimum in Sesquibo übergegangen und nun, durch die vorausgegangenen Erfahrungen gewitzigt, nur sehr vorsichtig auf 5 dnsq gesteigert. Aber auch am Ende dieser Periode kam es neuerlich zu einer Toleranzüberschreitung, Gewichtsabnahme und einer neuerlichen Durchfallsstörung. Es mußte ein drittes Mal von vorne begonnen werden; diesmal mit besserem Erfolge. Die Ernährung wurde nur sehr allmählich, und zwar im Verlaufe von neun Tagen, auf 5 dnsq aufgebaut. Am Schlusse wurde auch eine Beimahlzeit in Dubofa gegeben. Das Körpergewicht stieg in dieser Zeit um 400 g an. Das Kind wurde dann geheilt entlassen, die Ernährung aber auf Grund der klinisch ermittelten Toleranzgrenze nicht über 5 dnsq gesteigert.

Der beschriebene Fall zeigt, daß bei höheren Graden von Dystrophie die Toleranz eines Säuglings, im Gegensatz zu den akuten Störungen, lange geschädigt sein kann. Der Fall ist weiter ein Beweis dafür, wie leicht es vorkommt, daß man bei zu schneller Steigerung der Nahrungsmenge, ohne es zu wollen, die gesunkene Toleranzgrenze überschreitet. Er zeigt auch die vielen interkurrenten Durchfallsepisoden im Verlaufe von Dystrophien in schöner Weise. Wir sehen also, wie die Ernährungsbehandlung des Dystrophikers, wie schon oben erwähnt, immer wieder als individueller Ernährungsversuch aufzufassen ist. Der geschädigten Toleranz Rechnung tragend, wurde das Kind noch mit suboptimaler Ernährung entlassen.

d) Chronische schwere Ernährungsstörung. Atrophie

Der folgende Fall betrifft den schwersten Grad von Atrophie, bei welchem die Toleranz am Anfange der Behandlung sicherlich noch schwerer geschädigt war als in den beiden früher beschriebenen Fällen.

H.W., Prot.-Nr. 1569, 8 Monate alt (Abb. 51, 52). Das Kind wurde von einer Fürsorgerin in die Klinik gebracht, von der auch die Anamnese erhoben wurde, Normale erste Geburt. Das Kind war zwei Monate an der Mutterbrust und wurde dann zu einer Kostfrau gegeben, bei der es mit halb Ziegenmilch. halb Reisschleim ernährt wurde. Quantitative Angaben waren nicht zu erhalten. Das Kind war auf dem Lande. Erste Zähne mit 7½ Monaten. In den letzten drei Wochen hatte es einen Darmkatarrh mit vier bis fünf grünen Stühlen täglich. Seit dieser Zeit erhielt es nur Tee oder mit Tee stark gewässerte Kuhmilch. In der letzten Woche soll das Kind 250 g abgenommen haben. Wegen der Ernährungsstörung wurde das Kind in die Klinik gebracht.

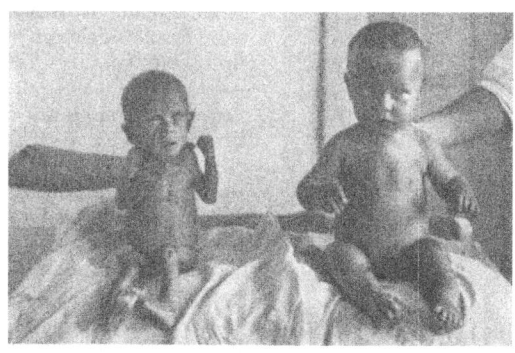

Abb. 50. Atrophiker im Alter von 7 Monaten neben gleichaltrigem gesunden Säugling

Das Kind bot bei der Aufnahme einen jämmerlichen Eindruck. Sein Gewicht betrug nur 4800 g, aus beiden Ohren kam eitriges Sekret, am Rücken bestand eine tiefe Phlegmone und auch sonst waren am Körper zahlreiche tiefe Furunkel nachweisbar. Das Kind fieberte

hoch. Die Ernährung begann mit 4,9 dnsq Sesquibo. Die Stühle waren im Anfang weder besonders schlecht, noch sehr frequent; auch bestand kein
Erbrechen. Da das Körpergewicht zunahm und die Temperatur nach
erfolgter Inzision der Furunkel zur Norm zurückkehrte, wurde zunächst
die [Ernährung durch einige Tage in der früheren Menge fortgeführt
und sogar ein Teil der Nahrung als Brei verabreicht. Aber schon nach
wenigen Tagen kam es zum ersten katastrophalen Zusammenbruch. Stühle
und Erbrechen verschlechterten sich, das Kind verlor in drei Tagen 720 g
Körpergewicht, es traten neue Furunkel auf, die immer wieder inzidiert
wurden, es mußten Kochsalzinfusionen gegeben werden. Die Ernährung
wurde auf das Minimum heruntergesetzt, zur Hälfte in Frauenmilch
mit 8½% Zuckerzusatz, zur Hälfte in Dubo. Dabei erholte sich das Kind
wieder, die Stühle wurden normal, das Erbrechen sistierte, das Körpergewicht
nahm in neun Tagen um 560 g zu. Eben als die Nahrung auf 4½ dnsq aufgebaut worden war, erfolgte ein neuerlicher, allerdings nicht so heftiger
Zusammenbruch wie das erste Mal. Das Kind verlor wiederum 340 g Körpergewicht und die Stühle wurden wieder katarrhalisch. Diesmal wurde der
Diätaufbau nur mit gezuckerter Frauenmilch vorgenommen. Schon nach
wenigen Tagen aber kam es zu einem neuerlichen Sturz, zum Teil wohl infolge zu schneller Steigerung, zum Teil vielleicht auch deshalb, weil neben
der Frauenmilch als Beikost für einige Tage eine mit Sahne angereicherte
Milchmischung verwendet wurde. Es mußte deshalb noch einmal aufs Minimum heruntergegangen werden, diesmal nur in Frauenmilch. Zur Unterstützung wurde parenterale Eiweißtherapie mit täglichen Injektionen von
normalem Pferdeserum versucht. In dieser Periode knapper Ernährung erholte

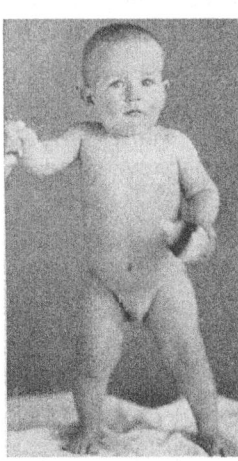

sich das Kind wieder allmählich, um aber dennoch
bei Erreichung von 4½ dnsq neuerlich rückfällig zu
werden. Es kam wiederum zu einem Körpergewichts-
sturz, gehäuftem Erbrechen und schlechten Stühlen.
Diesmal wurde in sehr energischer Weise gleich unter
das Minimum (2 dnsq) in reiner Frauenmilch heruntergegangen. Dabei erfolgte in 15 Tagen eine
befriedigende Reparation. Am 16. Tag, eben als wir
bei 6 dnsq angelangt waren, trat unglückseligerweise
ein respiratorischer Infekt hinzu, das Körpergewicht
stürzte neuerdings, der Appetit wurde schlecht, die
Temperatur stieg an und es kam wieder zu schweren
Erscheinungen von Seiten des Magendarmtraktes,
mit Durchfällen und Erbrechen. Wiederum mußte
auf das Minimum mit Frauenmilch heruntarge-
gangen werden und von da angefangen begann eine
dreiwöchentliche befriedigende Reparationsperiode,
in der die Frauenmilch allmählich durch Kuhmilch
ersetzt werden konnte. Die Nahrungsmenge wurde

Abb. 52. Der schwere Atrophiker von Abb. 51 am Ende
der Ernährungsbehandlung

dabei lange Zeit hindurch nicht über 4,8 dnsq gesteigert. Als am Schlusse dieser Periode eben wieder
etwas Unruhe in die Gewichtskurve hineinkam, der
Appetit sich verschlechterte, die Temperatur neuerdings anstieg und Erbrechen und Durchfälle auftraten, wurde vorübergehend wieder ganz auf
Frauenmilch übergegangen und sodann allmählich die Frauenmilch durch
Eiweißmilch und etwas Kekspudding (Moll. s. S. 136) ersetzt. Gleichzeitig
wurden täglich 10 g Orangensaft hinzugefügt. Von dieser Periode angefangen

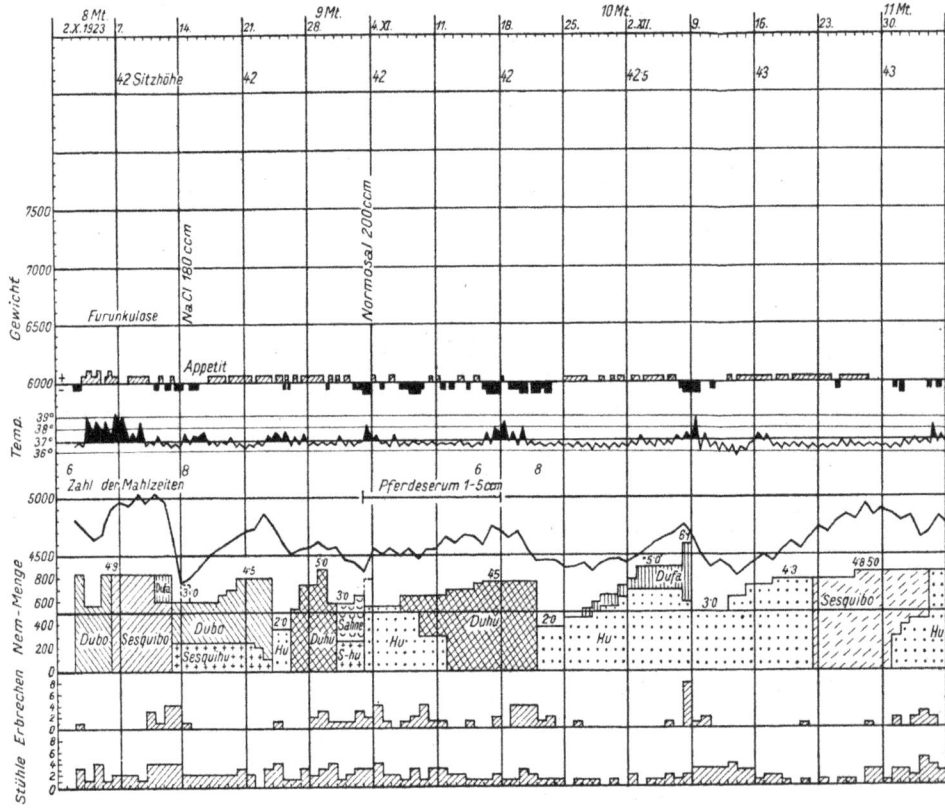

Ab

Verlag

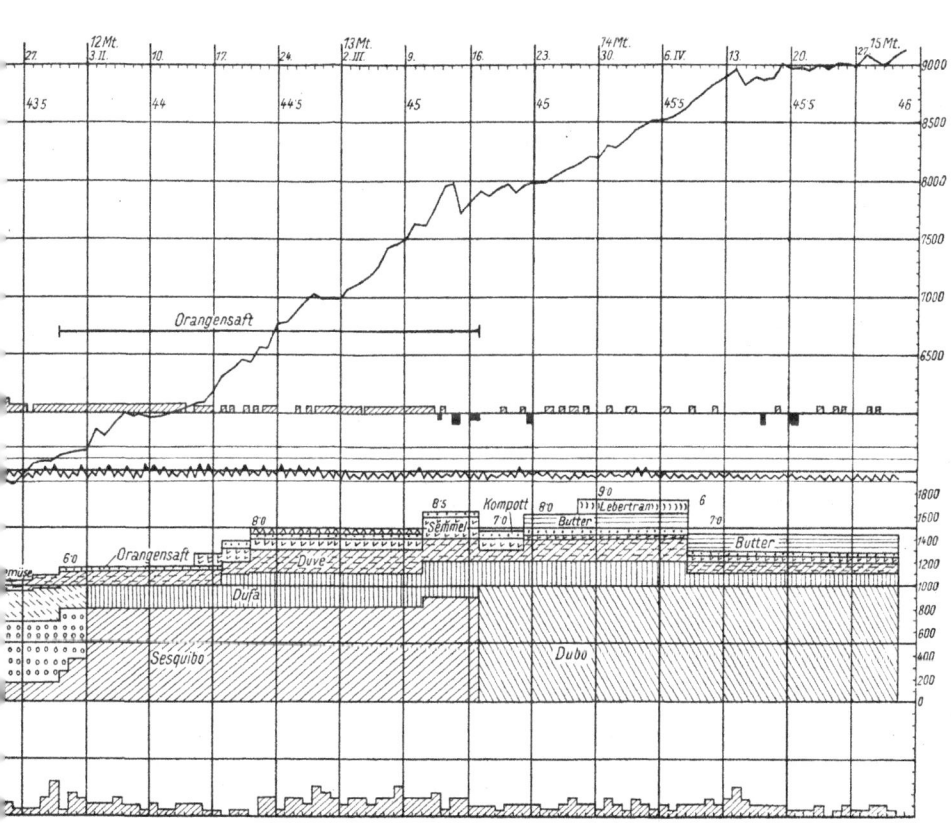

konnte das Kind als definitiv repariert betrachtet werden und es gelang, wie die Abb. 51 zeigt, in relativ kurzer Zeit nun ein vollständiger Diätaufbau. Es wurde nicht nur die Nahrungsmenge bis auf 6, 7, ja sogar bis auf 9 dnsq gesteigert, sondern das Kind erhielt auch qualitativ alles, was seinem Alter von nunmehr 13 Monaten entsprach, das ist Gemüse, Kompott, Grießbrei, Semmel, leichte Mehlspeise, Suppe, Butter usw. Vor seiner Entlassung wurde es auf eine Dauerkost von 7 dnsq bei gemischter Ernährung eingestellt und nach fast acht Monaten Spitalsaufenthalt mit einem Gewicht von 9150 g in vorzüglichem Zustand entlassen. Das Kind war in dieser Zeit um 5 cm gewachsen, hatte alle Zähne bekommen und auch in seinen statischen Funktionen die besten Fortschritte gemacht. Abb. 52 zeigt uns das Kind am Tage der Entlassung.

Leider standen in diesem Falle die aufgewendete Mühe und Pflege in keinem Verhältnisse zu dem weiteren tragischen Schicksal dieses Kindes. Zu Hause wurde die Ernährung zunächst noch so fortgesetzt wie vor der Entlassung aus der Klinik, wobei sich das Kind noch einen Monat gut weiterentwickelte. Als aber dann eine Hitzewelle hereinbrach, bei welcher das Kind, im Sande spielend, zu lange den direkten Sonnenstrahlen ausgesetzt war, erkrankte es plötzlich und wurde von den Eltern in bewußtlosem Zustand in die Klinik gebracht. Hier starb es schon nach wenigen Stunden an einem Hitzschlag. Die Autopsie ergab außer Hyperämie und Ödem des Gehirns einen negativen Befund.

Wir können aus der Beschreibung dieses Falles viel lernen. Der Fall zeigt, ebenso wie der frühere, in klassischer Weise den Tiefstand und die Empfindlichkeit der Toleranz des Atrophikers. Er zeigt aber auch an, daß man durch zielbewußtes, qualitativ und quantitativ entsprechendes Vorgehen, solange überhaupt noch eine gewisse Toleranz vorhanden ist, auch beim schweren Atrophiker noch Erfolg haben kann. Er ist ferner auch ein Beispiel für eine Mastkur im Säuglingsalter, bei der man auf höheren Energiequotienten, als dem Optimum entspricht, ernähren kann. Als Mastmittel eignet sich hier am besten das Fett (Milchbrei mit Butter = Trifa S. 132). Schließlich ist er aber noch mit dem tragischen Ausgang ein Beweis dafür, daß ein Säugling, der im ersten Lebensjahr eine so schwerwiegende Ernährungsstörung durchgemacht hat, auch im zweiten Lebensjahr noch die Zeichen von Minderwertigkeit seines Organsystems aufweist. Es ist wahrscheinlich, daß der plötzliche Tod hier letzten Endes noch mit der Krankheit des ersten Lebensjahres zusammenhängt.

Oft ist es notwendig, die Ernährungstherapie einer chronischen Störung noch durch andere Maßnahmen zu unterstützen. Am besten eignet sich hiezu die Quarzlampenbehandlung, über deren Anwendung an anderer Stelle berichtet wurde (s. S. 57). Diese Behandlung ist besonders deshalb oft indiziert, weil es häufig vorkommt, daß Atrophiker, wenn sie plötzlich intensiv zu wachsen oder an Gewicht zuzunehmen beginnen, rachitisch werden.

Verschiedene Ätiologien von Magendarmkatarrhen

Wir haben bisher die Ernährungsstörungen mit Abführen und Erbrechen nur dem Grade nach eingeteilt und im wesentlichen akute und chronische Störungen unterschieden. In einzelnen Fällen aber ist ein bestimmtes Krankheitsbild des Magendarmkatarrhs wegen einer besonderen Ätiologie aus der undifferenzierten Gruppe herauszuheben. Als solche Ätiologien kommen in Betracht: Fehler in der Qualität der Ernährung, Überernährung, Hitze, andersartige Erkrankungen (parenterale Ernährungsstörungen), ferner eigentliche Darminfektionen und die Ekzemäquivalente des Darmes. Wir geben für diese verschiedenen Ätiologien wieder praktische Beispiele.

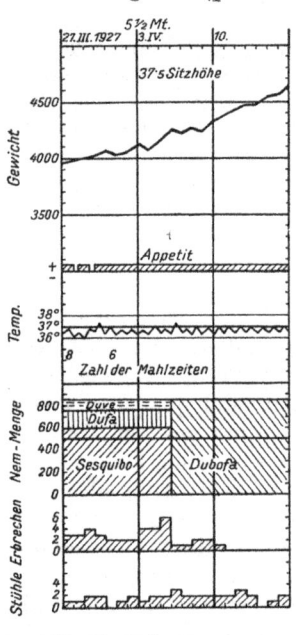

Abb. 53. Erbrechen durch Fehler in der Qualität

a) Fehler in der Qualität

U. L., Prot.-Nr. 1355 (Abb. 53), aufgenommen im Alter von 8 Tagen, Zwillingskind. Die Geburt erfolgte um drei Wochen zu früh. Das Geburtsgewicht betrug 2050 g. Die Ernährung bestand bis zur Aufnahme in abgespritzter Frauenmilch; das Kind wurde in einem Wärmeschrank gehalten. Es hatte im Alter von 5 Monaten 4000 g erreicht, nahm bei Ernährung mit Frauenmilch und Sesquibo dauernd gut zu, dann wurde, dem Alter entsprechend, der Versuch gemacht, Brei und Gemüse zuzufüttern. Von da an war die Gewichtszunahme bedeutend flacher, hauptsächlich deshalb, weil das Kind zu erbrechen begann. Nach zehn Tagen wurde die Beikost abgestellt und das Kind weiter mit dünnem Brei ernährt, worauf das Körpergewicht sofort wieder zuzunehmen begann und das Erbrechen sistierte.

Der qualitative Fehler, der hier vorlag, bestand darin, daß das Kind seinem Alter entsprechend schon dicken Brei und Gemüse bekommen hatte, während es seinem Entwicklungszustand nach erst einem zwei Monate alten Kind entsprach; die Funktionen des Magendarmkanals waren nicht mit dem Alter gegangen, sondern mit der körperlichen Gesamtentwicklung zurückgeblieben.

Im nächsten Beispiel (Abb. 54) handelt es sich um einen ähnlichen Qualitätsfehler. Die gemischte Kost mit Gemüse, Kompott, Biskotten wurde nur durch eine Woche gut vertragen, dann erfolgte unter Erbrechen und Abführen ein Gewichtssturz. Nach kurzer Therapie (quantitativ: Minimum, qualitativ: nur Milchnahrung) konnte das Kind auf die frühere Quantität, aber in Form von Milchmischung und Milchbrei zurückgeführt werden. Erst vierzehn Tage später wurde wieder Gemüse, endlich auch Kompott gegeben.

B. E., Prot.-Nr. 1519, $6^1/_2$ Monate alt, zweite normale Geburt, Geburtsgewicht 4000 g. Künstlich ernährt; hatte seit der Geburt nur 850 g zugenommen. Wurde wegen einer akuten Ernährungsstörung in die Klinik
aufgenommen. Wie aus der Abb. 54 hervorgeht, nahm das Kind in einer
Woche bei Sesquibo, Grießbrei, Gemüse, Kompott und Biskotten zunächst
gut im Gewichte zu. Aber bereits am Ende der Woche wurde der Appetit
schlecht, die Stühle vermehrt, und es trat etwas mehr Erbrechen auf. Das
Körpergewicht stürzte in zwei Tagen um 350 g. Die Nahrung wurde sogleich
auf das Minimum heruntergesetzt und die Beikost weggelassen. Der Nahrungs-
aufbau vom Minimum auf 5 dnsq erfolgte nur in Sesquibo. Dabei kam es zu
rascher Reparation und schon nach einer Woche konnte wieder Brei zugefüttert werden. Eine weitere
Erhöhung der Nahrungszufuhr
über 5,5 dnsq nahmen wir nicht
mehr vor, da die vorausgegangene Erfahrung gezeigt hatte,
daß die Toleranzgrenze in diesem Falle nicht hoch stand.

b) Hitzeschädigung

Die Hitzeschädigung ver-
dient unter den akuten Ernährungsstörungen insoferne eine
gewisse Sonderstellung, als
das resultierende Krankheitsbild ein wohlumschriebenes
ist. Die Hitze schädigt
in elektiver Weise die
Toleranz des Säuglings.
Es gilt für die Hitzeschädigung klinisch all das, was oben
bei der alimentären Intoxikation auseinandergesetzt wurde.

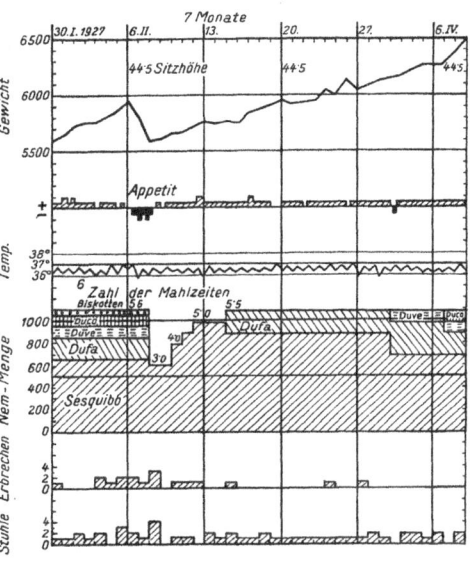

Abb. 54. Ernährungsstörung durch Fehler in
der Qualität

Dazu kommt noch eine Reihe
von Eigentümlichkeiten. So hat E. Nobel auf das Auftreten ruhr-
artiger, blutig-schleimiger Stühle hingewiesen und über Autopsiefälle
von an Hitzeschädigung verstorbenen Säuglingen berichtet, bei denen ein
schwerer Katarrh des Dünn- und Dickdarms, mitunter mit Ulzerationen,
gefunden wurde. Differentialdiagnostisch käme hier die Dysenterie in
Betracht. Abgesehen von den bakteriologischen Befunden pflegt bei der
Dysenterie die Toleranz in der Regel nicht so tief gesunken zu sein wie
bei der Hitzeschädigung. Die Mortalität der Ruhr ist auch gewöhnlich
keine so hohe wie die der Hitzeschädigung, welche nach Nobel 66%
beträgt.

Eine besondere Gefahr bei dieser Form der akuten Ernährungsstörung besteht darin, daß namentlich beim künstlich genährten
Säugling, der infolge der hohen Außentemperatur.vorhandene Durst
der Säuglinge nicht etwa durch Zufuhr von Wasser, sondern durch eine

Mehrzufuhr an Milch gestillt zu werden pflegt. Die Überfütterung führt an sich schon durch Überschreiten der Toleranz zu einem Sinken derselben, wozu sich noch das schädigende Moment der Hitze hinzuaddiert, so daß die Gefährdung der Säuglinge eine außerordentlich große wird. An Hitzeschädigungen erkranken besonders solche Säuglinge, die während der heißen Sommermonate in warmen Wohnungen (Dach- und Mansardenwohnungen) untergebracht sind und solche, bei denen die Wärmeabgabe durch zu festes Einpacken behindert ist. In Kellerwohnungen untergebrachte Säuglinge sind im Gegensatze hiezu weniger gefährdet.

Die Therapie hat allgemein dem Tiefstand der Toleranzgrenze Rechnung zu tragen und mit niedrigster Nahrungszufuhr zu beginnen. Man ist durchaus berechtigt, in solchen Fällen nach einer initialen sechsstündigen Hungerpause mit so geringen Mengen wie 1 bis 2 dnsq zu beginnen. Der weitere Diätaufbau vollzieht sich langsam, wie es oben für die alimentäre Intoxikation beschrieben wurde (s. S. 74 ff.). In allen Fällen ist einer der wichtigsten therapeutischen Grundsätze die Sorge für genügende Wasserzufuhr. In allen schweren Fällen sind Kochsalzinfusionen zu empfehlen. Auch wird man von der oben erwähnten Infusion einer 10%igen Glukoselösung mit vorausgehender Insulinbehandlung (s. S. 75) Gebrauch machen können.

Es folgt nun ein Beispiel von Hitzeschädigung:

M. E., 4½ Monate, Prot.-Nr. 1051. Fünfte, normale, rechtzeitige Zwillingsgeburt von 2500 g Geburtsgewicht. Fünf Wochen ausschließlich Brust, dann drei Beimahlzeiten mit Nestlé. Im letzten Monat nur künstlich ernährt. In den letzten Tagen trat dabei, als plötzlich eine Hitzewelle hereinbrach, eine Ernährungsstörung mit Erbrechen und Durchfällen (vier bis fünf grüne Stühle täglich) auf. Ein Arzt verordnete für zwei Tage russischen Tee, am dritten Tag wurde dann Buttermehlnahrung nach Czerny-Kleinschmidt gegeben. Das Erbrechen steigerte sich dabei immer mehr, ebenso auch die Durchfälle; da die Hitze noch anhielt, gab die Mutter dem Kind am letzten Tag vor der Aufnahme überhaupt nur Tee, und brachte das Kind mit 5100 g Gewicht in die Klinik.

Das Kind bot den Anblick einer schweren akuten Ernährungsstörung mit eingesunkener Fontanelle und extremem Turgorverlust. Die Temperatur betrug 38,5°. Das Kind erbrach fast nach jeder Mahlzeit, die Stühle waren zwar nicht sehr frequent, aber fast flüssig. Die Ernährung bestand in den ersten vier Tagen in 1½ dnsq Sibo, auf 3 dgsq mit Tee ergänzt. Die Nahrungszufuhr wurde, wie Abbildung 55 zeigt, nur ganz allmählich gesteigert, und erst am achten Tage wurde das Minimum erreicht. Das Körpergewicht kam dabei zum Stehen, die Temperatur kehrte zur Norm zurück, das Erbrechen sistierte und die Stühle wurden fast normal. Das Kind war dabei aber noch immer sehr labil und schon bei einer Steigerung auf 3½ dnsq kam es zu einem neuen Relaps mit frequenten flüssigen Stühlen und einem weiteren Gewichtssturz. Es wurde wieder eine Nahrungspause eingeschaltet und dann wurde mit der Ernährung wieder von vorne begonnen, diesmal aber mit Frauenmilch; die dabei auftretende Temperatursteigerung und eine neuerliche Durchfallsperiode waren ein Fingerzeig dafür, daß die Toleranz zum zweitenmal überschritten worden war. Es wurde daher eine neuerliche Hungerpause eingeschaltet und dann die Ernährung mit Eiweißmilch von 2 dnsq

ansteigend wieder aufgenommen. Am neunten Tage wurde eine Nährwertzufuhr von 5 dnsq erreicht, einige Tage später konnte bereits die Eiweißmilch durch Sesquibo ersetzt und die übrige dem Alter des Kindes entsprechende Beikost zugefügt werden. Nach vollendeter Reparation, nach
insgesamt s i e b e n W o c h e n hatte das Kind sein Ausgangsgewicht von
5200 g wieder erreicht.

Der eben beschriebene Fall führt uns deutlich vor Augen, wie empfindlich durch Hitze geschädigte Säuglinge bei künstlicher Ernährung
reagieren und wie vorsichtig jede Nahrungssteigerung durchzuführen ist.

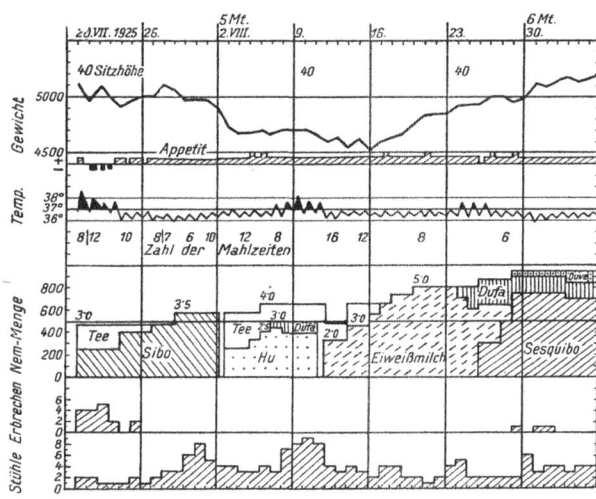

Abb. 55. Hitzeschädigung

In dem beschriebenen Falle hat es nahezu zwei Monate gedauert, bis das
Kind wieder sein Ausgangsniveau erreicht hatte.

Wir pflegen bei akuten Ernährungsstörungen gewöhnlich nur eine
Mahlzeit ganz auszulassen und während der dadurch erreichten sechsstündigen Nahrungspause keine Flüssigkeit per os zu geben. In anderen
Kliniken wird durch 12 bis 24 Stunden Tee mit Sacharin gegeben. M o n r a d
in Kopenhagen gibt sogar so lange ausschließlich Teediät, bis die toxischen
Erscheinungen geschwunden sind, ebenso die Klinik H a m b u r g e r
(B r a t u s c h - M a r r a i n). Von M a r f a n wurde Zuckerwasser als einzige
Nahrung bis zum Auftreten von Hungerstühlen vorgeschlagen.

c) Parenterale Ernährungsstörungen

Unter den durch spezielle Ätiologien bedingten Magendarmkatarrhen spielen auch die sogenannten parenteralen Ernährungsstörungen eine wichtige Rolle. Jeder Infekt wirkt sich beim Säugling
auch auf seinen Magendarmtrakt aus. Je nachdem, ob ein eu- oder
dystrophischer Säugling von dem Infekt betroffen wird, wird die daraus

resultierende parenterale Störung geringer oder stärker ausfallen. Der eutrophische Brustsäugling wird mit einer Otitis rasch fertig, während der Dystrophiker an ihren parenteralen Folgen zugrunde gehen kann. Die häufigste Ursache parenteraler Ernährungsstörungen sind die ätiologisch ganz differenten Grippeinfektionen. Es ist eine Eigentümlichkeit des Säuglingsalters, daß der Säugling auf denselben Infekt, der beim Erwachsenen z. B. nur zu einem lokalen Schnupfen führt, mit Allgemeinerscheinungen antwortet. Säuglinge sind daher in Krankenanstalten, wo nicht besondere Maßnahmen zur Verhütung der Infektion der Säuglinge getroffen sind, im Winter während Grippezeiten mehr gefährdet als im häuslichen Milieu, wo die Personen in der Umgebung des Säuglings nicht so wechseln wie in Krankenanstalten. In modernen Kinderspitälern werden deshalb Säuglinge nur in Boxen oder kleinen Einzelzimmern untergebracht. — Neben den Grippeinfektionen führen auch noch Masern (Maserndiarrhöe) und Cystopyelitis zu parenteralen Ernährungsstörungen. Namentlich die Cystopyelitis kann eine schwere alimentäre Ernährungsstörung vortäuschen. Man verabsäume daher nie, bei fieberhaften Erkrankungen, in Sonderheit, wenn es sich um Mädchen handelt, den Harn zu untersuchen.

Die Ernährungsbehandlung der parenteralen Ernährungsstörung ist die gleiche, wie sie oben allgemein für akute Ernährungsstörungen beschrieben wurde. Der oberste Behandlungsgrundsatz ist: Einschränkung der Kalorien, solange Fieber besteht. Aber auch noch nach Überstehen der akuten Krankheit kann die Toleranz eine Zeitlang geschädigt bleiben, weshalb auch bei parenteralen .Ernährungsstörungen die Steigerung der Nahrungsmenge auf das Optimum nur schrittweise erfolgen darf. Die folgende Krankengeschichte betrifft einen Fall von parenteraler Ernährungsstörung bei einer schweren Coli-Cystopyelitis und zeigt, wie lange bei einem bestehenden Infekt die Toleranz eines Säuglings darniederliegen kann.

B. E., 4 Wochen alt, Prot.-Nr. 168 (Abb. 56), normale rechtzeitige Geburt, wurde von einer Frauenklinik im Alter von 4 Wochen direkt in die Kinderklinik transferiert. Das

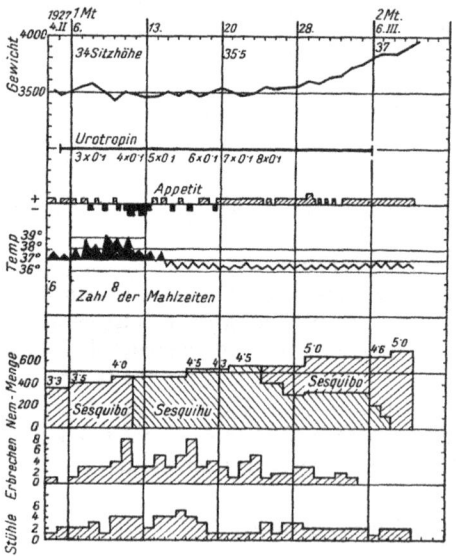

Abb. 56. Parenterale Ernährungsstörung durch Cystitis

Kind hatte schon in den ersten Tagen, noch in der Gebäranstalt, Temperatursteigerungen bis 39,2, damals bestand eine Gangrän des Nabelstrangrestes mit Omphalitis. Dabei bestanden bereits Durchfälle. Da im Alter von 4 Wochen neuerdings

Temperatursteigerungen auftraten, und die Ernährung des Kindes nicht in Ordnung kam, wurde es auf die Klinik aufgenommen. Hier wurde bei einer Urinuntersuchung sogleich die wahre Ursache der Ernährungsstörung aufgedeckt. Der frisch entnommene Katheterharn war trüb und enthielt Bacterium coli in Reinkultur. Das Gewicht betrug 3550 g, die Stühle waren flüssig, die Nahrungsaufnahme nicht sehr gut. Die Ernährungstherapie bestand zunächst in allmähligem Aufbau von 3 auf 4 dnsq in Sesquibo. Daneben wurde Urotropin gegeben. Da das Fieber aber höher anstieg, die Durchfälle und das Erbrechen sich verschlechterten und der Appetit sehr schlecht war, wurde die Kuhmilch jetzt durch Frauenmilch ersetzt, wobei Reparation erfolgte. Wie Abb. 56 zeigt, besserten sich bald die Stühle, das Kind fieberte ab, und es konnte alsbald die Frauenmilch wieder durch Kuhmilch ersetzt und die Nahrungsmenge auf das Optimum (5 dnsq) gesteigert werden. Das Körpergewicht nahm erst in der vierten Woche zu.

d) Eigentliche Darminfektionen

Es gibt eine Reihe von akuten Infektionskrankheiten, deren Hauptlokalisation den Magendarmtrakt betrifft. Die klinische Diagnose bei diesen Erkrankungen wird auch vielfach aus der Beschaffenheit der Stühle ermöglicht. Im Säuglingsalter verlaufen sie ähnlich wie andere akute Ernährungsstörungen, weshalb es berechtigt ist, sie an dieser Stelle abzuhandeln.

Wir bringen nun ein Beispiel einer akuten Ernährungsstörung durch Infekt, und zwar handelte es sich hier um einen Magendarmkatarrh, hervorgerufen durch einen bekannten Erreger, den Paratyphus B-Bazillus.

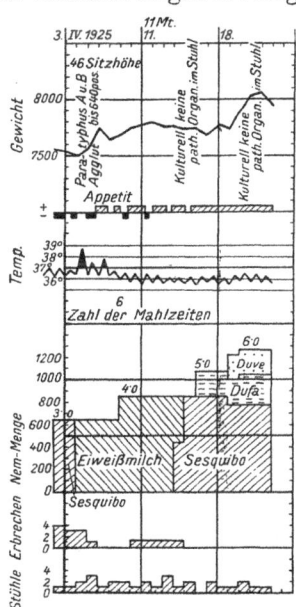

Abb. 57. Paratyphus B

S. L., Prot.-Nr. 491 (Abb. 57), 11 Monate alt. Erste rechtzeitige normale Geburt, Geburtsgewicht 3200 g. Bisher nie krank gewesen, hat sich normal entwickelt. Seit drei Wochen ist das Kind krank. In der ersten Woche war es weinerlich, hatte schlechten Appetit und war zeitweise obstipiert. Es fieberte aber noch nicht. In den letzten 14 Tagen fieberte es zwischen 38° und 40°, hatte sieben bis zehn grüne, schleimige, dünnflüssige Stühle täglich, aber kein Erbrechen. Es schien auch Bauchschmerzen zu haben. Die Ernährung bestand in den letzten Tagen fast ausschließlich aus gezuckertem Tee. In diesem Zustand wurde das Kind in die Klinik gewiesen.

Die papulösen Roseolen, die Stuhl- und Blutuntersuchung deckten die Ätiologie bald auf. Klinisch bot das Kind die Zeichen einer akuten Dyspepsie ohne toxische Erscheinungen dar. Das Gewicht betrug bei der Aufnahme 7550 g, die Stühle waren schleimig-flüssig und es bestand anfangs leichtes Erbrechen. Schon am fünften Tage entfieberte das Kind. Auf Grund der Anamnese können wir annehmen, daß es die ersten drei Wochen des Paratyphus B zu Hause durchgemacht hatte. Die Ernährungsbehandlung gestaltete sich sehr einfach; die ersten zwei Tage erhielt das Kind das Minimum in Sesquibo, vom dritten Tage an in Eiweißmilch, die nach zehn Tagen wieder durch Sesquibo ersetzt wurde. Von hier an allmählicher Diätaufbau zu gemischter Kost. Die erste Steigerung von 4 auf 5 dnsq erfolgte langsam, die von 5 auf 6 hingegen schneller.

Die Behandlung eines Darmkatarrhs aus bekannter infektiöser Ätiologie deckt sich demnach mit der der übrigen akuten alimentären Dyspepsien, wie sie oben beschrieben wurde.

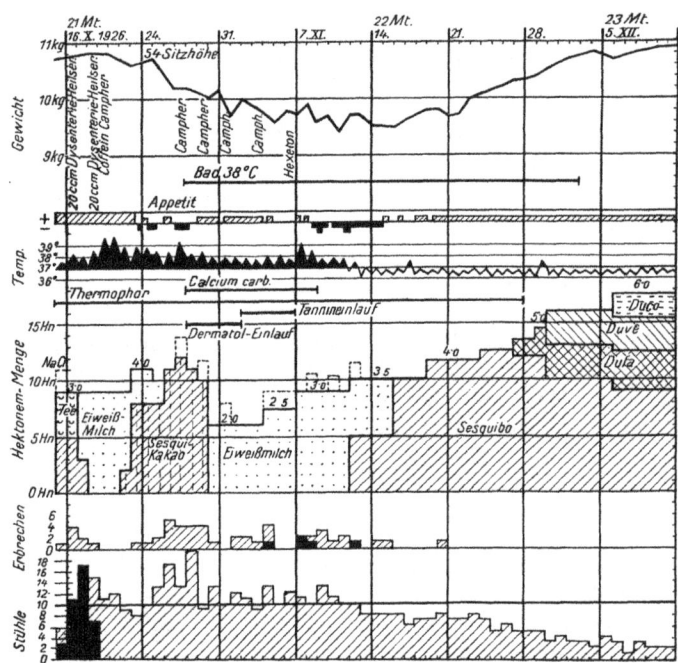

Abb. 58. Dysenterie „Flexner". Die schwarz bezeichneten Stühle entsprechen blutigen Durchfällen

Das nächste Beispiel betrifft die Ernährungsbehandlung eines Falles von schwerer Dysenterie.

B. J., Prot.-Nr. 1305 (Abb. 58), 21 Monate alt, dritte, rechtzeitige normale Geburt. 6 Monate Brust, dann Beikost von Grießbrei und Gemüse; mit 12 Monaten gemischte Kost. Erste Zähne mit 9 Monaten, mit 16 Monaten Gehen, mit 12 Monaten Sprechen. Außer Keuchhusten während der letzten 7 Wochen hat das Kind keine sonstigen Krankheiten durchgemacht.

Seit 4 Tagen zahlreiche schleimig-blutige Stühle mit Erbrechen gleich nach der Nahrungsaufnahme. Bei der Stuhlentleerung soll das Kind Schmerzen haben, weinen und mit den Zähnen knirschen. Es ist sehr müde und matt, möchte immer nur liegen und hat in den letzten Tagen Fieber. In diesem Zustand wurde das Kind auf die Klinik gebracht.

Die Stühle waren typische dysenterische Stühle; bakteriologisch wurden zwar nie Dysenteriebazillen nachgewiesen, doch agglutinierte das Serum nach Abklingen der akuten Erscheinungen Flexner- und Y-Bazillen bis in die Verdünnung 1:640, Shiga-Kruse-Bazillen nur bis 1:40. Es konnte daher die Diagnose auf Dysenterie, hervorgerufen durch einen der atoxischen Erreger, gestellt werden. Der Allgemeinzustand war sehr schwer. Wie Abb. 58 zeigt, fieberte das Kind vom Tag der Aufnahme am 16. Oktober bis zum 13. November 1926, darunter bisweilen bis über 39°. Die Stühle waren sehr frequent, an manchen Tagen bis zu 20 täglich. Während der Fieberperiode hat das Kind auch fast täglich erbrochen. Wegen der schweren Allgemeinerscheinungen und des schlechten Appetits konnte die Nahrung nur sehr allmählich bis zum Optimum gesteigert werden. Die Ernährung begann mit 3 dnsq in Tee, Sesquibo und Eiweißmilch. Da nach einer Steigerung auf 4 dnsq die Erscheinungen sich sehr verschlechterten, mußte bald wieder auf 2 dnsq zurückgegangen werden und von hier angefangen gelang der Diätaufbau nur ganz allmählich und vorsichtig. Während der akuten Erscheinungen wurde ausschließlich Eiweißmilch und Sesquibo gegeben. Häufig mußte physiologische Kochsalzlösung injiziert werden; anfangs wurde polyvalentes Dysenterieserum gespritzt, aber ohne jeden Erfolg. Vom Augenblick der Entfieberung angefangen besserten sich die Symptome allmählich und das Körpergewicht nahm, da die Nahrungsmenge bis auf 6 dnsq gesteigert werden konnte, wieder zu. Auch während der akuten Erscheinungen hatte das Kind, da das Minimum nur für kurze Zeit unterschritten worden war, nicht viel abgenommen.

Nicht alle Fälle sind so schwierig zu ernähren wie der eben beschriebene. Wir haben aber gerade deshalb dieses Beispiel gewählt, um zu zeigen, daß bei einem Teil der Fälle von Dysenterie die Toleranz in ähnlicher Weise gestört ist wie bei anderen akuten Magendarmkatarrhen. Diese Fälle sollen wie ein unspezifischer Magendarmkatarrh behandelt werden. In einem Teil der Fälle, in dem die Dysenterie nur einen lokalen Dickdarmkatarrh hervorruft, kann die Ernährung von allem Anfang an mit der optimalen Nährwertmenge erfolgen (v. Gröer, s. S. 98).

Bei leichteren Fällen gelingt es, in kurzer Zeit die Gewichtskurve zum Ansteigen zu bringen.

e) Ekzemäquivalente des Darmes

In diese Gruppe von Ernährungsstörungen gehören Konstitutionsanomalien, an denen auch der Darmtrakt mitbeteiligt ist: die exsudative Diathese, die Enteritis membranacea und die ätiologisch unklare Erythrodermia desquamativa (Leiner).

Exsudative Diathese. Da ein großer Teil der exsudativen Kinder fett und pastös ist, hat man sowohl das Fett und die kalorische Überernährung als auch Anomalien des Wasser- und Salzhaushaltes als ätiologische Faktoren der exsudativen Diathese beschuldigt. Monrad hat z. B. als Behandlung milchfettfreie Ernährung empfohlen. Wir zweifeln nicht, daß man mit dieser Kost bisweilen Erfolg haben kann; als Dauerkost kommt sie aber keineswegs in Betracht, erstreckt sich doch die exsudative Diathese oft über das ganze erste Lebensjahr in das spätere Kindesalter. Für eine Anomalie im Wasserhaushalt spricht die oft zu beobachtende Hydrolabilität der exsudativen Kinder, die sich in bedeutenden Gewichtsschwankungen zeigt.

Mangels einer ätiologischen Therapie und in Anbetracht der Unsicherheit der verschiedenen qualitativen Behandlungsmethoden der exsudativen Diathese empfehlen wir als die einfachste Lösung auch hier, die Nahrung nach quantitativen Prinzipien zu verschreiben und sie qualitativ, dem Alter entsprechend, gemischt zu gestalten. Überfütterung wird man dabei vermeiden müssen und die Kinder lieber etwas knapper halten. Auch dürfte wegen der früher erwähnten Hydrolabilität eine zu weitgehende Nahrungskonzentrierung nicht das richtige sein, wenngleich auch die klinischen Erscheinungen des Ekzems sich bei Flüssigkeitsbeschränkung oft bessern. Bei keinem anderen Krankheitszustand des Kindesalters wird das post mit dem propter hoc so häufig verwechselt wie bei der exsudativen Diathese. Es ist klar, daß in jedem Fall auch Lokalbehandlung angewendet werden muß.

In der letzten Zeit ist die Ansicht ausgesprochen worden, daß auch gewisse Ekzemformen zu den allergischen Krankheiten gehören, aber es ist schwer, im einzelnen Falle die materia peccans aufzudecken.

Die folgende Krankengeschichte zeigt sehr schön die Eigentümlichkeiten eines Falles von exsudativer Diathese.

M. H., Prot.-Nr. 592, 11 Monate alt. Zweite rechtzeitige normale Geburt, 4 Wochen Brust, dann Brust- und Halbmilch, vom 3. Monat an nur mehr Halbmilch; im 5. Monat Grießbrei, im 6. Monat Suppe und Gemüse. Schon mit 3 Monaten bestand das erstemal ein Darmkatarrh; mit 4 Monaten zeigten sich die ersten Anfänge eines Ekzems auf der behaarten Kopfhaut, das auch auf die Wangen übergriff; später ging es auf Brust, Bauch und Beine über. Es wurden verschiedene Salben ohne Erfolg versucht. An der Diät wurde nichts geändert, außer daß durch zehn Tage hindurch ein vergeblicher Versuch mit milchfreier Ernährung unternommen wurde. Wegen des Ekzems brachten die Eltern das Kind an die Klinik. Es handelte sich um ein gut entwickeltes Kind von 8250 g Körpergewicht. Das Ekzem war bei der Aufnahme in die Klinik ziemlich allgemein über den Körper ausgebreitet, besserte sich aber bei

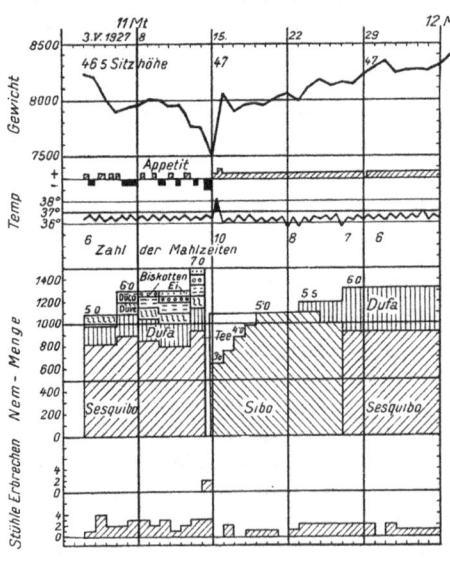

Abb. 59. Exsudative Diathese

guter Pflege und lokaler Behandlung mit indifferenter Salbe. Das Kind wurde von allem Anfang an auf gemischte, seinem Alter entsprechende

Kost gesetzt; die Ernährung begann mit 5 dnsq in Sesquibo, Brei und Gemüse; die Nahrung wurde schnell, wie Abb. 59 zeigt, auf 6 und 7 dnsq gesteigert. Die Stühle waren dabei zwar nicht sehr frequent, aber hie und da einmal, namentlich in der 6-dnsq-Periode, leicht katarrhalisch. Das Körpergewicht hatte während dieser ersten Ernährungsperiode eher eine abnehmende Tendenz; auch der Appetit war meistens nicht sehr gut. Kaum war die Ernährung auf 7 dnsq eingestellt, erfolgte ein brüsker Gewichtssturz und das Kind machte fast einen toxischen Eindruck; die Temperatur stieg über 38⁰ an. Es wurde sogleich eine Hungerpause eingeschaltet und hierauf die Ernährung mit 3 dnsq in Sibo, mit Tee auf 5 dgsq ergänzt, begonnen. Schon am nächsten Tage war der Gewichtssturz ausgeglichen und das Kind nahm in 24 Stunden um 550 g zu, die Stühle wurden normal, der Appetit gut, das Fieber wich. Von da angefangen wurde das Kind etwas vorsichtiger ernährt, die Nahrungsmenge wurde nur allmählich auf 5 dnsq gesteigert, zunächst ausschließlich in Sibo. Erst allmählich wurde wieder Brei zugelegt, und erst als das Kind auf 6 dnsq angelangt war, wurde Sibo durch Sesquibo ersetzt. Der weitere Verlauf war klaglos, das Körpergewicht stieg kontinuierlich an.

Der eben beschriebene Krankheitsfall ist ein Beispiel für die empfindliche Toleranz und die Hydrolabilität von Kindern mit exsudativer Diathese. Die Erhöhung des Energiequotienten auf 7 dnsq bedeutete eine Toleranzüberschreitung, auf die das Kind, entsprechend seiner Anlage, sofort mit einem toxischen Gewichtssturz antwortete. Bei der Reparation wurde auf die Hydrolabilität insoferne Rücksicht genommen, als eine Gleichnahrung verwendet und von vorneherein das Gesamtvolumen mit Tee auf 5 dgsq ergänzt wurde. Die Verwendung eines konzentrierten Nahrungsgemisches (Sesquibo) kam erst in Betracht, als mit höherem Energiequotienten auch das Volumen anstieg.

Eine andere unklare, vielleicht auch konstitutionelle Erkrankung mit charakteristischen Hauterscheinungen, die mit Durchfällen einhergeht, ist die Erythrodermia desquamativa (Leiner). Die Erscheinungen an der äußeren Haut beginnen 3 bis 7 Wochen nach der Geburt, zu einer Zeit also, wo die meisten Kinder noch an der Brust sind. Die dabei vorkommenden Durchfallsperioden haben die Eigentümlichkeit, daß sie oft mit den Hauterscheinungen der Erythrodermie alternieren. Die Mitbeteiligung des Magendarmtraktes ist nach unserer Meinung die Ursache der hohen Mortalität bei diesem Leiden. Da es sich in der Mehrzahl der Fälle um eine Erkrankung von Brustkindern handelt, wurde als Ernährungsbehandlung Abstillen oder Zwiemilchernährung empfohlen. Wir sind der Meinung, daß es sich bei der Erythrodermia desquamativa, ähnlich wie bei der exsudativen Diathese, um innere Perioden und nicht um exogen bedingte noch auch exogen beeinflußbare Veränderungen handelt. Den Brustsäugling beläßt man daher besser an der Brust; beim künstlich genährten verschreibt man die Nahrung in gleicher Weise wie bei der exsudativen Diathese: qualitativ und quantitativ zurückhaltend. Die Prognose ist immer vorsichtig zu stellen; erst wenn das Kind in die zweite Hälfte des ersten Lebensjahres eingetreten ist, ist es außer Gefahr.

Im Folgenden die Krankengeschichte eines Falles von Erythrodermia desquamativa mit tödlichem Ausgang.

V. A., Prot.-Nr. 1023 (Abb. 60), 5 Wochen alt. Achte rechtzeitige normale Geburt, Geburtsgewicht 3410 g. Bisher nur Brust siebenmal täglich. Schon in der 3. Woche stellten sich die charakteristischen Erscheinungen der Erythrodermie ein, das Kind schälte sich am ganzen Körper und zeigte gleichzeitig eine intensive Rötung der unteren Extremitäten und der Bauchhaut, von wo der Prozeß allmählich über den ganzen Stamm hinaufwanderte. Die Stühle sollen auch schon immer dünnbreiig und schleimig gewesen sein.

Das Kind hatte bei der Aufnahme ein Gewicht von 3500 g, Temperatursteigerungen und schlechten Appetit, die Stühle waren frequent und katarrha-

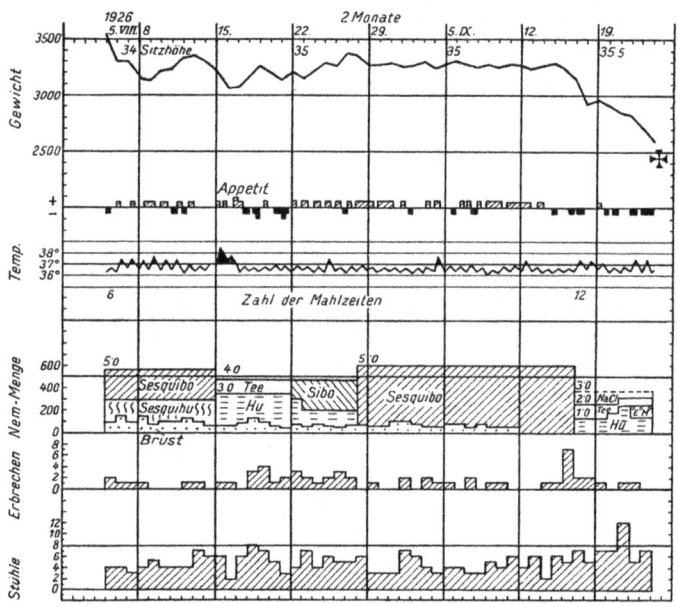

Abb. 60. Erythrodermia desquamativa (Leiner) mit tödlichem Ausgang

lisch, es bestand auch Erbrechen. Das Kind sah im ganzen sehr verfallen aus; die Hauterscheinungen waren typisch. Die Ernährung bestand zunächst in 5 dnsq, ein Teil in Brust-, ein Teil in abgespritzter Frauenmilch mit 8½% Zucker, die andere Hälfte wurde in Sesquibo gegeben. In dieser Ernährungsperiode verschlechterte sich der Zustand des Kindes zusehends. Das Körpergewicht nahm ab, die katarrhalischen Erscheinungen des Darmes wurden sehr bedrohlich; die Temperatur stieg fast auf 39⁰. Es wurde jetzt durch eine Woche hindurch 3 dnsq Frauenmilch mit 1 dnsq Tee gegeben; aber auch dabei besserten sich die Darmerscheinungen nur wenig, wenngleich auch das Körpergewicht zum Stehen kam. In der darauffolgenden Woche wurde zur Hälfte Frauenmilch, zur Hälfte Sibo gegeben, wobei das Körpergewicht bei schlechten Stühlen sogar etwas zunahm. Es wurde dann in den nächsten 14 Tagen versuchsweise 5 dnsq gegeben, zum größten Teil in Sesquibo und nur zu einem kleinen Teil in Frauenmilch. Trotzdem nahm die Krankheit am Schluß eine tödliche Wendung. Es erfolgte plötzlich ein Gewichtssturz um 300 g, Diarrhöen und Erbrechen wurden sehr heftig. Trotz Hungerpause

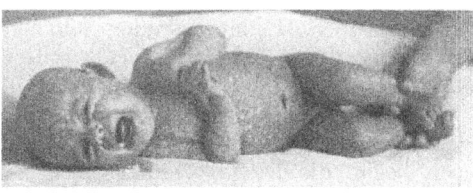

und darauffolgender vorsichtigster Ernährung mit Frauenmilch und trotz täglicher Kochsalzinfusion stürzte das Gewicht weiter, die Darmsymptome wurden immer heftiger und es erfolgte der Tod in einem Zustand fast völliger Unernährbarkeit. Die Hauterscheinungen waren schon in

Abb. 61. Erythrodermia desquamativa (Leiner)

der Sesquibo-Periode in trügerischer Weise gebessert. Das Kind starb demnach nicht an der lokalen Erythrodermia desquamativa, sondern an dem begleitenden schweren Magendarmkatarrh.

Der beschriebene Fall zeigt alle Charaktere der Erythrodermia desquamativa, in erster Linie die Ernährungsschwierigkeiten dieser Fälle. Am besten ging es dem Kinde noch in der Zwiemilchperiode. Trotz der schlechten Stühle wurde die Nahrung auf 5 dnsq, das wäre das Optimum des Kindes, gesteigert, weil bei suboptimaler Ernährung ein Gewichtsansatz überhaupt nicht zu erzielen gewesen wäre. Nicht alle Fälle von Erythrodermie verlaufen so bösartig; die Mortalität beträgt etwa 50%. Der folgende Fall (H. S. Pr. Nr. 608) betrifft ein zwei Monate altes Kind, bei dem die Erythrodermie während eines drei Wochen dauernden Spitalaufenthaltes ausheilte. Das Kind wurde die ganze Zeit mit Zwiemilch ernährt und erhielt zur Hälfte Sequihu, zur Hälfte Sequibo in steigenden Mengen (5 und 6 dnsq). Das Kind bekam außerdem gleichzeitig Vitamin C in Form von Zitronensaft, der angeblich bei Erythrodermie eine die Heilung unterstützende Wirkung haben soll. Die Abb. 61 und 62 zeigen das Kind am 3. Mai und 3. Juni 1922.

Am Schlusse unserer Darstellung der konstitutionellen Ernährungsstörungen sei noch daran erinnert, daß es Säuglinge gibt, welche aus konstitutionellen Gründen,

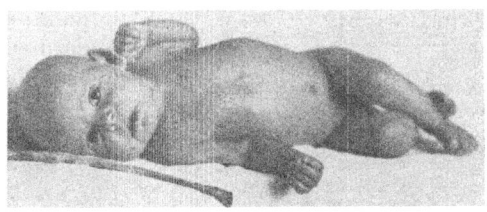

Abb. 62. Das Kind von Abb. 61 mit Erythrodermia desquamativa (geheilt)

aus angeborener Organminderwertigkeit, schlecht gedeihen. Man kann sie als Hypoplastiker bezeichnen. Oft sind es frühgeborene, debile oder Zwillingskinder, die mit nicht voll ausgebildeten Organen zur Welt kommen.

Ernährungsbehandlung der Infektionskrankheiten

Im allgemeinen ist es bei kurzdauernden Infektionen nicht nötig, besondere Ernährungsvorschriften quantitativer Art einzuhalten. Wenn ein Infekt schon in wenigen Tagen vorüber ist, dann ist der Schaden, den eine kurzdauernde Unterernährung wegen Appetitmangels stiftet, nicht so groß, daß man deshalb forciert ernähren müßte. Anderseits darf man auch nicht während der intensiven Allgemeinsymptome viel Nährwerte einbringen, da die Verdauungssäfte nicht in normaler Menge gebildet werden. Anders hingegen liegen die Dinge, wenn es sich um Infekte von längerer Dauer handelt. Hier bedeutet die Unterernährung auch gleichzeitig Zunahme der Resistenzlosigkeit. Es ist ein therapeutisches Gebot, dort, wo wir die Resistenz nicht mit spezifischen Mitteln erhöhen können, den Körper im Kampf gegen den Infekt auf unspezifische Weise zu unterstützen. Das gelingt am leichtesten durch quantitative Ernährungstherapie.

Unter den akuten Infektionskrankheiten sei zunächst die Dysenterie erwähnt. Nach den Feststellungen von v. Gröer gelingt es bisweilen, ruhrkranke Säuglinge, Klein- und Schulkinder auch bei den schwersten Formen der echten Dysenterie so zu ernähren, daß die Patienten von Anfang an an Körpergewicht dauernd zunehmen. Die Ernährungsbehandlung bei der Ruhr ist eine in erster Linie quantitative und richtet sich nach dem Energiebedarf der betreffenden Altersklasse. Die Durchführung dieser Ernährungstherapie nach dem Pirquetschen System gestaltet sich sehr einfach. Wir können die Dysenterie vom Standpunkte der pathologisch anatomischen Veränderungen als lokale Erkrankung des Dickdarms betrachten. Die Geschwüre pflegen an einer Stelle des Darmes zu sitzen, wo die Resorption der Nahrung schon vollendet ist, weshalb es nicht zweckmäßig erscheint, ruhrkranke Kinder nach Ablauf der toxischen Allgemeinerscheinungen aus Furcht vor mechanischer Alteration der Darmgeschwüre hungern zu lassen. Die qualitative Zusammensetzung der vorgeschriebenen Tagesnahrungsmenge muß im akuten Stadium so gewählt werden, wie sie auch sonst akuten fieberhaften toxischen Krankheiten entspricht. Die Nahrung wird also in erster Linie flüssig oder breiig sein müssen. Durch Änderung von Konsistenz und Konzentration der Nahrung gelingt es leicht, ihren Nährwert zu erhöhen. Bei Säuglingsruhr kann man

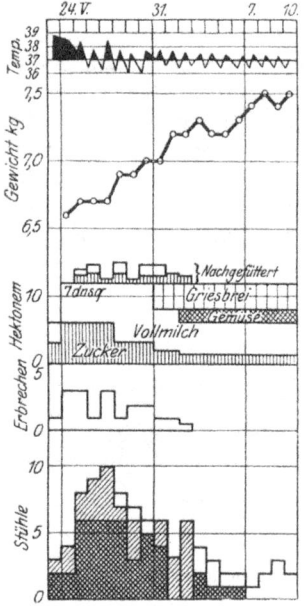

Abb. 63. Leichte Dysenterie, geheilt bei Ernährung mit gezuckerter Vollmilch (Nahrungsoptimum)

mit Vorteil Vollmilch mit 17% Rohrzucker, Einbrennsuppe und Grießbrei verwenden. Rohrzucker ist auch bei den schwersten Verlaufsformen der Ruhr, auch bei Säuglingen, in großen Mengen nicht nur völlig unschädlich, sondern als eines der leichtbekömmlichsten Nahrungsmittel in der Ernährungstherapie dieser Krankheit aufzufassen. Der Rohrzucker wirkt eiweißsparend und gestattet, die Konzentration der Nahrung weitgehend zu steigern (Abb. 63).

Bei Säuglingen soll man womöglich Frauenmilch, eventuell Eiweißmilch mit Zusatz von 6,6% Rohrzucker, verabreichen. Nach einigen Tagen Übergang zu Mehlabkochungen, Eichel- oder Haferkakao (S. 137), Kellerscher Malzsuppe (s. S. 135).

Die medikamentöse Therapie muß sich in erster Linie gegen Tenesmen und Koliken richten: Suppositorien von Extractum Belladonnae (0,002 bis 0,003 pro dosi). Darmspülungen, Abführmittel, Tierkohle sind meist überflüssig. Bei stärkerer Austrocknung infolge großen Wasserverlustes sind subkutane Kochsalzinfusionen, bei Herzschwäche Exzitantien zu empfehlen. Bei sichergestellter toxischer Ruhr soll Shiga-Kruse-Serum Verwendung finden (subkutan 20 cm³ durch mehrere Tage).

Die Masern sind zwar nur eine kurzdauernde Infektionskrankheit, aber wegen der allfälligen Folgen, besonders mit Rücksicht auf die Tuberkulose, seien dennoch einige Worte über die Ernährungstherapie gesagt. Die Masern gehen mit äußerster Appetitlosigkeit einher. Der Widerwille gegen die Nahrungsaufnahme kann den Fieberanfall überdauern. Es ist einleuchtend, daß die durch Anorexie bedingte Konsumption zur Verschlimmerung der Tuberkulose beitragen kann. Handelt es sich um heruntergekommene Patienten in schlechtem Ernährungszustande, so sind in der Rekonvaleszenz Mastkuren indiziert, und das ohne Rücksicht auf den Appetit. Die Methode dieser Mastkuren wird auf Seite 109 ff. besprochen. Während des akuten Stadiums der Masern hält man sich auf dem Minimum, um dann staffelförmig bis auf fünf oder sechs Zehntel Sitzhöhequadrat anzusteigen. In der Rekonvaleszenz geht man, falls eine Mastkur geboten ist, höher hinauf. Die Nahrung muß in der Periode der größten Appetitlosigkeit hinreichend konzentriert sein, damit die erforderliche Quantität zugeführt werden kann. Am besten eignet sich bei Säuglingen hierzu wieder die früher bei der Dysenterie erwähnte Vollmilch mit 17 % Rohrzuckerzusatz und Grießbrei von doppeltem Nährwerte der Milch (Dufa, s. S. 132). Bei Widerwillen gegen stark gesüßte Milch kann aus Mehl und Butter bereitete Einbrennsuppe, ebenfalls von doppeltem Nährwerte, gegeben werden (Czerny-Kleinschmidt, s. S. 134). Sobald es technisch möglich ist, soll gemischte Kost angestrebt werden. Mit Wasserzufuhr soll auch nicht gespart werden. Während des Fiebers werden die Mahlzeiten gerne gekühlt genommen. Technisch am schwierigsten und am wichtigsten ist die Bekämpfung eines sich im Anschluß an die Nahrungsaufnahme einstellenden Erbrechens. Häufige kleine, konzentrierte Mahlzeiten sind das beste Hilfsmittel.

Die Ernährungstherapie des Scharlachs deckt sich im akuten Stadium mit der anderer akut fieberhafter Erkrankungen. Die Anorexie pflegt aber beim Scharlach nicht so hochgradig zu sein wie bei den Masern. Jeden Fall von Scharlach, auch den leichtesten, pflegt man durch vier Wochen im Bett liegen zu lassen und ihm in dieser Zeit kein Fleisch zu geben. Es ist dies eine prophylaktische Maßnahme, deren Wirksamkeit zur Verhütung der Nephritis wissenschaftlich nicht bewiesen ist. Aber man hat den Eindruck, daß die im Spital bei den so behandelten Kindern entstehenden Nierenentzündungen leichter verlaufen als die Nierenentzündungen, bei denen der vorausgegangene Scharlach ohne Beobachtung der genannten Regeln zu Hause abgelaufen ist. Die Vorschrift der fleischlosen Diät entstammt als prophylaktische Maßregel einer rein theoretischen Erwägung. Ob es berechtigt ist, von den ungünstigen Wirkungen der Extraktivstoffe bei chronischer Nephritis auf eine Schädlichkeit von Fleisch und Fleischsuppe bei dem primären Scharlachprozesse zu schließen, wäre noch zu bezweifeln. Empirische Tatsache aber ist, daß die Kinder die fleischlose Kost sehr gut vertragen und daß die leichteren Fälle dabei gute Gewichtszunahmen zeigen, vorausgesetzt, daß der Kalorienbedarf durch Fett und Kohlenhydrat entsprechend gedeckt wird. Wir geben aber nicht reine Milchdiät, sondern von Anfang an, je nach dem Appetit des Kindes, neben der gekochten Milch Malzkaffee und Kakao mit Milch, Milchspeisen (Grießkoch, Milchreis und Kindermehl in Milch, S. 132), Mehlspeisen (Grießschmarren, Semmelschmarren, gedünsteten Reis, S. 138 u. 139), Semmeln (Weißbrot), Butter. Endlich falsche Suppen (Erbsen-, Linsen-, Kartoffelsuppen, S. 137 u. 138) und Früchte, gewöhnlich als Kompott mit Zucker zubereitet (s. S. 133). (Scharlachnephritis S. 116.)

Typhus abdominalis. Abweichend von früher befürwortet man heute beim Typhuskranken eine reichliche Nahrungszufuhr. Diese ist bei Kindern leider oft dadurch ganz behindert, daß infolge Mangels jeden Appetits die Nahrungsaufnahme geradezu verweigert wird. Die Nahrung muß dann oft tagelang durch Zufuhr mit dem Löffel, durch Einspritzung in den Mund oder durch Sondenfütterung erzwungen werden. Man verabreicht schlackenarme, aber kalorienreiche Nahrung. Während der akuten Erscheinungen besteht die Nahrung im wesentlichen aus Milch, Zucker und Mehl; Milchkaffee, Milchsuppen und Mehleinbrenn (S. 137) oder Kindermehl, Schleimsuppen mit frischem Hühnerei; dazu kommen Getränke mit Zuckerzusatz, Limonaden, Fruchtsäfte und allenfalls Kartoffelbrei (S. 133) mit Milch. In schweren Fällen muß man neben der oralen Zufuhr auch zur rektalen mit Nährklysmen, ja sogar zur intravenösen Ernährung mit Zucker (S. 75) greifen. Wenn es gelingt, bei schwer benommenen Typhuskranken das Minimum zuzuführen, muß man schon zufrieden sein. In der Typhusrekonvaleszenz besteht gewöhnlich guter Appetit und es ist leicht, kalorisch reichlich zu ernähren. Wegen der Gefahr von Rezidiven wird es sich aber empfehlen, doch zirka eine Woche nach der Entfieberung abzuwarten, bevor man zur gemischten Kost (Milch- und Mehlspeisen, Fleischpürees, feingehacktem Schinken oder Bratfleisch) übergeht.

Die Diphtherie erfordert nur insoferne gewisse Kautelen bei der Ernährung, als der Schluckakt behindert ist. Dadurch ergibt sich von selbst, daß die Kinder nur flüssige Nahrungsmittel während der akuten Erscheinungen zu sich nehmen können. Der Nährwert kann während dieses akuten Stadiums auf dem Minimum gehalten werden, erst in der Rekonvaleszenz steigert man die Nahrungszufuhr wieder auf das Optimum. Außerordentlich wichtig ist die Ernährung nach Eintritt von Schlucklähmungen. Sind Lähmungserscheinungen des weichen Gaumens vorhanden, so ist es besser, breiige Nahrung zu geben, da Flüssigkeiten zu leicht durch die Nase regurgitieren. Der Erfolg der Ernährungsbehandlung bei postdiphtherischen Lähmungserscheinungen hängt nicht zuletzt von der aufgewendeten Pflege ab. Auch intubierte Kinder bieten bisweilen Ernährungsschwierigkeiten dar, doch lernen die Kinder gewöhnlich schon nach 24 Stunden trotz des liegenden Tubus zu schlucken. Immer empfiehlt sich die Anwendung von konzentrierter breiiger Nahrung.

Pertussis, die durch so viele Wochen mit Erbrechen einhergeht, erfordert besondere Aufmerksamkeit. Häufig bemerken die Eltern, daß Hustenstöße durch gewisse Speisen, z. B. Brotrinde, Weintrauben usw. ausgelöst werden. Diese Speisen werden naturgemäß dann aus dem Speisezettel fortzulassen sein. Im allgemeinen trachtet man, die Kinder kurz nach einem Anfall zu füttern, da um diese Zeit doch eine gewisse Wahrscheinlichkeit besteht, daß eine mehr oder weniger lange Pause bis zum Auftreten des nächsten Anfalles verstreichen wird. Da die Pertussis als solche zu keinen Allgemeinstörungen führt, ist die Toleranz dabei nicht geschädigt und es kann daher ohne Bedenken das Nahrungsoptimum, ja sogar — wegen des Nährwertverlustes durch Erbrechen — mehr als dieses gegeben werden.

Ernährungsbehandlung des Myxödems

Bei unbehandeltem Myxödem ist der Stoffwechsel erniedrigt. Als Ausdruck der Stoffwechselverlangsamung sind die Kinder langsam und träge, haben Neigung zu Untertemperaturen und Stuhlverstopfung. Sie nehmen nur Nahrungsmengen zu sich, deren Nährwert weit unter dem Optimum eines gleichaltrigen Kindes gelegen ist. Während ein gesundes Kind bei $3/10$ Sitzhöhequadrat (Minimum) und Bettruhe bestenfalls im Körpergleichgewicht bleibt, ist ein Kind mit herabgesetzter Schilddrüsenfunktion imstande, bei diesen Nährwertmengen im Körpergewicht gut zuzunehmen. Wird die Schilddrüsentherapie[1] eingeleitet, so hebt

---

[1] In der Universitäts-Kinderklinik in Wien wird die Schilddrüse nach dem Vorschlage von E. Nobel nach dem Sitzhöhequadrat verordnet, und zwar beträgt die verordnete Dosis 10 Mikrogramm (0,000010 g = 10 μg) Drüsentrockensubstanz pro Quadratzentimeter Sitzhöhequadrat. Voraussetzung ist, daß bei dieser Dosierung die Trockensubstanz aus frischer Schilddrüse, die im Meerschweinchenversuch ausgewertet ist, verwendet wird. Ein Kind von 70 cm Sitzhöhe bekommt 50 Milligramm (mg) ge-

sich mit der Stoffwechselsteigerung der Appetit; die Vorbedingung für
eine rationelle und erfolgreiche Thyreoidintherapie ist die gleichzeitige
Darreichung von optimalen Nährwerten, da sonst thyreotoxische Er-

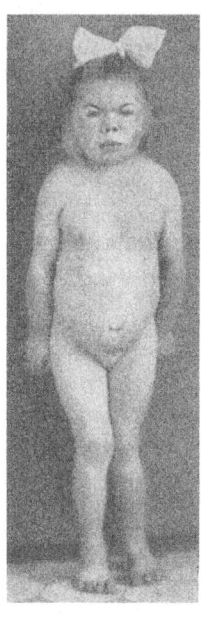 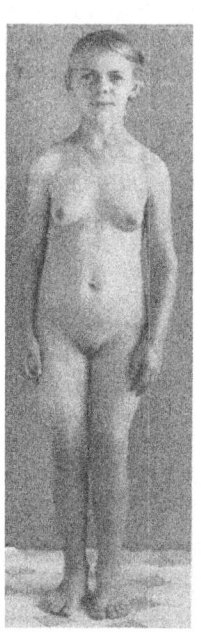

Abb. 64. Unbehandeltes Myxödem. 12³/₄ Jahre alt. 104 cm
hoch (—40 cm)

Abb. 65. Dasselbe Kind wie
in Abb. 64 nach 31 Monaten
Thyreoidinbehandlung.
Längenzunahme: 26 cm

scheinungen eintreten können. Ein mit Schilddrüse behandeltes Kind
soll normale Nahrungsmengen (6 bis 7 dnsq) erhalten. In qualitativer
Hinsicht unterscheidet sich die Nahrung in keiner Weise von der gesunder Kinder (Abb. 64 bis 67).

Enuresis nocturna

Wie bereits auf S. 8 ausgeführt wurde, hängt die Harnmenge vom
Gesamtnahrungsgewicht (Gewicht der Speisen plus getrunkenem Wasser)
ab. Es wurde schon früher (S. 8) ausgeführt, daß das Gewicht der
Speisen plus Flüssigkeiten zur ausgeschiedenen Harnmenge in einer einfachen Beziehung steht: Diese letztere beträgt etwa 50% des Gesamt-
nahrungsgewichtes. Werden z. B. 25 Hektonem als Gleichnahrung ver-

trocknete ausgewertete Schilddrüse pro Tag. Vom Thyreoidin Sanabo sind
zweierlei Stärken im Handel; in Tabletten zu 5 mg (Thyreosan M) und zu
10 mg (Thyreosan 2M).

abreicht (Gesamtgewicht der aufgenommenen Nahrung plus getrunkenen Wassers = 2500 g), so werden daraus etwa $2^1/_2$ l Wasser gebildet; von diesen verlassen etwa $1^1/_4$ l als Harn den Organismus. Werden hingegen 25 Hektonem als doppelt konzentrierte Nahrung gereicht (Gesamtgewicht der Speisen plus getrunkenen Wassers = 1250 g), so werden nur ungefähr 600 cm³ Urin ausgeschieden; dadurch ist es möglich, die Harnmenge willkürlich zu regulieren. Es empfiehlt sich, bei Bettnässern nach den folgenden Grundsätzen konzentrierte Nahrung zu verabreichen: Zunächst Beobachtung, ob jede Nacht bzw. wie oft bei gewöhnlicher

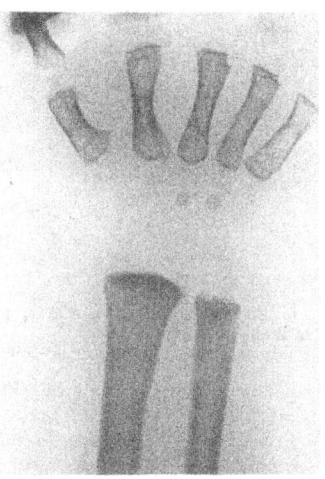 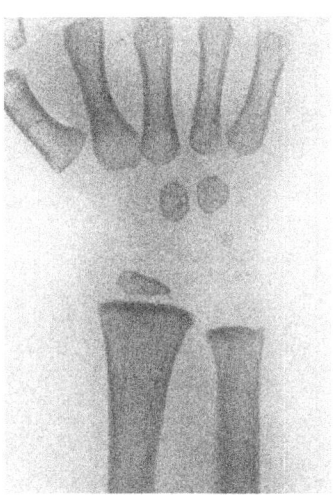

Abb. 66. Handwurzelskelett eines Falles von Myxödem im Alter von $2^1/_4$ Jahren. Es ist nur das Os capitatum und hamatum verknöchert, einem Alter von 6 Monaten entsprechend

Abb. 67. Handwurzelskelett desselben Kindes wie in Abb. 66 im Alter von $3^1/_4$ Jahren nach erfolgter Schilddrüsenbehandlung. Die Knochenkerne des Os hamatum u. capitatum wesentlich größer geworden; der Knochenkern des Triquetrums und die distale Radiusepiphyse sind neu hinzugetreten

Diät Bettnässen auftritt. Bei leichten und mittelschweren Fällen genügt es in der Regel, durch Verordnung von Doppelnahrung das Bettnässen zum Sistieren zu bringen (Doppelnahrung kann ohne nachteilige Wirkungen beliebig lange verabreicht werden). Gelingt dies nicht, dann geht man vorübergehend zu höheren Nahrungskonzentrationen, indem durch drei bis sieben Tage zweieinhalbfache, sogar (für drei bis vier Tage) dreifach konzentrierte Nahrung verabreicht wird; sodann wieder Rückkehr auf Doppelnahrung. Bei Rückfall neuerliche Steigerung der Nahrungskonzentration durch einige Tage. Bei allerschwersten Fällen können ein bis höchstens zwei strenge Tage mit vierfacher Nahrung von Nutzen sein, wobei aber auf das subjektive Befinden des Kindes besonderes Augenmerk zu lenken ist und beachtet werden muß, daß drei- oder vier-

fach konzentrierte Nahrung nur unter genauer ärztlicher Kontrolle verabreicht werden darf. Es empfiehlt sich, den flüssigen Anteil der Tagesdiät in der ersten Tageshälfte zu verabreichen.

Schema einer Tagesdiät für einen Bettnässer (25 Hektonem als Doppelnahrung)

Hn										Eiweiß Dn + −	Nahrungs-gewicht in g (= Nagl)
6ʰ	6	+1 / 100 Milch	+1 / 100	−1 / 17 Zucker	−1 / 17	0 / 25 Weißbrot	0 / 25			0	284
9ʰ	3	+2 / 1 Ei	+1 / 100 Milch	0 / 25 Semmel						+ 3	165
12ʰ	7	0 / 100 Suppe	+3 / 40 Fleisch	0 / 50	0 / 50 Gemüse	0 / 20	0 / 20 Mehlspeise	0 / 20		+ 3	300
15ʰ	2	−1 / 100 Tee 17 Zuck.	0 / 20 Keks							− 1	120
18ʰ	7	0 / 50	0 / 50 Grießbrei	0 / 30	0 / 30 Brot	+2 / 20	+2 / 20 Schinken	−1 / 8,5 Butter		+ 3	158
	25									+ 8	1027

Summe der Hektonem   Summe der Plus- und Minuszahlen zur Eiweißberechnung

Die ganze Diät enthält 25 Dn + 8 Dn = 33 Dn Eiweiß. Ihr Gewicht
ist 1027 g; wenn noch zirka 120 g Wasser für den ganzen Tag zugesetzt
werden, haben wir genau eine Doppelnahrung verordnet.

Außer bei Enuresis können durch eine konzentrierte Ernährung
auch andere Krankheiten, die mit pathologischer Flüssigkeitsansamm-
lung einhergehen, günstig beeinflußt werden, so z. B. Pleuritis exsudativa, Peritonitis tuberculosa, Nephritis mit Ödemen, Peri-
carditis exsudativa. Ferner auch bei Krankheitszuständen, bei denen
erhöhte Nahrungskonzentration zwecks Einschränkung des Nahrungs-
volumens indiziert erscheint, z. B. Rekonvaleszentenschwäche oder
bei essentiellen Anorexien (v. Gröer).

Der Hertersche Infantilismus

Dieses Krankheitsbild wurde, wie schon die vielen Namensgebungen
(Coeliac disease, schwere Verdauungsinsuffizienz jenseits des Säuglingsalters (Heubner), Atrophia pluriglandularis digestiva (Schick und
Wagner), Coeliakie (Lehndorff und Mauthner) anzeigen, von verschiedenen Seiten verschieden aufgefaßt. Es handelt sich um eine

seltene Kinderkrankheit, die vom differentialdiagnostischen Standpunkt
aus besonders beachtet werden muß, weil Verwechslungen mit der Peritonitis tuberculosa häufig vorkommen. Zunächst fällt bei den Kindern
der große Bauch auf. Der Pseudoascites infolge flüssigen Darminhaltes
kann einen echten Ascites vortäuschen. Alle Kinder mit Herterscher
Krankheit sind im Wachstum bedeutend zurückgeblieben und untergewichtig, ohne aber, im Gegensatz zum Myxödem, eine intellektuelle
Einbuße aufzuweisen. Die Krankheit setzt häufig schon im späteren
Säuglingsalter im Anschluß an länger dauernde Ernährungsstörungen
ein und kann bis in die Pubertät reichen. Ein weiteres charakteristisches
Symptom sind die voluminösen, an Neutralfett reichen Stühle, die mit
gärungsdyspeptischen Diarrhöen abwechseln, und häufige intensive Gewichtsschwankungen. In extremen Fällen wurde allgemeiner Hydrops
beobachtet. Diese letzteren Fälle geben eine besonders ungünstige Prognose
und erinnern an Hungerödem. Die reichliche Ausscheidung von Neutralfett im Stuhle ist von manchen Seiten als Pankreasinsuffizienz aufgefaßt worden, eine Theorie, die aber nicht allgemein anerkannt
wurde. Bei Obduktionen wurde vielfach auch eine Atrophie anderer
innersekretorischer Drüsen gefunden, so daß der Name Atrophia pluriglandularis digestiva berechtigt erscheint. Andere Symptome sind eine
an die Huntersche Zunge (bei perniziöser Anämie) erinnernde glatte
rote Zunge, ein Parallelismus zur allgemeinen Atrophie der Darmdrüsen.
Vielfach kommen auch trophische Störungen der Haut und ihrer Anhangs-
gebilde (Nägel) vor. Vor der Verwechslung mit Nephrose schützt die
Harnuntersuchung (kein Eiweiß); vor der Verwechslung mit Peritonitis
tuberculosa die Tuberkulinreaktion (negativ).

Die Therapie muß in erster Linie die Unterernährung bekämpfen.
Die früheren Methoden, die auf Schonbehandlung des Magendarmtraktes aufgebaut waren und im wesentlichen qualitative Ernährungs-
therapien mit Kalorien-, Fett- und Kohlenhydratarmut darstellten, versagten deshalb, weil Kinder nur bei entsprechender Kalorienzufuhr
überhaupt gedeihen können und jede Kalorienbeschränkung die Unterernährung aus inneren Gründen nur verschlimmert. Auch medikamentöse Behandlung mit Pankreontabletten und andere innersekretorische
Therapien (Pituitrin usw.) sind machtlos. Nicht ganz ohne Wert sind
kleine Opiumdosen zur Ruhigstellung des übererregbaren Darmes. Die
wichtigste Therapie bleibt die quantitative Ernährungstherapie. Sie muß erstens kalorienreich sein und dabei relativ viel Eiweiß enthalten, da von den drei Nährstoffen das Eiweiß am besten toleriert
wird. Während das normale Kind einen durchschnittlichen Eiweißprozent-
anteil von 10 bis 15 % der Gesamtkalorien in der Kost aufnimmt, kann
man bei der Herterschen Krankheit bis zu 20 und 25 % ansteigen. Diese
Kost wird aber von Kindern im allgemeinen nicht gern durch längere
Zeit genommen. Ebenso ist auch forcierte Mastbehandlung auf die Dauer
bei Kindern nicht leicht durchzuführen. Jede Mastbehandlung soll daher
eine intermittierende sein. Man pflegt Perioden kalorien- und eiweiß-
ärmerer Kost mit solchen kalorien- und eiweißreicherer Kost miteinander

abwechseln zu lassen. Sehr häufig sieht man, daß die Stühle während dieser Mastperioden sich vorübergehend wieder verschlechtern. Da aber diese Art der Behandlung als bewußte Übungstherapie aufzufassen ist, soll man sich durch das Verhalten der Stühle nicht ängstigen lassen. Die Mastkuren können eventuell durch Insulinbehandlung unterstützt werden (s. S. 112). In Amerika sind in den letzten Jahren von Marriott Bananen und Bananenmehl zur Behandlung empfohlen worden. Es gibt Fälle, die jeder Behandlung trotzen und dann eine schlechte Prognose geben.

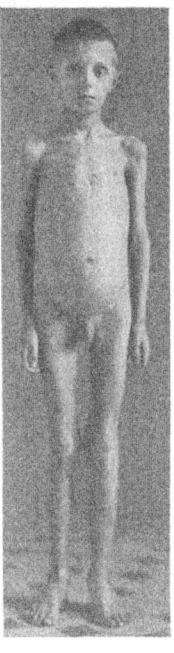 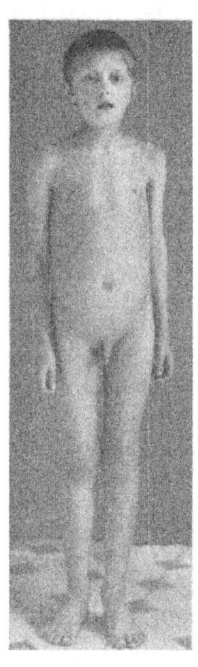

Abb. 68. Herterscher Infantilismus vor der Behandlung. Großes Abdomen; um 4 cm unter der erwarteten Länge

Abb. 69. Dasselbe Kind wie in Abb. 68 nach 2 ½ Monaten Ernährungsbehandlung

In Parenthese sei hier bemerkt, daß bei manchen Fällen von Herterschem Infantilismus als Folge der langen Unterernährung avitaminotische Züge (Xerophthalmie, Skorbut) sich finden. Lebertran, frische Früchte und Gemüse seien daher im Kostplan nicht vergessen. Als Ausdruck der Störung im Mineralstoffansatz zeigt das Röntgenbild in extremen Fällen osteoporotische Knochen. Die Sucht der Kinder nach Salzen kann so groß sein, daß sie den Kalk der Mauer zum Munde führen.

Im Folgenden bringen wir die Krankengeschichte eines Falles von Herterschem Infantilismus.

S. E., Knabe, Prot.-Nr. 193, 10 Jahre alt. Die Anamnese war nur sehr dürftig zu erheben, da die Mutter an Tuberkulose gestorben war, vom Vater

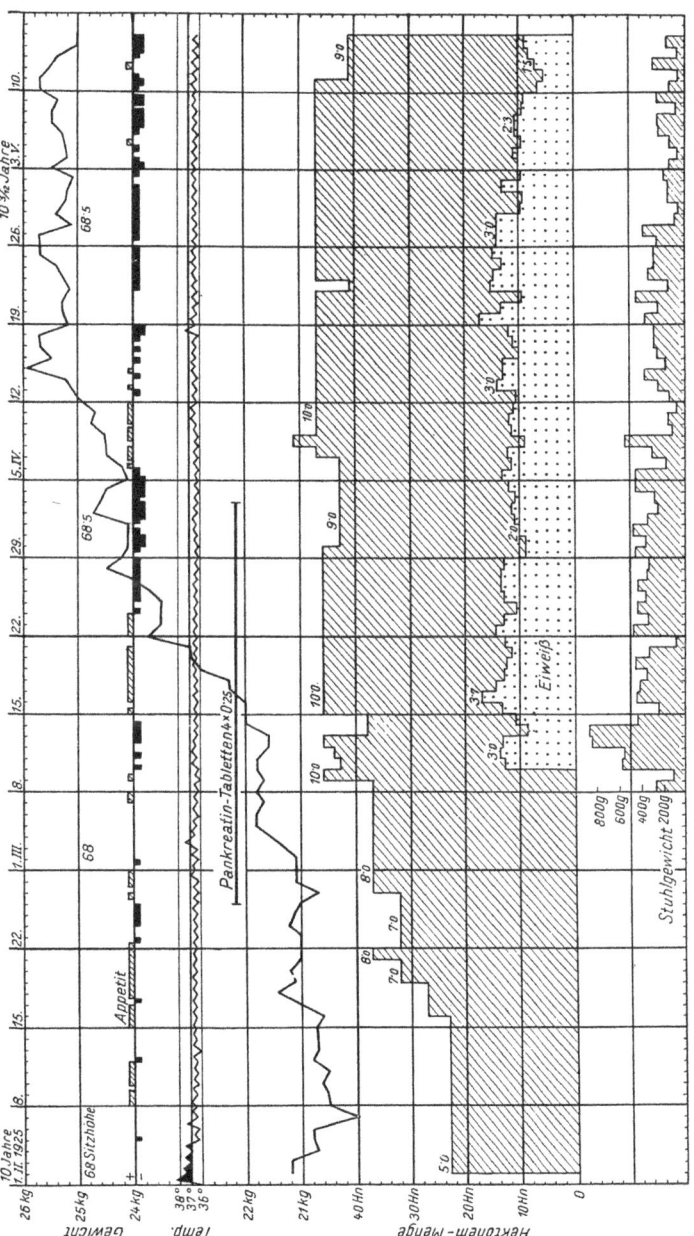

Abb. 70. Herterscher Infantilismus

aber genaue Angaben nicht zu erhalten waren. Das Kind soll schon während der ganzen letzten Jahre häufig schlechte Stühle gehabt haben, die bisweilen sehr massig und übelriechend waren; auch fiel dem Vater der große Bauch auf. Bei der Aufnahme war das Kind nur 20,7 kg schwer und hatte eine Länge von 126 cm. Diese Länge entsprach einem 9 Jahre und 2 Monate alten Kinde. Der Wachstumsrückstand war also in diesem Falle nicht sehr bedeutend. Der Bauch war mächtig aufgetrieben, der Ernährungszustand, wie Abb. 68 zeigt, sehr schlecht, die Stühle für den Herter schen Infantilismus ganz charakteristisch, sehr fettreich, bisweilen schaumig, Stuhlgewicht bis zu 900 g im Tag.

Die hier eingeleitete Ernährungsbehandlung ist aus der Abb. 70 zu ersehen. Als medikamentöse Therapie wurde daneben noch für kurze Zeit 1 g Pancreatin pro Tag gegeben. Das Wesen der Behandlung war eine Mastkur mit stärkerer prozentischer Beteiligung des Eiweiß an den Gesamtkalorien als in normaler gemischter Kost. Zum Zwecke der Mästung wurden die Gesamtkalorien bis auf 8, 9 und 10 dnsq erhöht, was einer täglichen Zufuhr von 48 Hn (= 3200 Kalorien) entsprach. Die Erhöhung des Eiweißprozentanteiles erfolgte auf Kosten des Fettes. Es wurden bis 30 Kalorienprozent Eiweiß im Tag erreicht. Dies gelang durch reichliche Zufuhr von Fleisch, Eiern und Käse. In 10 Wochen nahm das Kind fast 6 kg zu, erreichte damit aber noch nicht ganz sein Sollgewicht. Die Stühle wurden normal und das Kind konnte nach ungefähr drei Monaten geheilt nach Hause entlassen werden. Abb. 69 zeigt den guten Ernährungszustand des Kindes nach Beendigung der Mastkur.

Im Folgenden sei ein Beispiel für eine Mastperiode bei einem zehnjährigen Kinde mit Herter schem Infantilismus gegeben, in dessen Kost 20% der Gesamtkalorien durch Eiweißkalorien gedeckt sind.

Stunde der Mahlzeit	Hn	Sitzhöhe = 70 cm; $\frac{7}{10}$ si² = 35 Hn										Eiweiß Dn + —
7	10	+1/100 Milch	+1/100	−1/17 Zukker	+2 1 Ei	+2 1 Ei	+2/20 Schinken	+2/20	0/30 Brot	0/30	−1/8,5 Butter	+8
10	3	+1/100 Milch	0/25 Semmel	0/25								+1
13	10	0/100 Suppe	+7/67 Fisch	+7/67	0/50 Gemüse	0/50	0/30 Mehlspeise	0/30	0/30	0/30 Brot	+2/20 Käse	+16
16	2	+1/100 Milch	+1/100									+2
19	10	0/30 Brot	0/30	+2/20 Schinken	+2/20	+1/15 Salami	+1/15	+2/20 Käse	+2/20	−1/8,5 Butter	−1/₂/150 Obst	+8¹/₂
	35											+35¹/₂

Die Anorexie

Als ätiologische Faktoren kommen bei diesem im Kindesalter so häufigen Symptom die verschiedensten Momente in Betracht. Die Anorexie kann nur einen vorübergehenden Zustand darstellen, der durch mangelhafte Bildung der Darmsekrete bedingt ist. Das gilt z. B. für das Fieberstadium der meisten akuten Krankheiten. Unter den chronischen Infektionskrankheiten ist es die Tuberkulose, die in elektiver Weise den Appetit der Kinder schädigt. Auch Herzkranke, namentlich solche im Stadium der Dekompensation, die infolge ihres Leidens zur Muskelruhe gezwungen sind, essen gewöhnlich wenig. Dazu kommt noch der Stauungskatarrh des Magens. In anderen Fällen wieder ist die Anorexie psychogen bedingt. Diese Form findet sich am häufigsten bei verwöhnten, oft bei einzigen Kindern, auf die sich das ganze Interesse der überbesorgten Familie konzentriert und die gerade durch die Anorexie oft die Familie tyrannisieren, also einen gewissen Zweck mit ihrer negativistischen Einstellung erfüllen.

Die Methoden, die ein anorektisches Kind anwendet, sind ebenfalls sehr verschiedener Natur. Es gibt Kleinkinder, die aus Kaufaulheit nicht zur Zeit erlernen, konsistente Nahrung zu sich zu nehmen. Dann gibt es wieder Kinder, die sich dadurch der Nahrungsaufnahme zu entziehen suchen, daß sie den Mund krampfhaft schließen, während andere wieder das Essen zwar aufnehmen, aber in den Backentaschen verstecken. Besonders raffinierte Nichtesser bringen das Essen überhaupt beiseite, verbergen es unter dem Kopfkissen, nehmen es aufs Klosett mit oder werfen es zum Fenster hinaus. Das wirksamste Mittel, durch welches neuropathische Nichtesser ihre Angehörigen in Schrecken versetzen, ist das Erbrechen.

Als Therapie der Anorexie stehen uns drei Maßnahmen zur Verfügung, die entweder jede für sich oder miteinander kombiniert anzuwenden sind.

1. Optimale Ernährung (mit einem gewissen Überschuß),
2. Liegekur und
3. Adjuvantia in Form von
   a) Luft und Sonne,
   b) Insulin,
   c) Eisen,
   d) Arsen.

Wir haben mit Absicht die Bezeichnung „optimale Ernährung" gewählt; das Wort „Mastkur" sollte eigentlich vermieden werden; denn der Zweck der Ernährungstherapie bei der Anorexie ist nicht so sehr, dem Kind einen Überschuß an Fett anzumästen, als vielmehr der, das Sollgewicht zu erreichen. Wenn später dennoch die Bezeichnung „Mastkur" angewendet wird, so ist darunter immer nur eine Mast bis auf das dem Alter bzw. der Körperlänge entsprechende Sollgewicht zu verstehen.

Zur Beurteilung des Sollgewichtes von Kindern einer bestimmten Länge bedienen wir uns der Pirquet-Camererschen Zahlen, welche, auf ein Meßband aufgeschrieben, in übersichtlicher Weise gestatten, ein Gewichtsdefizit, für Knaben und Mädchen getrennt, bei einer aktuellen Körperlänge festzustellen. Das Wesen aller Mastkuren im Kindesalter besteht darin, daß man auf der Unterlage einer exakten Berechnung des Nahrungsbedarfs dem Kinde solange die zur Erreichung des Körpergewichtes notwendige Nahrungsquantität zuführt, bis das Sollgewicht erreicht ist. Bei allen Mastkuren wird man aber nicht dauernd mästen können, sondern nur intermittierend: Man wird zwischen Perioden hochkalorischer Ernährung solche knapperer Kost einschalten müssen und immer erst wieder dann weitermästen dürfen, wenn der Appetit der Kinder sich gehoben hat. Denn die Gefahr zu lange fortgesetzter reichlicher Ernährung besteht darin, daß sich die Kinder des Kalorienüberschusses durch Erbrechen entledigen.

Es ist selbstverständlich, daß man die Mastbehandlung, wie oben erwähnt, noch durch andere Verfahren unterstützen muß: in erster Linie sind hier Freiluftbehandlung und psychische Behandlung zu nennen. Oft genügt schon der Milieuwechsel, der mit der Aufnahme in die Anstalt verbunden ist, um eine Körpergewichtszunahme in Gang zu bringen. Das gilt namentlich für jene Gruppe von schlechten Essern, die aus nervösem Milieu stammen und die Nahrungsaufnahme aus psychischen Gründen verweigern. Ihre Zahl ist, namentlich in der Oberklasse, nicht gering. Sie haben auch sonst eine Reihe von Stigmen an sich, sind häufig geistig sehr gut entwickelte Kinder, ermüden aber leicht und setzen ihre Umgebung durch Erbrechen, Ohnmachtsanfälle und die hartnäckige Verweigerung jedweder Nahrung in Schrecken.

Die am häufigsten vorkommende Form der Anorexie, welche eine Ernährungsbehandlung nötig macht, ist die bei Tuberkulose. Bei der Tuberkulose stellt neben der Freiluftbehandlung die reichliche Ernährung das wichtigste therapeutische Mittel dar. In den Tuberkuloseheilstätten soll die quantitative Ernährungsbehandlung an erster Stelle stehen.

Es ist das oberste Gebot, wenn man rationelle Ernährungstherapie bei Anorexien machen will, eine Methode anzuwenden, deren Grundlage eine exakte Berechnung des Nahrungsbedarfs darstellt. Diese Grundlage ist im Pirquetschen System gegeben, und es braucht an dieser Stelle nur an das erinnert zu werden, was im ersten Abschnitte dieses Buches über die Berechnung des Nahrungsbedarfes gesagt wurde (s. S. 11ff). Man geht bei der Mastbehandlung, wenn keine Kontraindikation dagegen besteht, von Nährwertmengen eines mittleren Energiequotienten ($^5/_{10}$ Sitzhöhequadrat) aus und bleibt darauf stehen, solange als das Kind zunimmt. Bei Abflachung der Gewichtskurve steigert man weiter auf sechs und sieben Zehntel und kann bei schwerer Untergewichtigkeit kurzfristig sogar noch darüber hinausgehen, was gewöhnlich nicht durch Steigerung des Volumens, sondern durch Erhöhung der Konzentration gelingt.

Bei Kindern, bei denen sich die Anorexie mit Erbrechen verbindet, ist es angezeigt, häufig kleine Mahlzeiten zu geben und die durch das

Erbrechen zu Verlust gehenden Kalorien nach Tunlichkeit wieder zu ersetzen. Dabei wird auch die Ernährungstechnik sowie die entsprechende Zubereitung und Konzentrierung der Speisen in der Küche eine große Rolle spielen.

Als Schema der Behandlung verweisen wir auf den im zweiten Abschnitt des praktischen Teils gegebenen Speiseplan für gesunde Kinder vom 3. Lebensjahr an (s. S. 24) für verschiedene Lebensalter und Sitzhöhen und auf die fertigen Speisenordnungen im letzten Abschnitt (S. 139). In dem Schema ist nur der kalorische Rahmen für die Nahrungsverschreibung enthalten. Die Zusammenstellung der Diät erfolgt in einzelnen Hektonemportionen und muß auch auf den individuellen Geschmack und die je nach der Jahreszeit zur Verfügung stehenden Nahrungsmittel noch Rücksicht nehmen. Nie vergesse man, die Überschlagsrechnung über den Eiweißbestand der Kost durchzuführen sowie auch immer genügend frische Nahrungsmittel als Gemüse und Früchte zu verordnen.

Wir bringen im folgenden einen Speisezettel für ein achtjähriges Kind, das wegen einer Hilusdrüsentuberkulose aufgefüttert werden soll.

Stunde der Mahlzeit	Hn	Sitzhöhe = 65 cm; $\frac{7}{10}$ si² = 30 Hn									Eiweiß Dn + —
7	8	$\frac{+1}{100}$	$\frac{+1}{100}$	$\frac{-1}{17}$	$\frac{0}{30}$	$\frac{0}{30}$	$\frac{-1}{8,5}$	$\frac{-1}{8,5}$	$\frac{+2}{1\ Ei}$		+ 1
		Milch		Zucker	Brot		Butter				
10	3	$\frac{+2}{1\ Ei}$	$\frac{0}{30}$	$\frac{-1}{8,5}$							+ 1
			Brot	Butter							
13	9	$\frac{0}{100}$	$\frac{+3}{40}$	$\frac{0}{50}$	$\frac{0}{50}$	$\frac{0}{30}$	$\frac{0}{30}$	$\frac{0}{30}$	$\frac{0}{30}$	$\frac{-1/2}{150}$	+ 2½
		Suppe	Fleisch	Gemüse			Mehlspeise		Brot	Obst	
16	2	$\frac{+1}{100}$	$\frac{+1}{100}$								+ 2
		Milch									
19	8	$\frac{0}{50}$	$\frac{0}{50}$	$\frac{0}{50}$	$\frac{0}{50}$	$\frac{0}{30}$	$\frac{-1}{8,5}$	$\frac{+2}{20}$	$\frac{-0,5}{15}$ Schokolade			+ ½
				Grießbrei			Brot	Butter	Käse		
	30										+ 7

Das wichtigste Hilfsmittel bei optimaler Ernährung stellt die Liegekur dar. Man geht dabei in der Weise vor, daß man ein Kind, das neu in die Behandlung eintritt, während der ersten vierzehn Tage vollständig zu Bett läßt. Dann läßt man die Kinder zu den Mahlzeiten und zum Waschen aufstehen, den übrigen Teil des Tages verbringen sie im Bett. Schließlich werden nur bestimmte Liegestunden während des Tages eingehalten: das Frühstück wird z. B. im Bett eingenommen, dann steht das Kind auf, hält vor dem Mittagessen zwei Stunden Liegekur, am Nachmittag weitere zwei Stunden und bleibt dann bis über das

Abendessen außer Bett. Im Haushalte geht man besser so vor, daß das Kind erst vor der zweiten Mahlzeit aufsteht, nach der Mittagsmahlzeit hat es eine Stunde Liegekur, das Abendessen nimmt es wieder im Bett ein.

Man kann sich in der Anstaltsbehandlung oft davon überzeugen, daß Kinder, die im Zimmer nicht zum Essen zu bringen sind, beim Aufenthalt im Freien alsbald zu essen beginnen. Daß Freiluft und

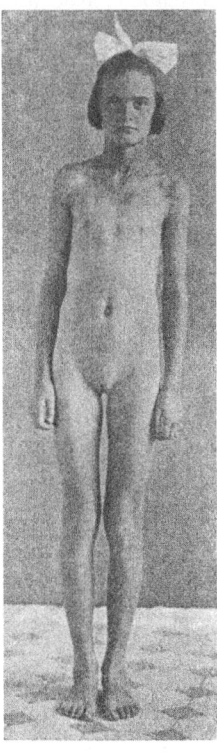 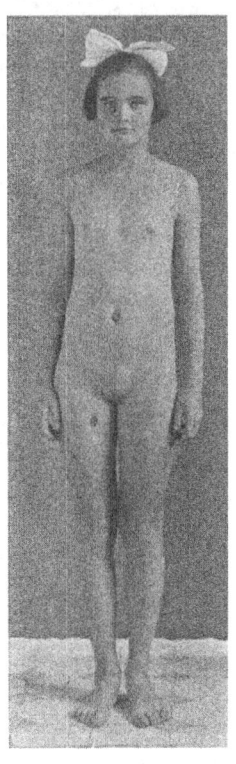

Abb. 71. Unterernährtes Mädchen im Alter von 12 Jahren vor der Insulin-Mastbehandlung

Abb. 72. Dasselbe Mädchen wie in Abb. 71 nach 3 monatlicher Insulin-Mastbehandlung Gewichtszunahme um 6 kg. Man beachte die Ausfüllung der Schenkelspalte

Sonne die wichtigsten stoffwechselanregenden Faktoren sind, ist seit langem bekannt. An Stelle der natürlichen Sonne kann auch die Quarzlampe Anwendung finden (s. S. 57).

Mastbehandlungen können bisweilen erfolgreich mit Insulinbehandlung kombiniert werden. Die Insulinhypoglykämie wird dabei als Appetitstimulans benützt. Nur wenn es wirklich gelingt, in der Hypoglykämie ein Plus an Kalorien zuzuführen, kann eine derartig geleitete Insulinmastbehandlung Erfolg haben. Es ist schwer, die Dosierung des

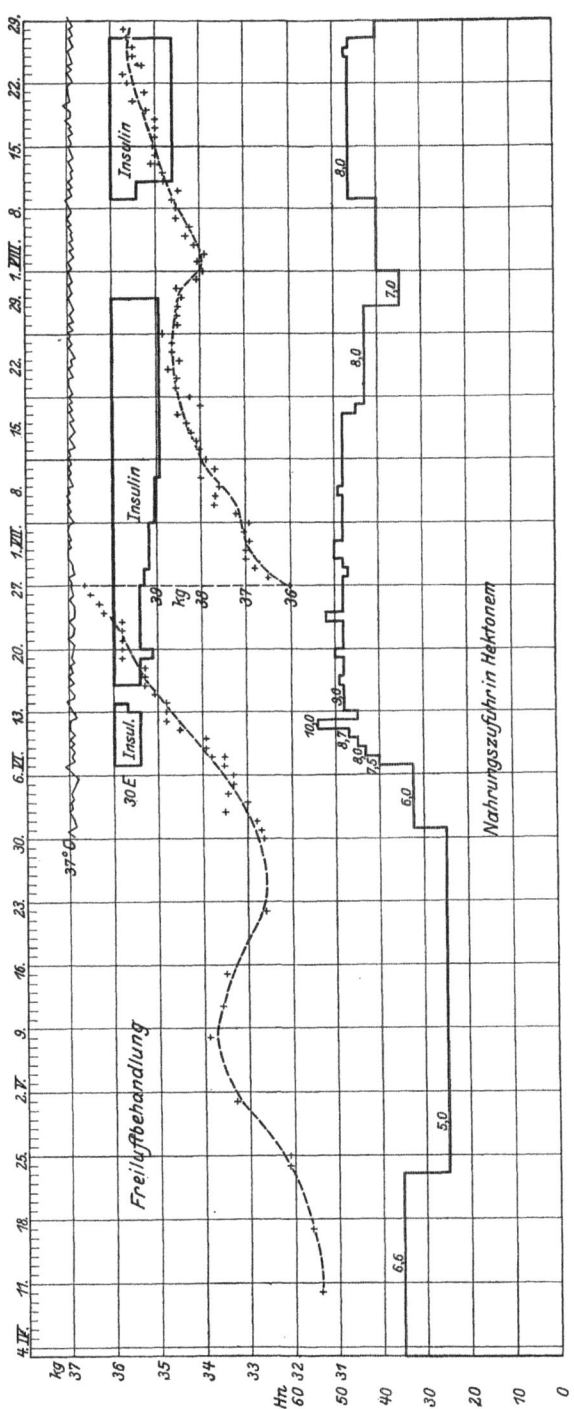

Abb. 73. Unterstützung einer Mastkur durch Insulin

Insulins dabei in allgemeine Regeln zu fassen, da normale Individuen nicht immer auf kleine Dosen so prompt mit Blutzuckerstürzen antworten wie Diabetiker. Man wird daher erst empirisch die Dosis feststellen müssen, die zu einem nachweislichen Blutzuckersturz führt. (Nur in Anstalten!) Das kann ebensowohl schon bei zehn Einheiten, als erst bei 20 oder 30 der Fall sein. Wir haben Fälle beobachtet, wo Kinder, die vorher der einfachen Mastbehandlung Trotz boten, später bei kombinierter Insulinmastbehandlung in zwei bis drei Monaten um 6 bis 8 kg zugenommen haben. Das Wichtigste ist, wie erwähnt, bei dieser Behandlung die geschickte Ausnützung des durch die Hypoglykämie erzeugten Heißhungers. In der Abb. 73 geben wir ein Beispiel für eine erfolgreiche Insulinmastbehandlung. Abb. 71 u. 72 zeigen das Kind vor und nach der Insulinmastbehandlung.

Von den appetitanregenden Mitteln sei hier das E i s e n erwähnt, das entweder als Ferrum carbonicum saccharatum (zwei- bis dreimal täglich 0,5) oder mit einem Bittermittel zusammen Anwendung findet. Zur A r s e n b e h a n d l u n g eignet sich am besten die Solutio Fowleri. Es muß jedoch betont werden, daß es uns bei genauer klinischer Beobachtung des Appetits nicht gelungen ist, objektiv die Wirksamkeit von Eisen und Arsen festzustellen.

Rekurrierendes Erbrechen mit Azetonämie

Bei dieser eigentümlichen, für das Kindesalter charakteristischen Störung, welche auch periodisches Erbrechen, Cyclic vomiting, genannt wird, hat die Diätbehandlung nur ein beschränktes Anwendungsgebiet. Da die Erkrankung aber in der Mitte zwischen neurogenen Störungen und Stoffwechselanomalien steht, wollen wir hier davon sprechen. Ein Befund, welcher mit großer Wahrscheinlichkeit auf eine bestehende Störung des Kohlenhydratstoffwechsels hinweist, ist der niedrige Blutzucker im Anfall. Hilliger war der erste, der 1914 einen Abfall des Blutzuckers von 140 auf 70 mg% bei einem Kinde mit zyklischem Erbrechen beobachtete. Die auffälligsten Symptome sind das Erbrechen, dem die Krankheit ihren Namen verdankt und die starke Ausscheidung von Azetonkörpern durch Lunge und Niere. Der Anfall kann ganz plötzlich einsetzen und es kann dann, wenn das Kind nicht schon von vorausgegangenen Untersuchungen als zyklischer Erbrecher bekannt ist, differentialdiagnostisch gegenüber der Appendizitis, Meningitis und dem diabetischen Koma Zweifel bestehen. Meist handelt es sich um neuropathische Kinder und um Kinder aus nervös belasteten Familien. Die Kinder sind schnell und heftig in ihren Reaktionen, sehr interessiert an ihrer Umgebung, klug, aber von geringem Konzentrationsvermögen und leicht ermüdend. Als auslösende Momente kommen Aufregungen psychischer Art, Anstrengungen und Infekte in Betracht. Von klinischen Symptomen, die mit dem Erbrechen einhergehen, erwähnen wir die an die Seekrankheit erinnernde Muskelschlaffheit (Amyotonie) und Willenlosigkeit (Abulie), vasomotorische Übererregbarkeit, Bauchschmerzen, unregelmäßige Temperatursteigerungen und das zyklische Schwanken dieser Symptome. Wie bei anderen zyklischen Störungen, dem Asthma, der Epilepsie, der Migräne usw. hat man den Eindruck, daß jede einzelne Attacke das Kind einerseits von einem psychischen Druck entlastet, anderseits aber für eine Wiederkehr gewissermaßen einübt. Es ist sowohl Hilliger als auch später Knoepfelmacher gelungen, bei an zyklischem Erbrechen leidenden Kindern durch Kohlenhydratkarenz in der Nahrung einen Anfall auszulösen. Im Anfalle selbst ist die orale Nahrungszufuhr gewöhnlich wegen des heftigen Erbrechens erschwert. Bei manchen Kindern genügt schon die Entfernung aus dem häuslichen Milieu und die Unterbringung im Spital, um das Erbrechen zum Stehen zu bringen. Dann kann die orale Nahrungszufuhr sofort beginnen und es gelingt leicht, die durch das Erbrechen erschöpften und heruntergekommenen Kinder nach den früher beschriebenen Prinzipien quantitativer Ernährungsbehandlung wieder aufzufüttern. Wenn hingegen das Erbrechen im neuen Milieu nicht sistiert, halten wir die intravenöse Traubenzuckerzufuhr oder das Tropfklysma mit Traubenzucker für das rationellste. In Amerika und England wurde vielfach gleichzeitige Medikation mit Insulin empfohlen. Wir konnten uns hier nicht von der absoluten Notwendigkeit gleichzeitiger Insulinbehandlung überzeugen, sondern glauben, daß Traubenzucker und Flüssigkeitszufuhr allein genügen. Meist kommt man mit einer einzigen Infusion von 750 bis 1000 cm³ 10%iger Traubenzuckerlösung aus. Zur Prophylaxe für die Heimbehandlung ist ein Speisezettel zu empfehlen, der wenig Fleisch und Fett enthält, mehr Gemüse, Brot, Zucker, Mehlspeise, Obst. Ebenso wichtig aber scheint die psychische Behandlung dieser Fälle zu sein und ähnlich wie beim Asthma bronchiale gelingt es oft, durch längere Entfernung der Kinder aus dem häuslichen Milieu dieses für Patienten und Umgebung so unangenehmen Leidens Herr zu werden.

Die Ernährungsbehandlung der Nierenerkrankungen

Im Kindesalter kommen hauptsächlich drei Formen von Nephropathien vor: die akute Glomerulonephritis vom Typus der Scharlachnephritis, die tubuläre Nephropathie oder Nephrose vom Typus der Diphtherieniere und Mischformen dieser beiden Typen, glomerulotubuläre Nephropathien (nephrotischer Einschlag bei der Glomerulonephritis, z. B. bei Impetigo).

Die Mehrzahl von Nephritisfällen im Kindesalter sind akute hämorrhagische Glomerulonephritiden vom Typus der Scharlachnephritis. Als ätiologische Faktoren kommen außer dem Scharlach noch andere Infektionen, Anginen, Grippen, der rheumatische Komplex usw. in Betracht. Im Vordergrund der klinischen Symptome steht die Oligurie und Hämaturie. Der Reststickstoff im Blute ist erhöht. Das Ödem ist bei der akuten Glomerulonephritis nicht sehr ausgesprochen. Auch die Albuminurie ist nicht sehr hochgradig und bewegt sich gewöhnlich um zwei bis drei Promille. Der Blutdruck ist erhöht. Wenn keine

Zeichen von Urämie, die meist eine Mischung von eklamptischer und azotämischer Form darstellt, vorhanden sind, dann ist die Therapie gewöhnlich sehr einfach und hoffnungsvoll, da die Prognose der akuten kindlichen Nephritis gewöhnlich sehr günstig ist. Jede akute Nephritis gehört auf mindestens sechs Wochen ins Bett. Während der ersten drei Tage ist die beste Schonbehandlung der Niere die Ernährung mit Zucker, den man in Form von Rohrzucker oder Fruchtsäften verabreichen kann. Es gelingt ganz leicht, einem Kinde in 24 Stunden sein Minimum, d. i. $^3/_{10}$ Sitzhöhequadrat, als Zucker mit Tee oder Fruchtsäften zuzuführen. Nach diesen drei Tagen kann man dann eine etwas weniger strenge Kohlenhydratfettkost geben. Dazu eignen sich Zerealien aller Art, Reis, Grieß, Mehl, Semmel, Brot, Kartoffel und Butter. Ist der Blutdruck inzwischen normal geworden, dann gibt man Milch hinzu und bleibt auf diesem Kostregime, welches als einziges animalisches Eiweiß das Milcheiweiß enthält, solange, als der Harn erhebliche Mengen von Blut und Eiweiß aufweist. Nach sechs Wochen sind die Erscheinungen gewöhnlich so weit gebessert, daß man probeweise Ei oder Fleisch versuchen kann, immer unter ständiger Kontrolle des Urins.

Die Diätverschreibung bei einer akuten Glomerulonephritis würde sich demnach folgendermaßen gestalten: nach drei Zuckertagen wird für die erste Zeit eine eiweißarme Kost wie in dem folgenden Schema verschrieben:

Stunde der Mahlzeit	Hn	Sitzhöhe = 70 cm. $\dfrac{3}{10}$ si^2 = 15 Hn						Eiweiß Dn + —
6^h	3	0 30 Sahne	— 1 17 Zucker	0 25 Semmel				— 1
9^h	3	0 25 Semmel	— 1 8,5 Butter	— 0,5 100 Bananen				— 1$^1/_2$
12^h	4	0 100 Einbrennsuppe	— 0,5 80 Kartoffel	— 1 8,5 Butter	0 30 Mehlspeise			— 1$^1/_2$
15^h	2	0 30 Sahne	— 1 17 Zucker					— 1
18^h	3	0 20 Reis	— 1 8,5 Butter	— 0,5 15 Schokolade				— 1 $^1/_2$
	15							— 6$^1/_2$

Das Schema ist für 3 dnsq gewählt. Bei gutem Appetit und Allgemeinbefinden kann die Diät erweitert werden. Von dieser strengen Schondiät geht man dann zu einer Diät über, die zwar der Hauptsache nach aus Kohlenhydrat und Fett besteht, daneben aber schon etwas mehr Eiweiß in Form von Milch enthält. Das folgende Schema bringt eine solche Diät zur Anschauung:

Stunde der Mahlzeit	Hn	Sitzhöhe = 70 cm. $\dfrac{3}{10}$ Si^2 = 15 Hn						Eiweiß Dn +—
6^h	3	+ 1 100 Milch	— 1 17 Zucker	0 25 Semmel				0
9^h	3	0 25 Semmel	— 1 8,5 Butter	— 0,5 100 Banane				—1,5
12^h	4	0 100 Einbrenn- suppe	— 0,5 80 Kar- toffel	+ 1 100 Milch	0 30 Mehl- speise			+ 0,5
15^h	2	+ 1 100 Milch	0 25 Semmel					+ 1
18^h	3	0 50 Grießbrei	— 1 8,5 Butter	— 0,5 150 Apfel				—1,5
	15							—1,5

Bei urämischen Zwischenfällen ist die Nahrungszufuhr am besten ganz auszusetzen; therapeutisch ist Venaesectio und Lumbalpunktion vorzunehmen; als Beruhigungsmittel gegen die Krämpfe eignet sich in vorzüglicher Weise das Luminalnatrium (0,5 auf 10 Wasser), 2 cm^3 mehrmals täglich als subkutane Injektion.

Ganz anders verhalten sich die Nephrosen, die pathologisch-anatomisch mit einer fettigen Degeneration der Epithelien der Tubuli einhergehen. Als febrile Albuminurien kommen solche Nephrosen in ihrer leichtesten Form bei fast allen schwereren Infektionskrankheiten vor. Von speziellen Ätiologien seien die Diphtherie, die kongenitale Lues und endlich die Tuberkulose (Amyloidniere) erwähnt. Im Gegensatz zu den akuten hämorrhagischen Nephritiden fehlt bei den Nephrosen die Hämaturie und die Blutdrucksteigerung, hingegen kommen mächtige Ödeme, Anämie, Magendarmstörungen und Bronchitiden vor. Der Harn enthält große Mengen Eiweiß (10 bis 20%$_{00}$), er ist hochgestellt (spezifisches Gewicht 1040 bis 1050); das Sediment enthält verfettete Epithelien und Zylinder aller Art. Die Stickstoffausscheidung ist nicht gestört, hingegen besonders die Wasser- und Salzausscheidung. Die Hauptgefährdung des Lebens stammt aus der gesunkenen Immunität. Nicht allzu häufig kommt im Kindesalter auch die sogenannte genuine Nephrose (Lipoidnephrose) vor. Sie gibt die ungünstigste Prognose. Wegen der Störung der Wasser- und Salzausscheidung wird man bei den Nephrosen die Flüssigkeitszufuhr beschränken müssen. Die Kochsalzzufuhr soll 2 bis 3 g pro Tag nicht überschreiten. Eine besondere diätetische Behandlung ist bei den leichten Formen (auch Diphtherie) nicht nötig; bei schwereren Formen soll die Diät nicht mehr als ½ Liter Milch enthalten. Bei den Nephrosen ist im Gegensatz zur akuten Nephritis medikamentöse Therapie nicht nur gestattet, sondern oft sogar geboten, um die Entwässerung zu beschleunigen. Man beginnt gewöhnlich mit Urea in großen Dosen, 20 bis 30 g täglich. Auch Novasurolinjektionen in halber Dosis des Erwachsenen (0,6 cm³) intramuskulär zweimal wöchentlich sind wirksam. Als drittes Mittel der Entwässerung kommt die Schilddrüsenbehandlung (s. S. 101, Fußnote) in Betracht, die in zweckmäßiger Weise mit kohlenhydratarmer und, im Gegensatze zur Nephritis, eiweißreicher Kost kombiniert wird. Mehr als 20% Eiweiß in der Kost werden von Kindern gewöhnlich nicht gerne genommen. Bei den glomerulo-tubulären Mischformen ist kochsalz- und eiweißarme Kost geboten.

Schrumpfniere ist im Kindesalter nicht häufig. Es kommen sowohl sekundäre Schrumpfnieren als auch arteriosklerotische Schrumpfnieren bei den seltenen Fällen von juveniler Arteriosklerose vor. Die Schrumpfnieren sind immer mit hohem Blutdruck vergesellschaftet, das Konzentrationsvermögen der Niere hat schwer gelitten. Der Reststickstoff im Blut ist bedeutend erhöht. Die Diätbehandlung besteht hauptsächlich in Eiweißbeschränkung. Auch hier wird man von interkurrenten Zuckerperioden Gebrauch machen. Der Ausgang ist aber immer letal.

Schließlich sei noch die seinerzeit von Heubner als Pädonephritis bezeichnete gutartige Form der chronischen Nierenentzündung des Kindesalters erwähnt. Es handelt sich hier um eine chronische Form der herdförmigen Glomerulonephritis; sie geht mit jahrelanger, sehr wechselnder Eiweißausscheidung und Hämaturie einher, der Blutdruck ist aber ein normaler. Diese Form ist gutartig. Eine besondere diätetische Schonbehandlung scheint uns nicht angebracht.

Ganz verfehlt wäre es, wenn man bei der lordotischen Albuminurie eine diätetische Schonbehandlung der Nieren einleiten würde. Es handelt sich dabei um eine, namentlich Mädchen im Wachstumsalter betreffende Form der Eiweißausscheidung, welche, wie schon der Name sagt, durch Lordosierung (Jehle) ausgelöst werden kann. Der Morgenharn ist ganz eiweißfrei, in dem nach 5 bis 10 Minuten Lordosierung (Knieprobe) gelassenen Harne fällt schon in der Kälte auf Essigsäurezusatz ein Eiweißkörper aus. Aber auch Formelemente können im Sedimente vorhanden sein. Bei dieser lordotischen Albuminurie ist die Allgemeinbehandlung der Körperschwäche das Wichtigste; es gelten hier die gleichen diätetischen Grundsätze wie auch sonst bei der Mastbehandlung.

Auch im Säuglingsalter kommen Albuminurien vor, so z. B. die transitorische Albuminurie in der ersten Woche, die keine Bedeutung hat, ferner luetische Nephrosen, Nephritiden im Verlaufe von Sepsis und endlich die Zystopyelonephritis. Besondere diätetische Maßnahmen kommen nicht in Frage, da ja der Säugling ohnedies auf Milchdiät steht.

Diabetes mellitus

Die Diätbehandlung des Diabetes mellitus kann in diesem Rahmen nur in Kürze abgehandelt werden. Die Einstellung eines diabetischen Kindes sollte immer in einer Anstalt erfolgen. Hier wird die Dauerkost festgelegt, die dann zu Hause fortgesetzt werden soll. Ein Hauptunterschied der Diabetikerkost gegenüber der Normalkost besteht darin, daß beim Diabetiker dem Fett die Rolle des Hauptenergieträgers zugewiesen wird, während beim normalen Kinde sich die Kohlenhydrate mit 50 bis 60% an den Gesamtkalorien beteiligen. Es muß aber auch in der Diabetikerkost immer ein gewisses Minimum an Kohlenhydraten vorhanden sein, da sonst die Diät ketogen wirkt.

Nach den amerikanischen Untersuchungen der letzten Jahre muß zwischen den ketogenen Faktoren einer Diät (d. i. 90% des Fettes und 46% des Eiweiß) einerseits und den antiketogenen Faktoren (d. i. 10% vom Fett, 58% vom Eiweiß und 100% vom Kohlenhydrat) ein derartiges Verhältnis bestehen, daß der Quotient aus ketogenen und antiketogenen Faktoren, wenn die Azetonkörperausscheidung vermieden werden soll, die Zahl 2 nicht überschreitet. In der Praxis darf allerdings dieses Verhältnis glücklicherweise zugunsten des Diabetikers überschritten werden, d. h. er verträgt viel mehr Fett, als dieser theoretischen Formel entspricht. Dadurch ist es möglich, auch diabetische Kinder auf dem gleichen Energiequotienten wie normale zu ernähren. Sie scheiden dabei allerdings eine kleine Menge von Azetonkörpern aus, die aber, solange die Eisenchloridreaktion im Harne negativ ist, ein halbes Gramm nicht überschreitet.

Der praktische Arzt wird bei der häuslichen Nachbehandlung, namentlich, wenn es sich um plötzliche Änderungen der Stoffwechsellage, um interkurrente Infekte oder hypoglykämische Zwischenfälle während einer Insulinbehandlung handelt, bisweilen einzugreifen haben.

In der Einstellungsperiode beginnt man gewöhnlich mit einer Gesamtkalorienzufuhr, die den Grundumsatz deckt. Bei 3 dnsq sind 10% der Gesamtkalorien als Eiweiß zu geben, vegetabilisches und animalisches Eiweiß zusammengenommen. Der Rest der Kalorien wird durch Fett gedeckt. Da kindliche Diabetiker am besten von vorneherein mit Insulin behandelt werden, erübrigt es sich, die Kohlenhydrattoleranz festzustellen; man kann vielmehr sogleich mit 60 g Kohlenhydrat (entsprechend einem Semmelwert von 100 g) beginnen. Die folgende Tabelle 5, die ein Schema der Dauerkost für diabetische Kinder verschiedenen Alters nach dem Sitzhöhequadrat enthält, läßt sich auch für die Einstellungsperiode benützen, vorausgesetzt, daß 3 dnsq nicht weniger als 18 Hn betragen. In diesem letzteren Falle ist die Diät nach ähnlichen Prinzipien, wie auch sonst im Pirquetschen System, aus einzelnen Hektonemportionen zusammenzustellen und nur darauf zu achten, daß nicht mehr als 10% Eiweiß gegeben werden und der Kohlenhydratgehalt 100 g Semmelwert nicht übersteigt. Nach Entzuckerung des Patienten während der Grundumsatzperiode kann dann durch allmähliche kalorische Steigerung (wiederum unter Benützung der Tabelle) die Dauerkost aufgebaut werden. Auch sie enthält durchwegs 100 g Semmelwert, 10% der Gesamtkalorien in Eiweiß und den Rest der Kalorien in Fett.

Tabelle 6. Schema einer Dauerkost für jugend-

Tages-zeit	Sitzhöhe in cm	53—55	56—57	58, 59	60, 61	62, 63	64, 65	66, 67
	6 dnsq. Hekto-nem	18	19	20	22	23	25	27
Morgen 7 Uhr	Semmel	25 g Semmel	25 g Semmel	25 g Semmel	25 g Semmel	25 g Semmel	25 g Semmel	25 g Semmel
	Butter	17 g Butter	17 g Butter	17 g Butter	$25^1/_2$ g Butter	$25^1/_2$ g Butter	$25^1/_2$ g Butter	$25^1/_2$ g Butter
	Käse oder Äqui-valente	20 g Käse	20 g Käse	20 g Käse	20 g Käse	20 g Käse	20 g Käse + 20 g Schinken	20 g Käse + 20 g Schinken
Vor-mittag 10 Uhr	Semmel	25 g Semmel	25 g Semmel	25 g Semmel	25 g Semmel	25 g Semmel	25 g Semmel	25 g Semmel
	Butter	17 g Butter	17 g Butter	17 g Butter	$25^1/_2$ g Butter	$25^1/_2$ g Butter	$25^1/_2$ g Butter	$25^1/_2$ g Butter
	Obst	50 g Apfel	50 g Apfel	50 g Apfel	50 g Apfel	50 g Apfel	50 g Apfel	50 g Apfel
Mittag 13 Uhr	Suppe	Bouillon mit Ei	Bouillon mit Ei	Bouillon mit Ei	Bouillon mit Ei	Bouillon mit Ei	Bouillon mit Ei	Bouillon mit Ei
	frisches mittel-fettes Fleisch	40 g Fleisch	40 g Fleisch	40 g Fleisch	40 g Fleisch	40 g Fleisch	40 g Fleisch	40 g Fleisch
	Fett (zum Ab-braten des Flei-sches)	$7^1/_2$ g Schweine-schmalz	$7^1/_2$ g Schweine-schmalz	$7^1/_2$ g Schweine-schmalz	$7^1/_2$ g Schweine-schmalz	$7^1/_2$ g Schweine-schmalz	$7^1/_2$ g Schweine-schmalz	$7^1/_2$ g Schweine-schmalz
	Gemüse	250 g Spinat	250 g Spinat	250 g Spinat	250 g Spinat	250 g Spinat	250 g Spinat	500 g Spinat
	Fett (für das Gemüse)	$17^1/_2$ g Fett	$17^1/_2$ g Fett	$17^1/_2$ g Fett	$17^1/_2$ g Fett	$17^1/_2$ g Fett	25 g Fett	$32^1/_2$ g Fett
Nach-mittag 16 Uhr	Sahne	30 g Sahne	30 g Sahne	60 g Sahne	60 g Sahne	60 g Sahne	60 g Sahne	60 g Sahne
Abend 19 Uhr	Semmel	25 g Semmel	25 g Semmel	25 g Semmel	25 g Semmel	25 g Semmel	25 g Semmel	25 g Semmel
	Butter	17 g Butter	17 g Butter	17 g Butter	17 g Butter	$25^1/_2$ g Butter	$25^1/_2$ g Butter	$25^1/_2$ g Butter
	Sardinen oder Äqui-valente	—	—	—	—	33 g Sardinen	33 g Sardinen	—
	Käse oder Äqui-valente	—	20 g Schinken	20 g Schinken	20 g Schinken	—	—	20 g Schinken
	Obst	50 g Apfel	50 g Apfel	50 g Apfel	50 g Apfel	50 g Apfel	50 g Apfel	50 g Apfel

Die ausführliche Diätverordnung ist dem Buche Pirquet-Wagner,

liche Diabetiker verschiedenen Alters

68, 69	70, 71	72—74	75, 76	77, 78	79, 80	81, 82	83 u. m.
28	30	32	34	36	38	40	45
25 g Semmel	25 g Semmel	25 g Semmel	25 g Semmel	25 g Semmel	25 g Semmel	25 g Semmel	25 g Semmel
25$^1/_2$ g Butter	25$^1/_2$ g Butter	25$^1/_2$ g Butter	25$^1/_2$ g Butter	25$^1/_2$ g Butter	25$^1/_2$ g Butter	30 g Butter	34 g Butter
20 g Käse + 20 g Schinken	20 g Käse + 20 g Schinken	20 g Käse + 20 g Schinken	20 g Käse + 20 g Schinken	20 g Käse + 20 g Schinken	20 g Käse 20 g Schinken	20 g Käse 20 g Schinken 30 g Zunge	20 g Käse 20 g Schinken 30 g Zunge
25 g Semmel	25 g Semmel	25 g Semmel	25 g Semmel	25 g Semmel	25 g Semmel	25 g Semmel	25 g Semmel
25$^1/_2$ g Butter	25$^1/_2$ g Butter	25$^1/_2$ g Butter	25$^1/_2$ g Butter	25$^1/_2$ g Butter	25$^1/_2$ g Butter	25$^1/_2$ g Butter	34 g Butter
50 g Apfel	50 g Apfel	50 g Apfel	50 g Apfel	50 g Apfel	50 g Apfel	50 g Apfel	50 g Apfel
Bouillon mit Ei	Bouillon mit Ei	Bouillon mit Ei	Bouillon mit Ei	Bouillon mit Ei	Bouillon mit Ei	Bouillon mit Ei	Bouillon mit Ei
40 g Fleisch	40 g Fleisch	40 g Fleisch	80 g Fleisch	80 g Fleisch	80 g Fleisch	80 g Fleisch	80 g Fleisch
7$^1/_2$ g Schweineschmalz	7$^1/_2$ g Schweineschmalz	7$^1/_2$ g Schweineschmalz	7$^1/_2$ g Schweineschmalz	15 g Schweineschmalz	15 g Schweineschmalz	15 g Schweineschmalz	15 g Schweineschmalz
500 g Spinat	500 g Spinat	500 g Spinat	500 g Spinat	500 g Spinat	750 g Spinat	750 g Spinat	750 g Spinat
40 g Fett	40 g Fett	55 g Fett	62$^1/_2$ g Fett	70 g Fett	77$^1/_2$ g Fett	77$^1/_2$ g Fett	85 g Fett
60 g Sahne	90 g Sahne	90 g Sahne	90 g Sahne	90 g Sahne	90 g Sahne	90 g Sahne	120 g Sahne
25 g Semmel	25 g Semmel	25 g Semmel	25 g Semmel	25 g Semmel	25 g Semmel	25 g Semmel	25 g Semmel
25$^1/_2$ g Butter	25$^1/_2$ g Butter	25$^1/_2$ g Butter	25$^1/_2$ g Butter	25$^1/_2$ g Butter	25$^1/_2$ g Butter	30 g Butter	34 g Butter
—	—	33 g Sardinen	—	33 g Sardinen	—	—	—
20 g Schinken	30 g Zunge 33 g Extrawurst	30 g Zunge	30 g Zunge 33 g Frankfurter	30 g Zunge	30 g Zunge 33 g Pariserwurst	33 g Pariserwurst 25 g Selchfleisch	30 g Zunge 1 Ei 33 g Extrawurst
50 g Apfel	50 g Apfel	50 g Apfel	50 g Apfel	50 g Apfel	50 g Apfel	50 g Apfel	50 g Apfel

Kochbuch für Diabetiker, welches demnächst erscheinen wird, zu entnehmen

Die kohlenhydrathaltigen Nahrungsstoffe können wie folgt gegenseitig vertauscht werden:

Statt 10 g Semmel darf man andere Speisen in folgender Menge geben:

12 g	Mischbrot	26 g	Bananen
40 „	Apfel, Apfelsine	57 „	Stachelbeeren
40 „	Birne	60 „	Johannisbeeren
40 „	Pfirsich	60 „	Erdbeeren
48 „	Marillen	26 „	Mispeln
44 „	Weichsel	8 „	Reis, Grieß, Mehl
35 „	Kirschen	30 „	Kartoffel
36 „	Zwetschgen	125 „	Milch
34 „	Pflaumen	50 „	Nüsse
32 „	Weintrauben	8 „	Schokolade

Die Eiweißstoffe können gegeneinander ausgetauscht werden:

Statt 20 g Käse kann man eine der folgenden Speisen geben: 20 g Schinken, 20 g kalten Braten, 25 g Selchfleisch, 30 g Zunge, 15 g fette Wurst, 1 Ei, 15 g ungarische oder polnische Salami, 13 g Gansleberpastete. 33 g Sardinen kann man durch eine der folgenden Speisen ersetzen: 50 g Sprotten, 50 g Russen, 50 g Hering, 50 g Sülze, 15 g Grieben.

Einmal in der Woche darf das Kind als Zulage zur Kost eine Süßspeise haben, zum Beispiel einen Auflauf aus folgenden Ingredienzien:

40 g Topfen, 13 g Butter, 12 g Mandeln, 14 g Schlagsahne, ½ Ei.

Es wird aus Butter, Eidotter, Topfen und geriebenen Mandeln ein Abtrieb gemacht, zuletzt der Schnee aus dem halben Ei beigemengt und mit Saccharin gesüßt. Das Ganze läßt man in einer Auflaufform eine halbe Stunde backen.

Zu einer gegebenen Diät wird während der Einstellungsperiode die dazugehörige Insulinmenge festgelegt. Dabei geht man am besten empirisch vor, indem man, mit kleinen Insulinmengen (10 Einheiten täglich) beginnend, solange mit der Dosis ansteigt, bis der Patient normoglykämisch und sein Harn zuckerfrei geworden ist. Bei älteren Kindern kann der Bedarf bis zu 80 Einheiten betragen. Die Verteilung der Tagesmengen erfolgt in der Weise, daß man in leicht einstellbaren Fällen zwei Injektionen im Zwölfstundenintervall gibt und die Dosis im Verhältnis von 6 : 4 teilt. Bei drei Injektionen injiziert man im Sieben-, Acht- und Neunstundenintervall; die Gesamtdosis wird in drei Teile geteilt, die sich wie 5 : 2 : 3 verhalten. In diesem Fall sind die ganzen 100 g Apfel (Tab. 5) nach der 2. Injektion zu geben.

Außer mit der Diät soll der Praktiker auch mit den hypoglykämischen Zwischenfällen, die ihre Ursache in einer zu tiefen Blutzuckersenkung haben und sich zu Hause ereignen können, vertraut sein. Der wichtigste Grundsatz ist der, daß man, wenn die orale Zuckerzufuhr nicht mehr möglich ist, unverzüglich Traubenzucker durch Injektion zuzuführen hat. Längeres Zuwarten kann gefährlich werden: es sind Todesfälle durch Hypoglykämie vorgekommen. Bei diagnostischer Unsicherheit soll man lieber einmal zu viel als zu wenig injizieren. Cardiaca und Stimulantien sind überflüssig und bedeuten nur einen Zeitverlust. Der Traubenzucker wird entweder in $33^1/_3$%iger Lösung intravenös zugeführt, oder als 10%ige Lösung in Mengen von 160 bis 200 g subkutan. Man soll die Zuckerzufuhr so lange fortsetzen, bis sich das Kind völlig erholt hat. Nur bei ganz leichten Symptomen ist der Zucker in Form von gezuckerten Limonaden oder Früchten per os zuzuführen. Bei stärkerer Benommenheit ist es gefährlich, kohlenhydrathaltige Nahrungsmittel noch per os zuzuführen, da die vollkommene Bewußtlosigkeit so schlagartig einsetzen kann, daß Erstickungsgefahr durch Aspiration gegeben ist, wie wir selbst erlebt haben.

Bei interkurrenten fieberhaften Infekten muß die Dauerkost durch eine vorübergehende Schonungsdiät ersetzt werden. Am sichersten gelingt es, die Stoffwechsellage des Kindes während solcher Infekte zu schützen, wenn man zunächst für die ersten 24 Stunden als ausschließliche Nahrung 500 g Apfel oder Orange oder andere Obstäquivalente gibt. An der Insulinmenge wird nichts geändert. Bisweilen sind sogar größere Dosen nötig, um den Harn zuckerfrei zu erhalten. In Fällen, wo die Anorexie sehr hochgradig ist, ist man manchmal gezwungen, an solchen Tagen überhaupt nur Zucker (70 g gewöhnlicher Rohrzucker als Limonade) zu geben. Dauert der Infekt länger, dann eignet sich als Schonbehandlung am besten kalorienarme Amylazeenkost. Als Tagesnahrung verordnet man bei Kindern mittleren Alters: 30 g Semmel, 30 g Brot, 12 g Grieß, 12 g Reis, 40 g Kartoffel, 125 cm³ Milch und dazu 250 g erlaubte Gemüse mit 50 bis 100 g Butter[1]. Mit dieser Kost kann ein bettlägeriges Kind auch durch längere Zeit auskommen. Mit Ausnahme der kleinen Menge Milcheiweiß ist sie frei von animalischem Eiweiß.

Als für den Diabetiker erlaubte Gemüse können sich gegenseitig vertreten: 250 g Spinat, Kochsalat, Kohl, Blumenkohl, Kohlsprossen oder frische Schwämme, 300 g Sauerkraut, 400 g Spargel oder Tomaten und 500 g Kopfsalat oder Gurken. Die nährwertlosen Flüssigkeiten, wie zuckerfreier Tee und Kaffee, sowie auch Fleischbrühe sind frei und brauchen in die Tagesdiät nicht eingerechnet zu werden.

Behandlung des diabetischen Komas

Sowohl im Präkoma als auch im vollentwickelten Koma diabeticum ist die orale Nahrungszufuhr vollkommen auszusetzen; dafür sorgt schon der heftige Brechreiz. Auch wenn man keine Blutzuckerbestimmung machen kann, kann eine sofortige Injektion von 50 klinischen Einheiten Insulin sicher nicht schaden. Der Blutzucker weist nämlich im diabetischen Koma Höchstwerte auf (400 bis 500 mg% gegenüber 100 mg⁰/₀ der Norm). Ebenso wichtig wie die initiale Insulininjektion ist eine

---

[1] Die Semmel ist nach der Morgeninjektion, das Brot nach der Abendinjektion zu geben; die übrigen Kohlenhydrate sind gleichmäßig über den Tag zu verteilen.

gleichzeitige Flüssigkeitszufuhr, am besten als intravenöse Infusion
von physiologischer Kochsalzlösung. N o r m o s a l oder R i n g e r sche

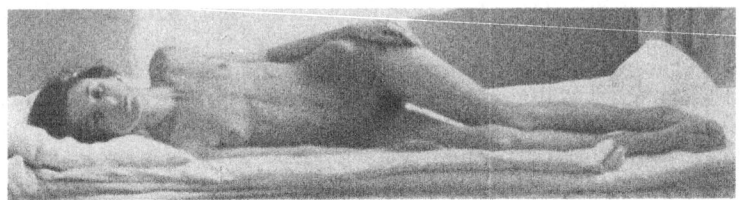

Abb. 74. Präkomatöser Zustand bei einem 13 Jahre alten diabetischen Mädchen

Lösung sind entbehrlich. Ebenso ist die früher im Koma verwendete Sodainfusion heute gänzlich überflüssig geworden. Auch Tropf-

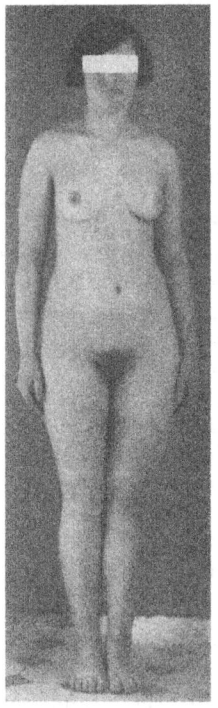

Abb. 75.
Dasselbe Mädchen wie
in Abb. 74 nach 3 jähriger
Behandlung mit Insulin
und Diät

klystiere können nach vorausgehendem Reinigungs-
klysma mit Erfolg angewendet werden. Mit der
Insulinzufuhr ist hierauf fortzusetzen, und zwar
injiziert man bis zum Umschwung der Stoffwechsellage zweistündlich weiter und gibt dabei jedesmal
30 bis 40 Einheiten. Gewöhnlich verbraucht man
beim kindlichen Koma insgesamt 180 bis 200
klinische Einheiten im Verlauf von 24 Stunden. Es
ist schwierig, hier allgemeine Regeln aufzustellen.
Nur fortlaufende Blutzuckerbestimmungen lassen
ein plötzliches Einsetzen von hypoglykämischen
Zwischenfällen vermeiden, die gerade während
der Komabehandlung deshalb so sehr zu fürchten
sind, weil die komatöse Bewußtlosigkeit plötzlich in hypoglykämische Bewußtlosigkeit um-
schlagen kann.

Wenn man im Zweifel ist, ob während einer
Komabehandlung der Patient nicht bereits unter-
zuckert ist, dann halte man sich an die folgenden
Symptome: Im Koma ist die Atmung vertieft und
pausenlos, im hypoglykämischen Koma hingegen
ist die Atmung nicht verändert. Im Koma ist der
Puls klein, weich, leicht unterdrückbar und be-
schleunigt, im hypoglykämischen Koma häufig
arhythmisch (Extrasystolie und Bradykardie). Ein
wichtiges Zeichen im Koma ist ferner noch die
Hypotonia bulbi. Außerdem können in der Hypoglykämie Streckkrämpfe auftreten mit Unmöglichkeit, den Mund zu öffnen, während zum Bilde des
Komas Krämpfe nicht gehören. Andere Koma-
symptome sind noch das heftige Erbrechen, Schmerzen im Epi-
gastrium, trockene Haut, hartnäckige Obstipation.

Die Komabehandlung gehört unbedingt in die Anstalt und ist nur bei Unmöglichkeit, ein Spital zu erreichen, zu Hause zu versuchen. Meist kommt man zurecht, wenn man sogleich beim Einsetzen der ersten bedrohlichen Symptome die Nahrungszufuhr ganz sistiert und das Kind mit einer kräftigen Insulindosis in die Anstalt befördert. Auch noch nach 24 und 48 Stunden ist im Kindesalter die Erholung aus dem Koma möglich, weil die beim Erwachsenen so gefürchteten kardiovaskulären Formen im Kindesalter wegen des guten Zustandes des Herzmuskels nicht bedrohlich sind. Man gibt zwar gewöhnlich auch gleichzeitig Cardiaca in Form von Kampfer, Koffein und Digitalis, doch läßt sich das kindliche Koma mit den drei therapeutischen Hauptfaktoren: Hunger, Insulin und Wasser, sicherlich beherrschen.

Wenn keine Blutzuckerbestimmungen ausführbar sind, kann mit gewissen Kautelen auch die Untersuchung des Harnes zur Beurteilung der Stoffwechsellage herangezogen werden. Wenn man bei einem bewußtlosen Kinde im Koma Katheterharn zur Untersuchung auf Zucker gewinnt, so soll man nicht vergessen, daß diese Harnportion noch aus einer früheren Periode des Komas stammen kann, in der der Blutzucker noch hoch lag und in der daher noch Zucker ausgeschieden wurde. Wenn man also im Zweifel ist, ob man noch weiter injizieren darf, wird man erst die Blase mit dem Katheter ganz entleeren müssen und nach einer halben Stunde neuerdings Harn zur Untersuchung gewinnen, um sich zu entscheiden.

Mit dem Insulin zugleich eine Infusion von Zucker zu verabreichen, halten wir nach unseren Erfahrungen für falsch, weil man dadurch die Insulinwirkung abschwächt.

Nach Überwindung der komatösen Symptome ist als Überleitung auf die Dauerkost eine Schaltdiät zu geben: hierzu eignet sich die oben erwähnte Amylazeendiät.

Die Entfettungskur

Wir unterscheiden praktisch folgende Arten der kindlichen Fettsucht:

1. Die physiologische Fettanspeicherung bis zum Ende des ersten Lebensjahres, welche sich von selbst durch die vermehrte Arbeit des Gehens und Spielens allmählich bis zur physiologischen Magerkeit des Schulkindes verringert. Bei Kindern, welche aus irgendeiner Ursache nicht zu so viel Bewegung kommen, hält sich die Fettleibigkeit länger. Die Therapie liegt in der Anleitung zur physiologischen Muskelbewegung.

2. Mästung infolge familiärer Gewohnheiten, unterstützt durch familiäre Neigung zu reichlichem Essen und wenig Bewegung (Mastfettsucht).

3. Wirkliche Stoffwechselanomalien (Hypothyreoidismus, hypophysäre Fettsucht, Dystrophia adiposo-genitalis), von denen nur die erstere ganz klargestellt ist. In dieser Gruppe ist Schilddrüse zu geben; man hüte sich aber, Dystrophia adiposo-genitalis bei fetten

Knaben nur aus dem Grunde anzunehmen, weil der an und für sich normale Penis dadurch klein erscheint, daß er in dem Fettpolster verschwindet.

Luetische Kleinkinder sind oft sehr fett, wahrscheinlich durch Appetitanomalien; man soll daher auch an Lues denken, wenn nicht eine andere Ursache der Fettsucht feststellbar ist. Selbstverständlich kann eine zerebrale Affektion, die zu Lähmungen geführt hat, wegen der damit verbundenen Inaktivität zur Fettsucht führen. Daneben gibt es auch Kinder, die spontan ihre Muskeln nur wenig gebrauchen und infolge der Energieersparnis bei optimaler Ernährung übermäßig viel Fett ansetzen.

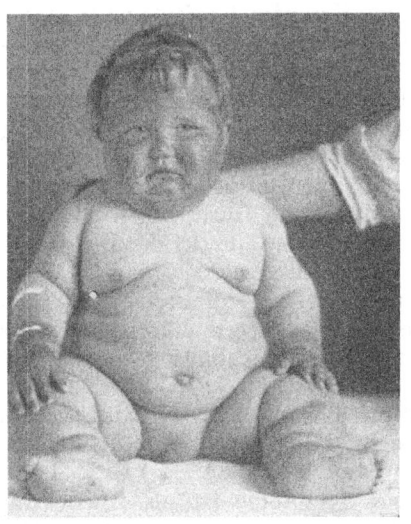
Abb. 76. 2 Jahre altes Kind mit Fettsucht

Die Mastfettsucht ist immer einer Ernährungsbehandlung zugänglich. Falls man zur richtigen Diagnose kommen will, ist Vorbedingung, daß eine verläßliche Ernährungsanamnese aufgenommen werden kann, doch stößt man hiebei oft auf große Schwierigkeiten, da die Angaben der Angehörigen vielfach ungenau sind. So wird z. B. aus Unkenntnis vom Nährwerte der Nahrungs- und Genußmittel verschwiegen, daß das Kind zwischen den Mahlzeiten Schokolade oder Bonbons, oder aber Butterbrote in der Küche oder im elterlichen Lebensmittelladen bekommt. Oft hat man den Eindruck, daß die Kinder leidenschaftliche Vielesser sind, und man kann sich vorstellen, daß es ebenso, wie es Kinder mit schlechtem Nahrungsinstinkt gibt, die an Anorexie leiden, auf der anderen Seite wieder Kinder gibt, die geborene Vielesser sind. Verhältnismäßig oft kommt die Mastfettsucht bei jüdischen Kindern vor.

Die Behandlung der Mastfettsucht besteht in kalorienarmer Ernährung bei gleichzeitiger Leistung von Muskelarbeit. Die zu verschreibende Nahrungsquantität hängt, wenn man Erfolg haben will, davon ab, ob das Kind im oder außer dem Bett gehalten wird. Für den Beginn der Behandlung empfiehlt es sich, um das Kind genau beobachten zu können, die ersten acht Tage Bettruhe einhalten zu lassen und das Kind auf eine Nährwertmenge zu setzen, die dem Nahrungsminimum entspricht. Da es sich hiebei, wie bereits erwähnt, meistens um Vielesser handelt, muß auf die Zubereitung der Speisen und ihr Volumen große Aufmerksamkeit gelenkt werden, damit die Kinder kein Hungergefühl empfinden. Es wird also darauf ankommen, tunlichst Speisen von großem Volumen und relativ geringem Nährwerte zu verordnen: Suppen, Gemüse ohne Einbrenn, fettfreie Beilagen usw. möglichst als Gleichnahrung oder in noch geringerer Konzentration, Zweidrittel- oder Halbnahrung.

Nach acht Tagen kann das Kind außer Bett gehalten werden, muß aber wegen des durch Muskelbewegung erhöhten Nahrungsbedarfs jetzt in der Nahrungsmenge gesteigert werden. Man setzt also das Kind auf $4/_{10}$ Sitzhöhequadrat und schreibt genau die außer der normalen Bewegung zu leistende Muskelarbeit in Form von bestimmten Übungen

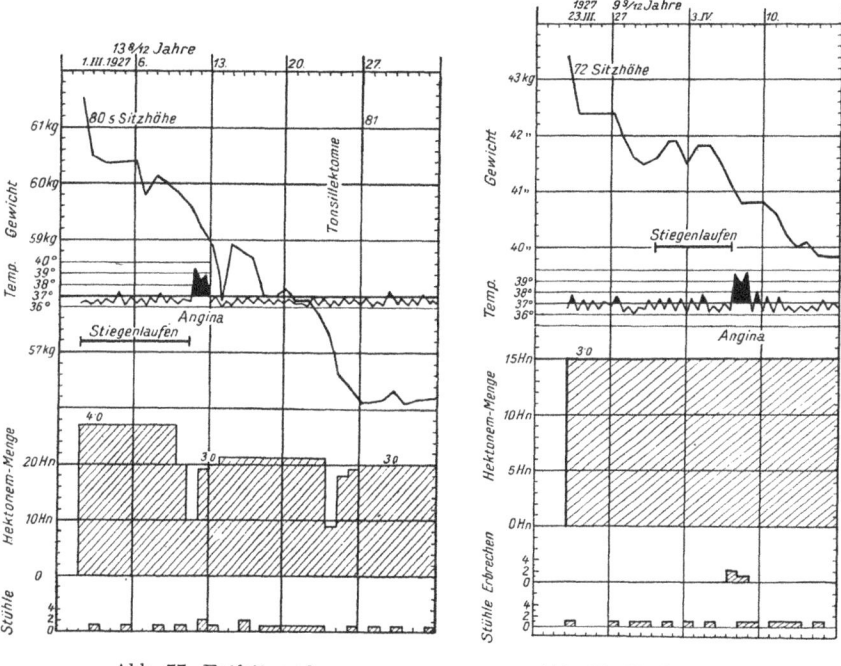

Abb. 77. Entfettungskur   Abb. 78. Entfettungskur

vor. In einfachster Weise können die Kinder z. B. angehalten werden, fünf- bis zehnmal Treppen von ein bis zwei Stockwerken Höhe zu steigen; für diesen Zweck sind auch die mechanotherapeutischen Apparate (Rudern, Radfahren, Ergostat und Zanderapparate) gut zu verwenden. Es kommt hiebei weniger auf die Kompliziertheit der Apparate an, als vielmehr auf die Regelmäßigkeit, mit der die Arbeit täglich geleistet werden muß. Man wird bei einem solchen Vorgehen vom Beginn der Behandlung an bereits eine kontinuierliche Abnahme des Körpergewichtes beobachten. Falls diese zu brüsk erfolgt, kann die Nährwertmenge auf $5/_{10}$ Sitzhöhequadrat gesteigert werden.

Als Paradigma für die Art der Durchführung geben wir zwei Kurven wieder, aus denen hervorgeht, daß ein Knabe im Alter von 13¹/₂ Jahren mit einem Gewicht von 61¹/₂ kg und einem Pelidisi von 106 im Verlaufe von einem Monat bei einer Tagesnahrung von rund 20 Hektonem um 5 kg abgenommen hat (Abb. 77) und daß ein Mädchen im Alter von 10 Jahren mit einem Gewicht von 43,4 kg und einem Pelidisi von 105 im Verlaufe von 3¹/₂ Wochen und bei 15 Hektonem um 3,6 kg abgenommen hat (Abb. 78). Genaue Diätverschreibungen und Rezepte s. S. 145.

Ernährungsbehandlung der Epilepsie

Die allgemein übliche Behandlung der Epilepsie mit Brom ist stärker wirksam, wenn gleichzeitig eine Beschränkung des Kochsalzgehaltes der Nahrung vorgenommen wird. Am meisten Salz pflegen wir mit dem Fleisch, in der Suppe und im Brote zu konsumieren. Daher wird die Kochsalzbeschränkung in der Weise durchgeführt, daß nicht nur der Salzzusatz zu den Speisen vollkommen gestrichen, sondern auch das Brot ohne Salz hergestellt wird.

In neuester Zeit ist in Amerika von Petermann die sogenannte „ketogene Diät" als erfolgreich gegen Epilepsie empfohlen worden. Durch Reduktion der Kohlenhydrate und Vermehrung des Fettes ist es bei jedem normalen Menschen möglich, die Bildung von Ketonkörpern zu provozieren. Eine Diät, die so zusammengesetzt ist, daß Azetonkörper auftreten, wird als ketogene bezeichnet. Sie wird ohne Beschwerden und durch lange Zeit vertragen. Ein abschließendes Urteil über den Wert dieser Diätbehandlung bei der Epilepsie läßt sich noch nicht geben, doch ist ein Versuch mit ihr jedenfalls berechtigt. In der Universitäts-Kinderklinik in Wien wurde sie bei einer Anzahl von Kindern erprobt. Eine solche Diät enthält z. B. 15 g Kohlenhydrat, 42 g Eiweiß und 160 bis 200 g Fett. Wir geben im folgenden ein Beispiel eines Speisezettels bei ketogener Diät. Ihr Brennwert beträgt 25 Hektonem; sie enthält 15 g Kohlenhydrat, 42 g Eiweiß und 162 g Fett.

I. Morgen:	3 g Luftbrot		II. Vormittag:	15 g	Semmel
	15 „ Fett			20 „	Schinken
	40 „ Ei			30 „	Speck
	90 „ Sahne				
III. Mittag:	Bouillon mit 1 Ei		IV. Nachmittag:	90 g	Sahne
	40 g Fleisch, mittelfett		V. Abend:	10 „	Semmel
	mit 7,5 g Fett			20 „	Käse
	250 „ frisches Gemüse			17 „	Butter
	30 „ Fett				

Leberdiät bei perniziöser Anämie und anderen Anämien.

Von Minot und Murphy in Boston wurde im Jahre 1926 zur Behandlung von perniziöser Anämie eine diätetische Therapie angegeben. Das wesentliche dieser Diät besteht in der Verabreichung von Leber. Die genauen Angaben der beiden Autoren über ihre Diät sind die folgenden:

1. 120—240 g oder mehr gekochte Kalbs- oder Rindsleber.
2. 120 g oder mehr Rind- oder Hammelfleisch.
3. Nicht weniger als 300 g Gemüse, die 1 bis 10 % Kohlenhydrate enthalten, besonders Kopfsalat und Spinat.
4. 250—500 g Früchte, besonders Pfirsiche, Aprikosen, Erdbeeren, Ananas, Orangen und „Grape fruit".
5. Etwa 40 g Butter und Sahne. Sonstige tierische Fette und Öle sind auszuschließen.
6. Wenn gewünscht 1 Ei und 240 cm³ Milch.
7. Dazu Brot, Kartoffeln, Zerealien soviel, um die Gesamtkalorienzufuhr auf 2000 — 3000 zu bringen.

Diese Diät ist reich an Eisen (0,03 g) und an Purinderivaten (1 g). Der vorliegende Speisezettel ist für Erwachsene bestimmt. Bei Kindern muß entsprechend weniger gegeben werden.

Nach neueren Angaben sollen mindestens 250 bis 300 g, wenn möglich mehr, Leber in Substanz verabreicht werden. Jede Art von Leber ist zulässig. Am wenigsten ausgiebig ist Geflügelleber. Die Leber kann roh oder gekocht (nicht überkocht) sein. Braten der Leber ist unzweckmäßig. Unter den Kochrezepten (s. S. 151) bringen wir einige Leberspeisen.

Kropfprophylaxe

In den letzten Jahren wurde die in der Schweiz von Hunziker inaugurierte, in Österreich von Wagner-Jauregg empfohlene Kropfprophylaxe mit dem sogenannten „Vollsalz" vielfach erfolgreich durchgeführt. Sie besteht darin, daß statt des gewöhnlichen Kochsalzes ein mit Jod versetztes Salz (Vollsalz) angewendet wird. Dasselbe enthält minimale Mengen von Jod, derart, daß auf 5 kg Kochsalz 0,02 g Jodkalium zugesetzt werden. 5 kg kann als der durchschnittliche Jahresverbrauch für einen erwachsenen Menschen gelten, wenn dieses Salz nicht nur zur Speisenzubereitung, sondern auch zum Brotbacken genommen wird. Von mancher Seite wurde auf nachteilige Folgen, z. B. auf die Zunahme von Hyperthyreoidismus, als Folge der Vollsalzverwendung hingewiesen, was aber noch durchaus nicht mit Sicherheit bestätigt ist.

V. Diätformen und Kochrezepte

In diesem Abschnitt sind die wichtigsten Diätverschreibungen und Rezepte gesammelt, die bei der Ernährung von gesunden und kranken Kindern Anwendung finden. Sie sind nach den folgenden Gesichtspunkten geordnet:
1. Nahrungsgemische für Säuglinge.
2. Behandlungsnahrungen:
    a) für Säuglinge,
    b) für ältere Kinder.

3. Gemischte Kost für ältere Kinder.
4. Diäten zur Entfettungskur.
5. Leberspeisen.
6. Zubereitung von antiskorbutisch wirksamen, C-vitaminhaltigen Nahrungsmitteln.
7. Spezialdiäten:
   a) bei Enuresis nocturna, S. 102,
   b) bei Herterschem Infantilismus, S. 104,
   c) bei Nierenerkrankungen, S. 115,
   d) bei Diabetes mellitus, S. 119,
   e) bei Epilepsie, S. 128.
   f) bei Anämien, S. 128.

1. Diätformen für Säuglinge

Sibo

Lac bovinum simplex

„Halbmilch" mit 8,5% Zucker

Hälfte des Nährwertes Milch, Hälfte des Nährwertes 17% Zuckerlösung (Sisa)

50 n Milch	50 cm³
50 ,, Sisa	50 ,,
100 n Sibo	100 cm³

Sibo ist eine Gleichnahrung, welche beim gesunden, künstlich genährten Säugling in den ersten Lebensmonaten als Normalnahrung verwendet wird.

Dubo

Lac bovinum duplex

25 n Milch	25 cm³
37,5 ,, Trisa	12,5 ,,
37,5 ,, 20% Sahne .	12,5 ,,
100 n Dubo	50 cm³

Dubo ist eine Doppelnahrung, die bei Appetitmangel, Erbrechen, Schwierigkeit in der Nahrungsaufnahme Anwendung findet.

50 n Milch	50 cm³
75 ,, Trisa	25 ,,
75 ,, 20% Sahne ...	25 ,,
200 n Dubo	100 cm³

Bereitung im Kleinen

100 n Milch	100 cm³
100 ,, Zucker	17 g
200 n einkochen auf	100 cm³

Dubo wird im Kleinen durch Anreicherung mit Zucker hergestellt (Schick); in der Milchküche bevorzugen wir die Anreicherung mit Zucker und Sahne.

Sesquibo

Lac bovinum sesquiplex (eineinhalbfach)
„Dreiviertel" Milch mit 12,5% Zucker

Hälfte des Nährwertes Milch, Hälfte des Nährwertes 50%ige Zuckerlösung
(Trisa). $^3/_4$ des Volumens Milch, $^1/_4$ des Volumens 50%ige Zuckerlösung (Trisa)

50 n Milch	50 cm³	
50 „ Trisa	17 „	
100 n Sesquibo	67 cm³	
75 n Milch	75 cm³	
75 „ Trisa	25 „	
150 n Sesquibo	100 cm³	

Sesquibo ist eine eineinhalbfach konzentrierte Milchmischung, die bei der Ernährung des gesunden Kindes verwendet wird, wenn größere Mengen gegeben werden sollen.

Bereitung im Kleinen

75 n Milch	75 cm³	
— Wasser	25 „	
75 „ Zucker	12,5 g	
150 n einkochen auf 100 cm³		

Duhu

Lac humanum duplex
Frauenmilch mit 17% Zucker

Hälfte des Nährwertes Frauenmilch, Hälfte des Nährwertes Zucker

50 n Frauenmilch	50 cm³	
50 „ Zucker	8,5 g	
100 n Duhu	50 cm³	
100 n Frauenmilch	100 cm³	
100 „ 17% Zucker =	17 g	
200 n Duhu	100 cm³	

Duhu ist eine Doppelnahrung aus Frauenmilch und Zucker; sie wird hauptsächlich bei der Ernährung von Frühgeburten verwendet. Wegen des geringen Eiweißwertes soll Duhu nicht länger als sechs Wochen gegeben werden.

Sesquihu

Lac humanum sesquiplex (eineinhalbfach)
Frauenmilch mit 8½% Zucker

$^2/_3$ des Nährwertes Frauenmilch, $^1/_3$ des Nährwertes Zucker

67 n Frauenmilch	67 cm³	
33 „ Zucker	5,5 g	
100 n Sesquihu	67 cm³	
100 n Frauenmilch	100 cm³	
50 „ 8,5% Zucker =	8,5 g	
150 n Sesquihu	100 cm³	

Sesquihu ist eine eineinhalbfache Nahrung aus Frauenmilch und Zucker, und findet Anwendung, wenn wegen Appetitmangel, Erbrechen, Schwierigkeit der Nahrungsaufnahme die Ernährung mit reiner Frauenmilch nicht möglich ist.

Dufa

Duplex farina

Milch mit 8% Zucker und 8% Grieß
Ungefähr ½ des Nährwertes Milch, ¼ Grieß, ¼ Zucker
Dicker Grießbrei, der mit dem Löffel gegeben wird

100 n Dufa	50	g
56 n Milch	56	cm³
20 „ Grieß	4	g
24 „ Zucker	4	„
100 n einkochen auf ..	50	g

200 n Dufa	100	g
112 n Milch	112	cm³
40 „ Grieß	8	g
48 „ Zucker	8	„
200 n einkochen auf .	100	g

Dufa ist eine dickbreiige Doppelnahrung, mit welcher im dritten bis fünften Monat als Beifütterung begonnen wird. Dufa findet als dicker Brei auch bei der Ernährung von nervösen Brechern und beim Pylorospasmus Verwendung.

Dubofa

Duplex bovinum farina

Dünner Mehlbrei, der durch den Sauger trinkbar ist. Ungefähr $^6/_{10}$ des Nemwertes Milch, $^3/_{10}$ Zucker, $^1/_{10}$ Mehl

100 n Dubofa	50	g
60 n Milch	60	cm³
5 „ Mehl	1	g
35 „ Zucker	6	„
100 n einkochen auf .	50	g

200 n Dubofa	100	g
120 n Milch	120	cm³
10 „ Mehl	2	g
70 „ Zucker	12	„
200 n einkochen auf .	100	g

Dubofa ist eine dünnbreiige Doppelnahrung und wird dann verwendet, wenn das Kind für die Löffelfütterung noch nicht geeignet ist.

Trifa

Triplex farina

Trifa ist ein Grießbrei, der mit dem Löffel gegeben wird

100 n Trifa	33	g
42 n Milch	42	cm³
10 „ Grieß	2	g
12 „ Zucker	2	„
36 „ Butter	3	„
100 n einkochen auf .	33	g

300 n Trifa	100	g
126 n Milch	126	cm³
30 „ Grieß	6	g
36 „ Zucker	6	„
108 „ Butter	9	„
300 n einkochen auf .	100	g

Trifa ist ein Grießbrei als dreifache Nahrung. Bei Pylorospasmus und nervösem Erbrechen wird Trifa wegen seiner hohen Konzentration und der breiigen Konsistenz gerne verwendet. Wenn Trifa als alleinige Nahrung gegeben wird, muß darauf geachtet werden, daß das Flüssigkeitsminimum nicht für zu lange Zeit unterschritten wird.

Duve
Duplex vegetabile
Gemüsebrei-Doppelnahrung

100 n Spinat	50 g			100 n Karotten	50 g	
20 n Spinat	50 g			20 n Karotten	40 g	
10 ,, Magermilch	20 ,,			10 ,, Mehl	2 ,,	
10 ,, Mehl	2 ,,			12 ,, Zucker	2 ,,	
60 ,, Butter	5 ,,			48 ,, Butter	4 ,,	
— Salz	1 ,,			10 ,, Magermilch	20 ,,	
100 n einkochen auf	50 g			— Salz	1 ,,	
				100 n einkochen auf	50 g	

100 n Kartoffelbrei	50 g			100 n Kohlsprossen	50 g	
34 n Kartoffeln	27 g			20 n Kohlsprossen	50 g	
30 ,, Magermilch	60 ,,			10 ,, Mehl	2 ,,	
36 ,, Butter	3 ,,			60 ,, Butter	5 ,,	
— Salz	1 ,,			10 ,, Milch	10 ,,	
100 n einkochen auf	50 g			— Salz	1 ,,	
				100 n einkochen auf	50 g	

In passierter Form kann jedes Gemüse verwendet werden

Duco
Duplex compositum
Kompott als Doppelnahrung

Brei aus gekochten Früchten

100 n Apfelkompott	50 g			100 n Pflaumenkompott	50 g	
20 n Äpfel	30 g			20 n Pflaumen	30 g	
80 ,, Zucker	13 ,,			80 ,, Zucker	13 ,,	
100 n mit Wasser auf	50 g			100 n mit Wasser auf	50 g	

100 n Birnenkompott	50 g			100 n Kirschenkompott	50 g	
20 n Birnen	30 g			20 n Kirschen	30 g	
80 ,, Zucker	13 ,,			80 ,, Zucker	13 ,,	
100 n mit Wasser auf	50 g			100 n mit Wasser auf	50 g	

Suppen

100 n Grießsuppe	67 g			100 n Mehlsuppe	67 g	
30 n Grieß	6 g			30 n Mehl	6 g	
72 ,, Butter	6 ,,			72 ,, Butter	6 ,,	
102 n auf	67 g			100 n auf	67 g	

2. Behandlungsnahrungen

a) Für Säuglinge

Buttermehlnahrung nach Czerny - Kleinschmidt: Diese wird bereitet, indem man, auf die Verdünnungsflüssigkeit gerechnet, 7% Butter auf mäßigem Feuer klar kocht, allmählich 7% Mehl einrührt und diese Einbrenn unter fortwährendem Rühren hellbraun werden läßt. Die Hälfte der vorgeschriebenen Wassermenge wird kalt, die zweite heiß dazugerührt, einmal aufkochen gelassen und dann wird das ganze in die vorbereitete, mit Zucker (5%) versetzte heiße Milch gegossen, z. B.:

35 g Butter,
35 g Mehl,
25 g Zucker (5 Würfel),
$^1/_2$ l Wasser,
$^1/_2$ l Milch.

Nemwert im Liter ungefähr 1250.

Bei jüngeren Kindern kann 5% Butter, 5% Mehl, 4% Zucker, auf die Verdünnungsflüssigkeit berechnet, verabreicht werden und eventuell $^1/_3$ Milch und $^2/_3$ Verdünnungsflüssigkeit genommen werden.

Die Buttermehlnahrung kann auch nach Moro als B u t t e r m e h l - V o l l m i l c h b r e i verabreicht werden. Dieser wird bereitet, indem man 7 g Butter und 5 g Mehl zu einer ganz hellen Einbrenne verrührt und mit 100 g Milch und 7 g Zucker unter fortwährendem Rühren aufkocht. Diese hochkonzentrierte Nahrung enthält pro Liter rund 2700 Nem. Die Buttermehlnahrung in der C z e r n y - K l e i n - s c h m i d t schen Vorschrift wurde sowohl bei ernährungsgestörten, als auch bei normalen Kindern als Nahrung empfohlen. Der Buttermehl- Vollmilchbrei kommt als konzentrierte Nahrung bei unterernährten Säuglingen in Betracht.

Buttermilch: Gewöhnliche Buttermilch hat den halben Nährwert der Frauenmilch; durch Zusatz von $8^1/_2$% Zucker kann sie auf den Nähr- wert der Frauenmilch gebracht werden. Vielfach wird der Buttermilch auch ein zweites Kohlehydrat in Form von Weizenmehl zugesetzt. Da- durch kann sie ebenfalls auf den Nährwert der Frauenmilch gebracht werden. Die Herstellung ist die folgende: Man läßt Rahm sauer werden und verarbeitet dann die dicke Milch in einer kleinen Buttermaschine. Die Butterklümpchen werden durch ein Sieb getrennt. 1 l Buttermilch wird mit 30 g Mais-, Reis- oder Weizenmehl und mit 60 g Zucker kalt verrührt und mit 2 g Natrium bicarb. versetzt. Das Ganze läßt man unter Sprudeln dreimal aufwallen. Die so bereitete Nahrung ist eine Gleichnahrung.

Eiweißmilch nach Finkelstein: Ein Liter rohe Milch wird in ein Wasserbad von 40⁰ gebracht, mit einem Teelöffel P e g n i n (pulverförmiges Labferment) oder mit einem Eßlöffel S i m o n scher Labessenz versetzt, bis sich die Gerinnung der Milch und die Trennung der Molke im Kaseingerinnsel vollzogen hat. Dies dauert ungefähr eine halbe Stunde. Das Ganze wird auf ein Seihtuch geschüttet und gut abtropfen gelassen. Nach etwa einer Stunde nimmt man die Käseklumpen (Molke bleibt unbenützt) und streicht sie unter Hinzufügung von $1/_2$ l Wasser drei- bis sechsmal durch ein feines Haarsieb, bis das Gerinnsel fein verteilt ist. Schließlich fügt man der Suspension $1/_2$ l Buttermilch oder Magermilch hinzu. Dann gibt man 1% Mondamin oder Mehl und die entsprechende Menge Zucker dazu und kocht bei ständigem Quirlen auf. Die Eiweißmilch nach Finkelstein (ohne Kohlenhydratzusätze) enthält ungefähr 600 Nem pro 1 l. Durch Zusatz von 66 g Zucker pro Liter wird sie eine Gleichnahrung.

Eiweißmilch nach Moll: 1 l Milch und $1/_2$ l Wasser werden mit 4 g Calcium lact. aufgekocht und zum Gerinnen gebracht. Dann seiht man das ganze durch ein Tuch und passiert den Käse durch ein Haarsieb. Von der so gewonnenen Molke nimmt man $1/_2$ l (der Rest wird weggeschüttet), gibt dazu $1/_2$ l Wasser, $1/_4$ l Vollmilch, den passierten Käse, 30 g Mehl (am besten Maismehl oder Reismehl) und Zucker nach Wahl, im Höchstausmaße von 60 g. Das Gemenge wird unter fortwährendem Sprudeln zum Kochen gebracht und zwei bis drei Minuten lang gekocht. Die ganze Menge beträgt ungefähr $1^1/_2$ l, so daß wir eine 2%ige Mehl- und 4%ige Zuckerlösung, bzw. Mehlabkochung haben.

Eine einfachere Art der Darstellung von Eiweißmilch ist folgende: Zu $1/_2$ l Vollmilch werden $1/_4$ l Wasser und 3 g Calcium lact. gegeben und langsam über einer kleinen Flamme erwärmt. Noch vor dem Sieden gerinnt die Milch und die Molke scheidet sich ab. Man vermeidet, daß die Milch zu sieden beginnt und zieht den Topf von der Flamme weg. Von der Molkeflüssigkeit gießt man $1/_4$ l ab und gibt statt deren $1/_4$ l Reisschleim (7%ig) oder eine Reismehlabkochung (7%ig) hinzu und kocht unter intensivem Rühren rasch auf. Zuckerzusatz erfolgt nach Wahl. Statt Reismehl kann man auch Maismehl (Amylum maidis) mit Vorteil verwenden. Das Hauptanwendungsgebiet für Eiweißmilch stellen die akuten Ernährungsstörungen dar, namentlich die mit sauer reagierenden Stühlen.

Liebigsuppe: 15 g Weizenmehl werden mit 15 g Malzmehl oder geschrotetem Malz und 0,5 g Kalium bicarbonicum gemischt und unter Zusatz von 30 g Wasser und zuletzt von 150 g Milch unter beständigem Rühren auf 40° C erwärmt und einige Zeit — am besten in einem Topfe warmen Wassers — auf dieser Temperatur erhalten, damit die Verzuckerung gut vor sich gehen kann. Dann wird, ebenfalls unter ständigem Rühren, bei gelindem Feuer nochmals erwärmt, bis alles Dickliche in eine dünne Flüssigkeit umgewandelt ist. Zum Schlusse kocht man die dünngewordene Liebigsuppe durch mehrere Minuten auf. Statt des Weizenmehles kann man auch Hafermehl verwenden, wodurch die Liebigsuppe einen noch besseren Geschmack gewinnt. Gut gekochte Liebigsuppe soll keine oder nur sehr geringe Jodreaktion zeigen.

Malzsuppe nach Keller: $1/_3$ l Vollmilch wird mit 50 g Mehl unter fortwährendem Quirlen aufgekocht. In einem anderen Gefäße werden

100 g Malzextrakt in $^2/_3$ l heißem Wasser gelöst, mit einer 10%igen Kali-carb.-Lösung neutralisiert und dann mit dem ersten Gemisch vereinigt. Das ganze wird unter ständigem Quirlen zum Aufkochen gebracht. Es gibt allerdings auch fertige Malzpräparate, die man nicht neutralisieren muß, z. B. Löfflunds Malzsuppenextrakt. Die Kellersche Malzsuppe enthält im Liter ungefähr 1100 Nem. Sie ist besonders zu empfehlen für jene Formen der Dystrophie, die man früher als Milchnährschaden bezeichnet hat. Noch weiter vereinfacht sich die Zubereitung einer Malzsuppe bei Verwendung von Hordomalt (Wander). Ein Liter derselben enthält 400 cm³ Milch und 100 g Hordomalt; auf Gleichnahrung mit Wasser zu ergänzen.

Milchsäuremilch nach Marriott: Von 75%iger Milchsäure werden 8 cm³ einem Liter Vollmilch zugesetzt. Man kann die Milchsäuremilch auch aus Magermilch mit dem gleichen Zusatz von Milchsäure herstellen, nur beträgt der Nährwert dann die Hälfte. In diesem Fall kann man sie, ähnlich wie oben unter „Buttermilch" beschrieben, durch Zusatz von Mehl und Zucker auf den Nährwert der Frauenmilch ergänzen.

Milchlose Ernährung. Als Beispiel geben wir zwei Puddings, Keks- und Reispudding, die von Moll zur Behandlung der spastischen Pylorusstenose angegeben wurden.

Kekspudding. 80 g Keksmehl werden mit 200 g Wasser kalt verrührt, 40 g Zucker mit einem Eidotter flaumig gerührt und die Keksmehlaufschwemmung zugesetzt. Das Eiklar wird zu Schnee geschlagen und mit 1 g Salz und $^1/_2$ g Speisesoda mit der Masse vermengt. Das ganze wird in einer mit Butter gefetteten und mit Keksmehl gestaubten, gut verschlossenen Puddingform eine halbe Stunde im Wasserbad gekocht. Die fertige Masse wird dann aus der Puddingform genommen, durch ein Sieb getrieben und mit verschiedenen Flüssigkeiten vermengt. Man nimmt z. B. Kekspudding und Tee zu gleichen Mengen oder die Hälfte des Tees wird durch Molke ersetzt (Molkengewinnung siehe oben, Eiweißmilch nach Moll). Der mit Tee zu gleichen Teilen verrührte Pudding ist ungefähr Gleichnahrung. Auch mit Frauenmilch kann der Pudding zu gleichen Teilen verrührt gegeben werden. Wenn man dann von der milchlosen Diät wieder auf Milch übergeht, kann man den Kekspudding anstatt mit Tee mit Milchverdünnungen bzw. Vollmilch verrühren.

Reispudding. 70 g Reis werden in $^1/_4$ l Wasser weich gekocht. Der Reis quillt so auf, daß er mit dem Wasser eine breiige Masse bildet und wird dann durch ein Sieb getrieben. Ein Eidotter wird mit 20 g Butter und 50 g Zucker gut verrührt, der passierte Reis damit vermengt und zum Schlusse der Schnee von einem Eiklar, 1 g Salz und $^1/_2$ g Speisesoda zugemischt. Die Puddingmasse wird im Wasserbad eine Stunde gekocht. Mit der fertigen Masse verfährt man ebenso wie mit Kekspudding. 100 g gebrauchsfertiger Reispudding enthält rund 300 Nem.

b) Für ältere Kinder

10 Hn Malzkaffee (Gleichnahrung)

7 Hn Milch	....	700 g
3 „ Zucker	....	51 „
Malzkaffee	....	300 „

In 500 g Wasser werden 15 g Feigenkaffee und 75 g Malzkaffee eingekocht, mit etwas Wasser abgeschreckt und eine Zeit stehen gelassen.

700 g abgekochte Milch und 51 g Zucker werden mit 300 g Malzkaffee vermengt.

10 Hn Haferflockenkakao (Gleichnahrung)

6 Hn Milch	....	600 g
1 „ Zucker	....	17 „
1 „ Kakao	....	17 „
2 „ Haferflocken	....	44 „
Wasser	....	400 „

Die Haferflocken werden in 400 g Wasser schleimig gekocht, dann passiert, zu den Haferflocken verrührt man den Kakao, gibt die Milch und Zucker dazu und läßt es aufkochen.

10 Hn Eichelkakao (Gleichnahrung)

7 Hn Milch	....	700 g
2 „ Zucker	....	34 „
1 „ Eichelkakao	....	25 „
Wasser	....	250 „

Der Eichelkakao wird mit ein wenig Wasser und Milch versprudelt. Milch, Wasser, Zucker und Kakao wird zusammen aufgekocht.

10 Hn Milch — Mehlabkochung (Gleichnahrung)

7 Hn Milch	....	700 g
2 „ Zucker	....	34 „
1 „ Mehl	....	20 „
Wasser	....	250 „

Das Mehl wird in einem kleinen Gefäß mit roher Milch und Wasser abgequirlt. Das Ganze kommt in einen Kochtopf und muß 10 Min. unter fortwährendem Umrühren kochen; zum Schluß den Zucker hineingeben und kalt sprudeln.

Einbrennsuppe mit gebähter Semmel

1,5 Hn Fleischbrühe	.....	1500	g
1,5 „ Mehl	....	30	„
3 „ Fett	....	22	„
2 „ Butter	....	17	„
2 „ Semmel	....	50	„
Salz	....	5	„
Kümmel	....	5	„
einkochen auf	...	1500	„
10 Hn 1500 g			

Mehl läßt man in Fett braun rösten, gibt Kümmel hinzu, gießt die Einbrenn mit Fleischbrühe auf, würzt sie mit Salz und Pfeffer und läßt sie 15 Minuten kochen. Die Semmeln schneidet man würflig, gibt sie in heiße Butter und läßt im heißen Rohr bähen. Die Suppe wird durch ein Sieb geseiht und mit den gebähten Semmelwürfeln

angerichtet. — Zubereitungsdauer $^3/_4$ Stunden.

Kartoffelsuppe

1,5 Hn Fleischbrühe	.....	1500	g
4 „ Kartoffel	....	320	„
4,5 „ Speck	....	45	„
Salz	....	5	„
Sellerie	....	10	„
Majoran	....	1	„
einkochen auf 1500 g			
10 Hn 1500 g			

Geschälte, würflig geschnittene Kartoffeln, Sellerie und Majoran werden in der Fleischbrühe weich gedünstet. Der Speck wird würflig geschnitten, goldgelb geröstet, der Kartoffelsuppe beigemengt und serviert.

Zubereitungsdauer $^3/_4$ Stunden.

Erbsensuppe

5	Hn	Erbsen	125 g
2,5	,,	Fett.............	18,5 ,,
0,5	,,	Mehl	10 ,,
1	,,	Speck	10 ,,
1	,,	Semmel	25 ,,
		Zwiebel	50 ,,
		Salz	10 ,,
		Wasser	1500 ,,
		eingekocht auf ...	1500 ,,

10 Hn 1500 g

Die tags vorher geklaubten und eingeweichten Erbsen werden mit kaltem Wasser zum Kochen gebracht und durch 2 Stunden gekocht. Von Fett, Mehl und Zwiebel wird eine helle Einbrenn gemacht, mit der Erbsenbrühe aufgegossen, mit Salz und Pfeffer gewürzt und passiert. 10 g Speck werden kleinwürflig geschnitten und goldgelb angeröstet. Die Semmel wird ebenfalls würflig geschnitten, im Speck geröstet und der Suppe beigemengt.. — Zubereitungsdauer 3 Stunden.

Linsensuppe

7	Hn	Linsen	175 g
1	,,	Mehl	20 ,,
2	,,	Fett	15 ,,
		Wasser	1500 ,,
		Salz	15 ,,
		Zwiebel	15 ,,
		einkochen auf	1500 ,,

10 Hn 1500 g

Die Linsen müssen geklaubt, gewaschen und tags vorher in Wasser gegeben werden. Man läßt sie ohne Salz 2 Stunden kochen. Die Einbrenn wird mit der Linsensuppe aufgegossen, verkocht und dann erst gesalzen.

Zubereitungsdauer 3 Stunden.

Reis

7	Hn	Reis	140 g
3	,,	Fett	22,5 ,,
		Salz	15 ,,
		Wasser	200 ,,

10 Hn 300 g

Der Reis wird geklaubt, gewaschen, mit Fett, Salz und Wasser langsam weich gedünstet.

Zubereitungsdauer $^3/_4$ Stunden.

Kochsalat

4	Hn	Kochsalat	1000 g
2	,,	Milch	200 ,,
2	,,	Mehl	40 ,,
2	,,	Butter	17 ,,
—	,,	Salz	4 ,,

10 Hn mit Wasser auf ... 1000 g

Der Kochsalat wird geputzt, in trockenem Zustand gewogen und gut durchgewaschen, hierauf in kochendes Salzwasser gegeben und durch 20 bis 25 Minuten gekocht, dann abgeseiht, ausgedrückt und passiert. Aus Butter und Mehl wird eine goldgelbe Einbrenn gemacht, die, ausgekühlt, mit kalter Milch verrührt wird. In diesem Mehlbrei wird der Kochsalat auf 1000 g eingekocht.

Zubereitungsdauer 1 Stunde.

Grießschmarren

4	Hn	Grieß	80 g
2	,,	Milch	200 ,,
3	,,	Butter	25 ,,
1	,,	Zucker	17 ,,
		Salz	5 ,,

10 Hn 210 g

In siedende Milch gibt man etwas Salz, kocht den Grieß ein, bis er dick ist, läßt in einer Kasserolle Butter heiß werden, gibt die Grießmasse hinein und läßt das Ganze aufdünsten. Vor dem Servieren mit Zucker bestreuen.

Zubereitungsdauer ½ Stunde.

Semmelschmarren

3 Hn	Weißbrot	75 g
2 „	Milch	200 „
2 „	Butter	17 „
1 „	Ei	1 St.
1 „	Rosinen	25 g
1 „	Zucker	17 „
	10 Hn 250 g	

Weißbrot dünn schneiden, Ei mit Milch versprudelt darüber gießen, Rosinen dazu geben, gut mischen und ½ Stunde stehen lassen, dann Butter heiß werden lassen, die Masse hineingeben; wenn sie am Boden braun wird, aufstechen. Beim Anrichten mit Zucker bestreuen.

Fleischpudding

4 Hn	Rindfleisch	200 g
2 „	Schweinefleisch ...	80 „
0,5 „	Weißbrot	12,5 „
0,25 „	Milch............	25 „
2 „	Ei	2 St.
1 „	Fett...........	7,5 „
0,25 „	Sardellen	16,5 „
	Salz	10 „
	10 Hn 300 g	

Rindfleisch und Schweinefleisch wird fein gehackt und durch ein Drahtsieb getrieben. Fett, Dotter und in Milch gut geweichtes Weißbrot werden ebenfalls passiert, mit dem Fleisch gut vermengt, Schnee von 2 Eiklar daruntergemischt, in eine gut bepinselte Form gegeben und im Wasserbad ½ Stunde gekocht. Man gibt Dillen- oder Champignonsauce dazu.
Zubereitungsdauer 1 Stunde.

Naturschnitzel

6 Hn	Kalbfleisch	300 g
1 „	Mehl	20 „
3 „	Butter	25,5 „
	Salz	10 „
	Fleischbrühe.......	50 „
	10 Hn 300 g	

Zartes Kalbfleisch wird in flache Stücke geschnitten, geklopft, gesalzen, mit Mehl bestaubt, in heißer Butter auf beiden Seiten braun gebraten, etwas Fleischbrühe hinzugefügt und mit dem Saft rasch serviert.
Zubereitungsdauer ½ Stunde.

3. Gemischte Kost für ältere Kinder

Beispiele der Verschreibung der Nahrung für einen ganzen Tag

20 Hektonem Tagesbedarf

Früh: 3 Hn Schokolade ..... = 150 g Milch, 15 g Schokolade, 12 g Zucker, einkochen auf 150 g,

1 „ Brot .... = 30 g Brot,

1 „ Butter .... = 8,5 g Butter.

Vormittag: 1 Hn Milch .... = 100 g Milch,

1 „ Ei .... = 40 g Ei = 1 Ei.

1 „ Semmel .... = 25 g Semmel.

Mittag: 0,5 Hn Suppe .... = 75 g Fleischbrühe, 9 g Grieß, einkochen auf 75 g,

0,5 „ Fleisch .... = 17,5 g Fleisch, gebraten,

1 „ Spinat .... = 100 g Spinat, 4 g Mehl, 10 g
Butter, 20 g Milch, 2 g Salz, ein-
kochen auf 100 g,

1 „ Omelette ..... = 10 g Ei, 5 g Zucker, 2 g Mehl, 2 g
Fett, 3 g Marmelade,

1 „ Kompott...... = 37 g Äpfel, 12,5 g Zucker, 10 g
Wasser, einkochen auf 50 g.

Nachmittag: 2 Hn Kaffee .... = 100 g Milch, 17 g Zucker, 17 g
Kaffee-Essenz[1], einkochen.

Abend: 3 Hn Milchspeise ..... = 168 g Milch, 12 g Grieß, 12 g
Zucker, einkochen,

1 „ Brot .... = 30 g Brot,

1 „ Milch .... = 100 g Milch.

22 Hektonem Tagesbedarf

Früh: 3 Hn Kaffee .... = 150 g Milch, 25,5 g Zucker, 25 g
Kaffee-Essenz, einkochen auf
200 g,

1 „ Semmel .... = 25 g Semmel,

1 „ Butter .... =   8,5 g Butter.

Vormittag: 1 Hn Milch mit Zucker = 50 g Milch, 8,5 g Zucker,

1 „ Brot .... = 30 g Brot,

1 „ Schinken .... = 20 g Schinken.

Mittag: 1 Hn Suppe .... = 150 g Fleischbrühe, 17 g Nudeln,
einkochen auf 150 g,

1 „ Fleisch .... = 35 g Fleisch gebraten,

2 „ Gemüse .... = 100 g Karfiol, 4 g Mehl, 10 g
Butter, 20 g Milch, 2 g Salz, ein-
kochen auf 100 g,

1 „ Vanillekipferl ... = 5 g Mehl, 2 g Butter, 10 g Ei, 3 g
Vanillezucker, 1 g Mandeln,

1 „ Kompott .... = 37 g Äpfel, 12,5 g Zucker, 10 g
Wasser, einkochen auf 50 g.

Nachmittag: 2 Hn Kakao .... = 100 g Milch, 8 g Kakao, 9 g
Zucker, 17 g Wasser, einkochen.

Abend: 4 Hn Milchspeise ..... = 230 g Milch, 16 g Nudeln, 17 g
Zucker, einkochen auf 200 g,

1 „ Brot .... = 30 g Brot,

1 „ Milch .... = 100 g Milch.

24 Hektonem Tagesbedarf

Früh: 4 Hn Kakao .... = 200 g Milch, 17 g Kakao, 17 g
Zucker, 34 g Wasser, einkochen.

1 „ Brot .... = 30 g Brot,

1 „ Butter .... =   8,5 g Butter.

---

[1] Kaffee-Essenz ist ein konzentrierter Absud aus Ersatzkaffee oder koffeinfreiem Kaffee.

Vormittag: 1 Hn Milch .... = 100 g Milch,
             1 „ Schwarzbrot .... = 33 g Schwarzbrot,
             1 „ Mettwurst ...... = 15 g Mettwurst.
Mittag: 1 Hn Suppe .... = 150 g Fleischbrühe, 17 g Nudeln,
                                      20 g Wasser, einkochen auf
                                      150 g,
             1 „ Selchfleisch ..... = 25 g Selchfleisch,
             2 „ Gemüse .... = 48 g Kartoffeln, 60 g Milch, 7 g
                                      Butter, 2 g Salz, einkochen auf
                                      100 g,
             2 „ Zitronenauflauf.. = 4 Eierklar, 10 g Mehl, 19 g Zucker,
                                      20 g Zitronensaft,
             1 „ Pflaumenkompott = 37 g frische Pflaumen, 12,5 g
                                      Zucker, 20 g Wasser, einkochen
                                      auf 100 g.
Nachmittag: 2 Hn Tee mit Milch .. = 100 g Milch, 17 g Zucker, 1 g Tee.
Abend: 5 Hn Milchnockerl.... = 200 g Milch, 8,5 g Butter, 10 g
                                      Mehl, 1 Ei, 8,5 g Zucker, 2 g Salz,
             1 „ Brot .... = 30 g Brot.

26 Hektonem Tagesbedarf

Früh: 5 Hn Kakao .... =´250 g Milch, 21 g Kakao, 21 g
                                      Zucker, 40 g Wasser, einkochen,
             1 „ Brot .... = 30 g Brot,
             1 „ Schmalz........ = 7,5 g Schmalz.
Vormittag: 1 Hn Brot .... = 30 g Brot,
             1 „ Käse.......... = 20 g Käse,
             1 „ Butter .... = 8,5 g Butter.
Mittag: 1 Hn Suppe .... = 150 g Fleischbrühe, 17 g Tapioka,
                                      auf 150 g einkochen,
             1 „ Fleisch......... = 40 g gekochtes Fleisch,
             2 „ Gemüse .... = 100 g Kohlrüben, 4 g Mehl, 10 g
                                      Butter, 20 g Milch, 2 g Salz, ein-
                                      kochen auf 100 g,
             2 „ Mehlspeise ..... = 20 g Nudeln, 4 g Mohn, 6 g
                                      Zucker, 3,5 g Fett, 1 g Salz,
             1 „ Obst........... = 150 g Äpfel.
Nachmittag: 2 Hn Milch .... = 200 g Milch.
Abend: 5 Hn Milchreis .... = 250 g Milch, 25 g Reis, 21 g
                                      Zucker, 20 g Wasser, 1 g Salz,
                                      einkochen auf 250 g.
             1 „ Brot .... = 30 g Brot,
             1 „ Butter .... = 8,5 g Butter.

28 Hektonem Tagesbedarf

Früh: 5 Hn Kaffee .... = 250 g Milch, 42,5 g Zucker, 40 g
                                      Kaffee-Essenz, einkochen,
             1 „ Semmel........ = 25 g Semmel,
             1 „ Butter .... = 8,5 g Butter.

Vormittag: 1 Hn Brot .... = 30 g Brot,
             1 „ Ei .... = 40 g = 1 Ei,
             1 „ Butter .... = 8,5 g Butter.

Mittag: 1 Hn Suppe .... = 150 g Fleischbrühe, ½ Ei, 7 g
                                   Mehl, einkochen auf 150 g,
             1 „ Fleisch........ = 35 g gebratenes Fleisch,
             3 „ Gemüse .... = 150 g Spinat, 6 g Mehl, 15 g
                                   Butter, 30 g Milch, 3 g Salz, ein-
                                   kochen auf 150 g,
             2 „ Biskuit........ = 10 g Mehl, 1 Ei, 8,5 g Vanille-
                                   zucker,
             1 „ Kompott .... = 30 g Kirschen, frisch entkernt,
                                   12,5 g Zucker, 10 g Wasser, ein-
                                   kochen auf 50 g.

Nachmittag: 2 Hn Kaffee .... = 100 g Milch, 17 g Zucker, 17 g
                                   Kaffee-Essenz, einkochen.

Abend: 5 Hn Milchspeise ..... = 280 g Milch, 20 g Grieß, 20 g
                                   Zucker, 1 g. Salz, einkochen auf
                                   250 g,
             1 „ Brot .... = 30 g Brot,
             1 „ Fett .... = 7,5 g Fett,
             1 „ Krakauer....... = 20 g Krakauerwurst.

30 Hektonem Tagesbedarf

Früh: 5 Hn Schokolade ..... = 250 g Milch, 30 g Schokolade, 25 g
                                   Zucker, einkochen auf 250 g,
             2 „ Semmel .... = 50 g Semmel,
             1 „ Butter .... = 8,5 g Butter.

Vormittag: 1 Hn Brot .... = 30 g Brot,
             1 „ Käse........... = 20 g Käse,
             1 „ Butter .... = 8,5 g Butter.

Mittag: 1 Hn Suppe .... = 150 g Fleischbrühe, 17 g Sago,
                                   einkochen auf 150 g,
             2 „ Fleisch........ = 80 g gekochtes Fleisch,
             3 „ Gemüse .... = 150 g Kohl, 6 g Mehl, 15 g Butter,
                                   30 g Milch, 3 g Salz, einkochen
                                   auf 150 g,
             2 „ Mehlspeise ..... = 5 g Reis, 4 g Butter, ½ Ei, 53 g
                                   Milch, 4 g Zucker,
             1 „ Kompott .... = 37 g Äpfel, 12,5 g Zucker, 10 g
                                   Wasser, einkochen auf 50 g.

Nachmittag: 2 Hn Milch mit Zucker = 100 g Milch, 17 g Zucker.

Abend: 5 Hn Milchspeise ..... = 280 g Milch, 20 g Nudeln, 20 g
                                   Zucker, einkochen auf 250 g,
             1 „ Brot .... = 30 g Brot,
             1 „ Schinken .... = 20 g Schinken,
             1 „ Rahmkäse...... = 17 g Rahmkäse.

35 Hektonem Tagesbedarf

Früh:	5 Hn	Kakao	= 250 g Milch, 21 g Kakao, 21 g Zucker, 43 g Wasser, einkochen.
	3 „	Semmel	= 75 g Semmel,
	2 „	Butter	= 17 g Butter.
Vormittag:	1 „	Ei	= 40 g = 1 Ei,
	1 „	Brot	= 30 g Brot,
	1 „	Fett	= 7,5 g Fett.
Mittag:	1 Hn	Suppe	= 150 g Fleischbrühe, 17 g Graupen, 30 g Wasser, einkochen auf 150 g,
	.2 „	Fleisch	= 50 g Selchfleisch,
	2 „	Gemüse	= 100 g Kraut, 15 g Fett, 14 g Mehl, 100 g Wasser, einkochen, auf 150 g,
	2 Hn	Pudding	= 5 g Mehl, 4 g Butter, 1 Ei, 4,5 g Vanillezucker.
	2 „	Heidelbeerkomp.	= 80 g Heidelbeeren, 26 g Zucker, einkochen auf 100 g.
Nachmittag:	2 Hn	Kaffee	= 100 g Milch, 17 g Zucker, 17 g Kaffee-Essenz, einkochen.
Abend:	5 Hn	Milchspeise	= 280 g Milch, 20 g Grieß, 20 g Zucker, einkochen auf 250 g,
	2 „	Brot	= 60 g Brot,
	2 „	Schmalz	= 15 g Schmalz,
	1 „	Salami	= 12,5 g Salami.

40 Hektonem Tagesbedarf

Früh:	5 Hn	Kaffee	= 250 g Milch, 42 g Zucker, 43 g Kaffee-Essenz, einkochen,
	3 „	Semmel	= 75 g Semmel,
	3 „	Butter	= 25 g Butter.
Vormittag:	1 Hn	Brot	= 30 g Brot,
	1 „	Käse	= 25 g Magerkäse,
	1 „	Wurst	= 15 g Mettwurst.
Mittag:	2 Hn	Nockerlsuppe ...	= 300 g Fleischbrühe, 12 g Mehl, 5 g Butter, ½ Ei, auf 300 g einkochen,
	2 „	Fleisch	= 80 g gekochtes Fleisch,
	3 „	Gemüse	= 25 g Linsen, 20 g Mehl, 7,5 g Fett, 2 g Salz, 5 g Essig, 200 g Wasser, einkochen auf 150 g,
	3 „	Omelette	= 10 g Mehl, 20 g Zucker, 1 Ei, 10 g Marmelade,
	2 „	Obst...........	= 300 g Orangen.
Nachmittag:	2 Hn	Milch	= 200 g Milch.
Abend:	5 Hn	Milchnudeln	= 280 g Milch, 20 g Nudeln, 20 g Zucker, 1 g Salz, einkochen auf 250 g,
	3 „	Brot	= 90 g Brot,
	2 „	Butter	= 17 g Butter,
	2 „	Wurst	= 40 g Schinkenwurst.

45 Hektonem Tagesbedarf

Früh:	5 Hn Milch mit Zucker	= 250 g Milch, 42 g Zucker,
	4 „ Semmel	= 100 g Semmel,
	4 „ Butter	= 34 g Butter.
Vormittag:	1 Hn Brot	= 30 g Brot,
	2 „ Frankfurter	= 34 g Frankfurter Würstchen.
Mittag:	2 Hn Suppe	= 300 g Fleischbrühe, 34 g Grieß, 20 g Wasser, einkochen auf 300 g,
	3 „ Fleisch	= 105 g gebratenes Fleisch,
	4 „ Gemüse	= 150 g Fisolen, 25 g Mehl, 17 g Butter, 15 g Essig, 4 g Salz, 50 g Wasser, einkochen auf 200 g.
	3 „ Vanillecreme ...	= 30 g Schlagsahne, 7 g Vanillezucker, 2 Dotter,
	2 „ Obst	= 200 g Weintrauben.
Nachmittag:	2 Hn Milch	= 200 g Milch.
Abend:	5 Hn Milchspeise	= 280 g Milch, 20 g Grieß, 20 g Zucker, 1 g Salz, einkochen auf 250 g,
	3 „ Brot	= 90 g Brot,
	3 „ Butter	= 25 g Butter,
	2 „ Schinken	= 40 g Schinken.

50 Hektonem Tagesbedarf

Früh:	5 Hn Kakao	= 250 g Milch, 21 g Kakao, 21 g Zucker, 43 g Wasser, einkochen,
	5 „ Semmel	= 125 g Semmel,
	5 „ Butter	= 42,5 g Butter.
Vormittag:	1 Hn Brot	= 30 g Brot,
	1 „ Ei	= 40 g = 1 Ei,
	1 „ Fett	= 7,5 g Fett.
Mittag:	2 Hn Suppe	= 300 g Fleischbrühe, 34 g Nudeln, einkochen auf 300 g,
	3 „ Fleisch	= 75 g Selchfleisch,
	4 „ Gemüse	= 80 g Kartoffel, 20 g Mehl, 15 g Fett, 4 g Salz, 10 g Essig, 100 g Wasser, einkochen auf 200 g,
	4 „ Mehlspeise	= 30 g Nudeln, 8,5 g Butter, 11 g Nüsse, 8,5 g Zucker,
	2 „ Obst	= 200 g Weintrauben.
Nachmittag:	2 Hn Milch	= 200 g Milch.
Abend:	5 Hn Milchnockerl	= 200 g Milch, 10 g Mehl, 8,5 g Butter, 17 g Zucker, ½ Ei, auf 250 g einkochen,
	4 „ Brot	= 120 g Brot,
	3 „ Butter	= 25,5 g Butter,
	3 „ Schinken	= 60 g Schinken.

4. Diäten zur Entfettungskur

10 Hektonem Nahrungsbedarf

Morgen	2 Hn	....	1	Hn	Kaffee	150 g
			1	„	Semmel	25 „
Vorm.	2 „	....	2	„	Milch	200 „
Mittag	2 „	....	0,5	„	Suppe	75 „
			1	„	Gemüse	100 „
			0,5	„	Kompott	50 „
Nachm.	2 „	....	2	„	Kaffee	200 „
Abend	2 „	....	1	„	Ei	40 „
			1	„	Gemüse	100 „
						940 g

Morgen 1 Hn Kaffee	150 g	1 Hn Semmel ...... 25 g
0,75 Hn Milch	75 g	
0,25 „ Zucker	4 „	
dünner Kaffee		
aufgießen auf	150 g	

Vorm. 2 Hn Milch .... 200 g

Mittag 0,5 Hn Suppe	75 g	1 Hn Spinat ...... 100 g
0,1 Hn Brühe	100 g	0,5 Hn Spinat ...... 125 g
0,4 „ Grieß	8 „	0,3 „ Butter ...... 3 „
einkochen auf	75 g	0,2 „ Mehl .... 4 „

0,5 Hn Kompott	50 g
0,3 Hn Äpfel	50 g
0,2 „ Zucker	4 „

Nachm. 2 Hn Milch .... 200 g

Abend 1 Hn Salat	125 g	1 Hn Ei ...... 1 Ei = 40 g
0,25 Hn Salat	125 g	
0,75 „ Fett	6 „	

15 Hektonem Nahrungsbedarf

Morgen	3 Hn	....	2	Hn	Kakao	200 g
			1	„	Semmel	25 „
Vorm.	3 „	....	2	„	Milch	200 „
			1	„	Brot	30 „
Mittag	4 „	....	1	„	Suppe	200 „
			1	„	Fleisch	40 „
			2	„	Gemüse	300 „
Nachm.	2 „	....	2	„	Kaffee	200 „
Abend	3 „	....	2	„	Gemüse	200 „
			1	„	Beilage	40 „
						1435 g

Morgen	2 Hn Kakao	200 g	1 Hn Semmel	25 g

1,25 Hn Milch..........	125 g	
0,5 „ Zucker.........	8,5 „	
0,25 „ Kakao..........	4 „	
Wasser	75 „	

Vorm.	2 Hn Milch	200 g	1 Hn Brot	30 g

Mittag 1 Hn Grießsuppe ..... 200 g   1 Hn Fleisch .... 40 g

0,15 Hn Brühe	150 g
0,35 „ Grieß	7 „
0,50 „ Fett...........	4 „
aufgießen auf	200 g

2 Hn Karotten .... 300 g

0,75 Hn Karotten...	150 g
0,50 „ Butter.....	4,5 „
0,25 „ Mehl	5 „
0,50 „ Zucker.....	8,5 „

Nachm. 2 Hn Kaffee .... 200 g

1,5 Hn Milch..........	150 g
0,5 „ Zucker..........	8,5 „
dünner Kaffee	50 g

Abend 2 Hn Spinat .... 200 g   1 Hn Kartoffel-

1 Hn Spinat..........	250 g	schmarren...	40 g
0,5 „ Fett............	4 „	0,5 Hn Kartoffeln ..	40 g
0,5 „ Mehl	10 „	0,5 „ Fett........	4 „

20 Hektonem Nahrungsbedarf

Morgen 5 Hn		3 Hn Kakao	300 g
		2 „ Semmel	50 „
Vorm. 3 „		2 Hn Milch	200 g
		1 „ Brot	30 „
Mittag 5 „		1 Hn Suppe	200 g
		1 „ Fleisch	40 „
		2 „ Gemüse	200 „
		1 „ Kompott	100 „
Nachm. 2 „		2 Hn Milch	200 g
Abend 5 „		2 Hn Gemüse	200 g
		2 Hn Fleisch	80 g
		1 „ Obst..........	150 „
			1750 g

Morgen 3 Hn Kaffee .... 300 g   2 Hn Semmel ....50 g

2 Hn Milch	200 g
1 „ Zucker	17 „
schwarzer Kaffee[1].	100 „

----

[1] Absud eines Ersatzkaffees oder koffeinfreien Kaffees.

Vorm.	2 Hn Milch .... 200 g	1 Hn Brot .... 30 g

Mittag	1 Hn Eintropfsuppe .... 200 g	1 Hn Fleisch .... 40 g
	0,2 Hn Brühe .... 200 g	
	0,5 ,, Ei.............. 20 ,,	2 Hn Spinat .... 200 g
	0,3 ,, Mehl .... 7 ,,	1 Hn Spinat ...... 250 g
	einkochen auf .... 200 g	0,5 ,, Fett........ 4 ,,
		0,5 ,, Mehl .... 10 ,,
	1 Hn Kompott .... 100 g	einkochen auf ...... 200 g
	0,5 Hn Äpfel .... 75 g	
	0,5 ,, Zucker.......... 8,5 ,,	
	Wasser .... 75 ,,	
	einkochen auf .... 100 g	

Nachm. 2 Hn Milch .... 200 g

Abend
2 Hn Kalbsschnitzel 80 g   2 Hn Kartoffelbrei   200 g   1 Hn Obst. 150 g

1,5 Hn Fleisch ... 75 g	1,5 Hn Kartoffel... 120 g	
0,5 ,, Fett...... 4 ,,	0,5 ,, Milch....... 50 ,,	
	Wasser ..... 50 ,,	
	einkochen auf ...... 200 g	

25 Hektonem Nahrungsbedarf

Morgen 7 Hn	3 Hn Kaffee .... 300 g
	2 ,, Brot .... 60 ,,
	2 ,, Butter .... 17 ,,
Vorm. 3 ,, ...	2 ,, Milch .... 200 ,,
	1 ,, Brot .... 30 ,,
Mittag 7 ,, ...	1 ,, Suppe .... 150 ,,
	1 ,, Fleisch......... 40 ,,
	2 ,, Gemüse .... 200 ,,
	1 ,, Kartoffel .... 40 ,,
	2 ,, Kompott .... 300 ,,
Nachm. 2 ,, ...	2 ,, Kaffee .... 200 ,,
Abend 6 ,, ...	1 ,, Fleisch......... 20 ,,
	2 ,, Gemüse .... 200 ,,
	1 ,, Brot .... 30 ,,
	2 ,, Tee .... 400 ,,
	2187 g

Morgen 3 Hn Kaffee .... 300 g	2 Hn Brot .... 60 g
1,5 Hn Milch.......... 150 g	
1,5 ,, Zucker.......... 25 ,,	
schwarzer Kaffee. 150 ,,	2 Hn Butter .... 17 g

Vorm.	2 Hn Milch .... 200 g	1 Hn Brot .... 30 g

10*

Mittag	1 Hn Suppe	150 g
	0,15 Hn Brühe	150 g
	0,35 ,, Fett	3 ,,
	0,50 ,, Reis	10 ,,

	1 Hn Beilage	40 g
	0,5 Hn Kartoffel	40 g
	0,5 ,, Fett	4 ,,

Nachm.	2 Hn Milch	200 g

Abend	1 Hn Schinken	20 g
	2 Hn Spinat	200 g
	0,6 Hn Spinat	150 g
	0,3 ,, Mehl	6 ,,
	1,1 ,, Fett	8 ,,

2 Hn Gedünstetes	
Kraut	200 g
0,5 Hn Kraut	125 g
0,8 ,, Fett	6 ,,
0,4 ,, Mehl	8 ,,
0,3 ,, Zucker	5 ,,

2 Hn Kompott	300 g
1 Hn Äpfel	150 g
1 ,, Zucker	17 ,,
Wasser	150 ,,

1 Hn Brot	30 g

2 Hn Tee	400 g
2 Hn Zucker	34 g
Wasser	400 ,,

30 Hektonem Nahrungsbedarf

Morgen	8 Hn	3 Hn	Kakao	300 g
		4 ,,	Semmel	100 ,,
		1 ,,	Butter	8,5 g
Vorm.	3 ,,	2 ,,	Milch	200 g
		1 ,,	Brot	30 ,,
Mittag	9 ,,	2 ,,	Suppe	400 ,,
		2 ,,	Fleisch	100 ,,
		3 ,,	Beilage	200 ,,
		2 ,,	Kompott	300 ,,
Nachm.	2 ,,	2 ,,	Milch	200 ,,
Abend	8 ,,	3 ,,	Würstchen	100 ,,
		3 ,,	Gemüse	300 ,,
		1 ,,	Obst	150 ,,
		1 ,,	Tee	200 ,,
				2588 g

Morgen	3 Hn Kakao	300 g
	0,3 Hn Kakao	5 g
	1,5 ,, Milch	150 ,,
	1,2 ,, Zucker	20 ,,
	Wasser	150 ,,

Vorm.	2 Hn Milch	200 g

Mittag	2 Hn Eintropfsuppe	400 g
	0,4 Hn Brühe	400 g
	1 ,, Ei	40 ,,
	0,6 ,, Mehl	12 ,,

4 Hn Semmel	100 g

1 Hn Butter	8,5 g

1 Hn Brot	30 g

2 Hn Rindsschnitzel	100 g
1 Hn Fleisch	50 g
0,25 ,, Zwiebel	50 ,,
0,75 ,, Fett	6 ,,

3 Hn Kartoffel	200 g		2 Hn Kompott	300 g
2,5 Hn Kartoffel	200 g		1 Hn Äpfel	150 g
0,5 ,, Fett	4 ,,		1 ,, Zucker	17 ,,
Salz			Wasser	150 ,,

Nachm.	2 Hn Milch	200 g

Abend	3 Hn Frankf. Würstchen.	100 g	3 Hn Sauerkraut	300 g
	1 Hn Obst	150 g	0,6 Hn Kraut	200 g
			0,5 ,, Mehl	10 ,,
	1 Hn Tee·	200 g	1,9 ,, Fett	14 ,,
	1 Hn Zucker	17 g		
	Wasser	200 g		

35 Hektonem Nahrungsbedarf

Morgen	10 Hn	3 Hn	Kaffee	300 g
		4 ,,	Semmel	100 ,,
		1 ,,	Obst	150 ,,
		2 ,,	Marmelade	60 ,,
Vorm.	3 ,,	1 ,,	Tee	200 ,,
		2 ,,	Brot	60 ,,
Mittag	10 ,,	2 ,,	Suppe	300 ,,
		2 ,,	Fleisch	80 ,,
		2 ,,	Gemüse	200 ,,
		2 ,,	Beilage	100 ,,
		2 ,,	Kompott	200 ,,
Nachm.	2 ,,	1 ,,	Milch	100 ,,
		1 ,,	Brot	30 ,,
Abend	10 ,,	1 ,,	Suppe	150 ,,
		4 ,,	Gulasch	200 ,,
		5 ,,	Kartoffel	300 ,,
				2530 g

Morgen	3 Hn Kaffee	300 g	4 Hn Semmel	100 g
	1,5 Hn Milch	150 g		
	1,5 ,, Zucker	25 ,,	1 Hn Obst	150 g
	schwarzer Kaffee	150 ,,		
			2 Hn Marmelade	60 g

Vorm.	1 Hn Tee	200 g	1 Hn Brot	30 g
	1 Hn Zucker	17 g		
	Wasser	200 ,,		

Mittag	3 Hn Nudelsuppe	450 g		
	0,4 Hn Brühe	400 g	2 Hn Rindfleisch, ge-	
	1 ,, Mehl	20 ,,	kocht	80 g
	0,5 ,, Ei	20 ,,		
	1,1 ,, Fett	8 ,,		

2 Hn Kompott	200 g	

1 Hn Äpfel.............	150 g
1 „ Zucker	17 „
Wasser	100 „

Vorm. 1 Hn Milch .... 100 g

Abend 4 Hn Gulasch .... 200 g

1,5 Hn Fleisch	75 g
2,0 „ Fett............	15 „
0,5 „ Mehl	10 „

4 Hn Gedünst. Kraut 400 g

1 Hn Kraut	250 g
0,5 „ Zucker......	8,5 „
1 „ Mehl	20 „
1,5 „ Fett........	12 „

1 Hn Brot .... 30 g

5 Hn Kartoffel ..... 300 g

3.5 Hn Kartoffel....	280 g
1,5 „ Fett........	12 „

1 Hn Suppe........... 150 g (von Mittag)

Gemüse als Zweidrittel-Nahrung

5 Hn Eingemachter Karfiol à.... 150 g

2 Hn Karfiol	500 g
1,5 „ Butter................	13 „
0,5 „ Mehl	10 „
1 „ Milch................	100 „
Salz	
5 Hn auffüllen auf	750 g

5 Hn Kartoffel à ... 150 g

2 Hn Kartoffel	160 g
2 „ Fett	15 „
1 „ Mehl	20 „
Wasser	
Salz	
5 Hn	750 g

5 Hn Spinat à .... 150 g

3 Hn Spinat................	750 g
0,5 „ Mehl	10 „
1,5 „ Fett...............	11 „
Salz	
5 Hn	750 g

5 Hn Karotten à ... 150 g

2 Hn Karotten....	400 g
1,5 „ Butter......	13 „
1 „ Mehl	20 „
0,5 „ Zucker......	8,5 „
5 Hn	750 g

5 Hn Gedünstetes Kraut à ..... 150 g

2 Hn Kraut................	600 g
1,5 „ Fett................	11 „
1 „ Mehl	20 „
0,5 „ Zucker	8,5 „
Salz	
5 Hn	750 g

5 Hn Kohlsprossen à 150 g

3 Hn Kohlsprossen	750 g
1,5 „ Butter......	13 „
0,5 „ Brösel	10 „
Salz	
5 Hn	750 g

5 Hn Salat à .... 150 g

1 Hn Salat	500 g
4 „ Öl................	30 „
Essig	100 „
Salz	
5 Hn	750 g

5 Hn Blaukraut à ..150 g

2 Hn Blaukraut ..600 g	
1,5 „ Fett........	11 „
1 „ Mehl	20 „
0,5 „ Zucker......	8,5 „
Salz	
5 Hn	750 g

5 Hn Karfiol mit Brösel à	150 g
3 Hn Karfiol	750 g
1,5 ,, Butter	13 ,,
0,5 ,, Brösel	10 ,,
Salz	
5 Hn	750 g

Gemüse als Gleichnahrung

2 Hn Karfiol à	100 g	2 Hn Kohlsprossen à 100 g	
0,8 Hn Karfiol 200	g	0,8 Hn Sprossen ... 200 g	
1,0 ,, Butter	8,5 ,,	1,2 ,, Speck ...... 12 g	
0,2 ,, Brösel	4 ,,		

2 Hn Gedünstete Erbsen à	100 g	2 Hn Spargel à...	100 g
1,5 Hn Erbsen	150 g	1 Hn Spargel.....	400 g
0,5 ,, Butter	5 ,,	1 ,, Butter	8,5 ,,

2 Hn Schnittbohnen à	100 g	2 Hn Kohl mit Butter	
1 Hn Schnittbohnen	100 g	und Brösel à 100 g	
1 ,, Speck	10 ,,	0,8 Hn Kohl ...... 200 g	
Essig		1 ,, Butter..... 8,5 ,,	
Salz		0,2 ,, Brösel ..... 4 ,,	

5. Leberspeisen

Leberknödelsuppe

1,5 Hn Fleischbrühe	1500 g
2 ,, Leber	100 ,,
1,5 ,, Brösel	30 ,,
1 ,, Semmel	25 ,,
1 ,, Ei	1 Ei
3 ,, Fett	22,5 g
Salz	5 ,,
Pfeffer	0,5 ,,
einkochen auf 1500 g	
10 Hn 1500 g	

Eine Semmel wird gut geweicht und ausgedrückt. Ei und Fett werden abgetrieben, mit der gut gehäuteten, passierten Leber, der eingeweichten Semmel, Salz, Brösel und Pfeffer zu einer weichen Masse verarbeitet. Man formt aus dieser Masse 10 kleine Knödel, die man in der Fleischbrühe 10 Minuten kocht.

Zubereitungsdauer ³/₄ Stunden.

Leberreissuppe

1,5 Hn Fleischbrühe	1500 g
3 ,, Leber............	150 ,,
2,5 ,, Brösel	50 ,,
2 ,, Fett	15 ,,
1 ,, Ei...............	1 Ei
Salz	5 g
Zwiebel	10 g
Suppengrün	10 ,,
einkochen auf 1500 g	
10 Hn 1500 g	

Die Leber wird enthäutet, fein geschabt, mit Fett, Brösel, Ei, fein gewiegter Zwiebel, weich gekochtem Suppengrün passiert und die ganze Masse durch ein großes Reibeisen in die kochende Fleischbrühe gedrückt, einmal aufgekocht und dann serviert.

Zubereitungsdauer 1 Stunde.

Leber (gebacken)

4	Hn	Leber	200 g
0,5	,,	Mehl	10 ,,
1	,,	Ei	1 Ei
2	,,	Brösel	40 g
2,5	,,	Fett	19 ,,
		Salz	10 ,,
		Pfeffer	0,5 ,,
10	Hn	200 g	

Die gut enthäutete Leber wird mit feuchtem Tuch gewischt und in Stücke geschnitten, mit Ei, Mehl und Brösel paniert, in heißem Fett auf beiden Seiten goldgelb gebacken, mit Salz und Pfeffer bestreut und rasch serviert. Zubereitungsdauer $^3/_4$ Stunden.

Leber (geröstet)

5	Hn	Leber	250 g
1	,,	Zwiebel	200 ,,
4	,,	Fett	30 ,,
		Salz	10 ,,
		Essig	50 ,,
		Pfeffer	0,5 ,,
10	Hn	300 g	

Die enthäutete Leber wird feinblättrig geschnitten. Zwiebel wird in Fett goldgelb geröstet, die Leber hinzugefügt und unter stetem Wenden 10 Minuten geröstet, mit Salz, Pfeffer und Essig gewürzt und rasch serviert. Zubereitungsdauer $^1/_2$ Stunde.

Leber (gespickt)

4	Hn	Leber	200 g
2	,,	Fett	15 ,,
2	,,	Speck	20 ,,
2	,,	Sahne	60 ,,
		Salz	4 ,,
10	Hn	350 g	

Die Leber wird feucht gewischt, enthäutet, in Scheiben geschnitten, mit Speck gespickt, in heißem Fett rasch auf beiden Seiten gebraten, die Sahne hinzugefügt und knapp vor dem Anrichten gesalzen, da sie sonst hart wird. Zubereitungsdauer $^1/_2$ Stunde.

6. Zubereitung von antiskorbutisch wirksamen C-vitaminhaltigen Nahrungsmitteln

Apfelsaft: Rohe Äpfel werden geschabt oder auf einem Reibeisen gerieben, in einem Tuch fest ausgedrückt, der Saft mit 20% Zucker gesüßt. 1 g = 2 n.

Kirschensaft: Entkernte Kirschen werden in einem Tuch ausgepreßt, der Saft mit 20% Zucker versetzt. 1 g = 2 n.

Tomatensaft: Dunkelrote Tomaten (Paradeiser) werden mit 90° heißem Wasser überbrüht, damit sich die Haut leicht abziehen läßt. Die abgehäuteten Früchte werden in dicke Scheiben geschnitten, in einem Tuch ausgepreßt, der Saft mit 20% Zucker versehen. 1 g = 2 n.

Wrukensaft: Wruken werden geschabt oder auf einem Reibeisen gerieben, in Gaze gehüllt, in einer Kartoffelpresse ausgedrückt und der Milch zugesetzt.

Kohlsaft: Die dunkelgrünen Kohlblätter werden sauber gewaschen und über siedendem Wasser fünf Minuten lang unzugedeckt gedämpft, dann in Gaze eingeschlagen, in einer Kartoffelpresse fest ausgedrückt, der Milch zugesetzt.

Orangensaft: Orangen werden ausgepreßt, der Saft mit 20% Zucker versehen. 1 g = 2 n.

Neutralisierter Zitronensaft: Ausgepreßter Zitronensaft wird im warmen Wasserbad (50° C) angewärmt, dann wird soviel Calc. carb. langsam eingerührt, daß der Saft nach dem Ausfällen auf Lackmuspapier noch schwach sauer reagiert, aber nicht mehr sauer schmeckt (ungefähr 6 bis 8% Calc. carb.). Nach 10 bis 15 Minuten wird die Masse durch ein Tuch geseiht, einmal aufgekocht und filtriert. Zur Herstellung von 10 g Zitronensaft wird der Saft einer halben mittelgroßen Zitrone gebraucht.

Angekeimte Bohnen enthalten reichlich C-Vitamin und können auch im Haushalte leicht gezogen werden. Trockene Bohnen treiben, in feuchtwarmer Atmosphäre gehalten, schon nach 24 Stunden Keimlinge, die antiskorbutisch wirken. (Die Bohnen werden zwischen zwei Lagen feuchten Filtrierpapiers bei 37° keimen gelassen.)

Sachverzeichnis

Manzsche Buchdruckerei, Wien IX

Lexikon der Ernährungskunde

Herausgegeben von

Dr. E. Mayerhofer und **Dr. C. Pirquet**

Professor an der Universität Zagreb Professor an der Universität Wien

Abgeschlossen 1926. Vollständig in 5 Lieferungen broschiert RM 53,20. (Die Lieferungen sind auch einzeln käuflich.) Zusammen in einen Halblederband gebunden RM 62,—

Das Lexikon wird vielen, und zwar nicht bloß Ärzten, sondern auch anderen, die sich für Ernährungsfragen interessieren, hochwillkommen sein, auch abgesehen davon, daß es für zahlreiche Ernährungsforscher und Ernährungstherapeuten ein besonderes Interesse haben wird, die zahlreichen in dem Buch erörterten Probleme auch unter den besonderen Gesichtspunkten zu betrachten, die bei den Namen der Herausgeber zu erwarten sind.
(„Deutsche medizinische Wochenschrift")

Mit der vorliegenden fünften Lieferung kommt in verhältnismäßig kurzer Zeit das großzügig angelegte Werk der Ernährungskunde zum Abschluß. Auch dieser letzte Abschnitt legt nochmals davon Zeugnis ab, mit welch umsichtsreicher Kenntnis die Herausgeber ihre Aufgabe bewältigt haben. Wenn sie zum Schluß die Bitte aussprechen, ihr Lexikon nicht als eine Enzyklopädie, sondern nur als eine ganz bescheidene Vorarbeit dazu aufzufassen, so hätte es dieser Captatio benevolentiae gar nicht bedurft, um bei jedem, der diese mehr als 1100 Seiten durchblättert, die Überzeugung wachzurufen, daß hier ein Werk vorliegt, das auf alle Fragen der Ernährungskunde, seien sie ethnographischer, physiologischer, pathologischer oder küchentechnischer Natur, mit einer Vielseitigkeit und Gründlichkeit Aufklärung gibt, wie wir es bisher auch nicht annähernd besessen haben.
(„Zentralblatt für die gesamte Kinderheilkunde")

Kinderküche. Ein Kochbuch nach dem Nemsystem. Bearbeitet von **H. Birkner,** Oberschwester, **K. Freisteiner, G. Hansekowitz** und **P. Panzer,** Lehrschwestern an der Universitäts-Kinderklinik in Wien. Herausgegeben von Professor Dr. **E. Nobel,** I. Assistent, und Professor Dr. **C. Pirquet,** Vorstand der Universitäts-Kinderklinik in Wien. 190 Seiten. 1927.

Steif broschiert RM 5,30, in Leinen gebunden RM 6,25

Bei gleichzeitiger Abnahme von 10 Exemplaren broschiert je RM 4,80

Kinderpflege. Von Professor Dr. **E. Nobel,** I. Assistent der Universitäts-Kinderklinik in Wien, und Professor Dr. **C. Pirquet,** Vorstand der Universitäts-Kinderklinik in Wien. Unter Mitarbeit von Oberschwester **Hedwig Birkner** und Lehrschwester **Paula Panzer.** Mit 28 Textabbildungen und 2 farbigen Tafeln. 110 Seiten. 1927. Steif broschiert RM 3,—, gebunden RM 4,—

Bei gleichzeitiger Abnahme von 10 Exemplaren broschiert je RM 2,70

Hieraus werden gesondert abgegeben:

Tafeln zur Nahrungsverschreibung für gesunde Kleinkinder. Von **C. Pirquet.** In Umschlag, 8° gefalzt, enthaltend: Tafel 1: Bestimmung der Nahrungsmenge (Speisen- und Milchmischung). Tafel 2: Verteilung der Nahrungsmengen. RM 1,—

Auf Karton aufgezogen, 4°. RM 1,20

Beide Tafeln werden nur zusammen abgegeben

Kinderheilkunde und Pflege des gesunden Kindes. Für Schwestern und Fürsorgerinnen. Von **E. Nobel,** Privatdozent, o. Assistent der Universitäts-Kinderklinik, Lehrer der Krankenpflegeschule im Allgemeinen Krankenhaus, Wien, und **C. Pirquet,** o. ö. Professor für Kinderheilkunde an der Universität Wien, Vorstand der Universitäts-Kinderklinik in Wien. Unter Mitarbeit von Oberschwester **Hedwig Birkner** und Lehrschwester **Paula Panzer.** Mit 28 Abbildungen im Text. 157 Seiten. 1925. RM 4,20

Bei gleichzeitiger Abnahme von 10 Exemplaren je RM 3,78

System der Ernährung. Von Dr. Clemens Pirquet, o. ö. Professor für

Kinderheilkunde und Vorstand der Universitäts-Kinderklinik in Wien.
Erster Teil. Unveränderter Neudruck. Mit 3 Tafeln und 17 Abbildungen. IV, 174 Seiten. 1921. Vergriffen.
Zweiter Teil. Mit Beiträgen von Prof. Dr. B. Schick, Dr. E. Nobel und Dr. F. v. Gröer. Mit 48 Abbildungen. IV, 370 Seiten. 1919. RM 10,80
Dritter Teil. Nemküche. Mit Beiträgen von Schwester Johanna Dittrich, Schwester Marietta Lendl, Frau Rosa Miari und Schwester Paula Panzer. VIII, 194 Seiten. 1919. RM 6,—
Vierter Teil. Mit Beiträgen von Prof. F. v. Gröer, Dozent Doktor A. Hecht, Dozent Dr. E. Nobel, Prof. Dr. B. Schick, Dr. R. Wagner und Dr. Th. Zillich. Mit 180 Abbildungen. IV, 416 Seiten. 1920. RM 10,80

Ernährungstafeln. Von Dr. Clemens Pirquet, o. ö. Professor für Kinder-

heilkunde und Vorstand der Universitäts-Kinderklinik in Wien.
Tafel   1: Ernährung des Menschen.   RM 0,40; aufgezogen RM 1,20
Tafel   II: Einkauf von Nahrungsbrennstoff. 1 Block = 50 Stück.   RM 2,50
Tafel III: Einkauf von Nahrungseiweiß. 1 Block = 50 Stück.   RM 2,—

Das Pirquetsche System der Ernährung für Ärzte und gebildete Laien

dargestellt. Von Professor Dr. B. Schick, Assistent der Universitäts-Kinderklinik in Wien. Dritte Auflage. Mit 5 Abbildungen. IV, 49 Seiten.
1922.   RM 1,50

Handbuch der Ernährungslehre. Von Dr. C. von Noorden, Geheimer

Medizinalrat, Professor an der Universität Frankfurt a. M., Professor Dr. Hugo Salomon, Buenos Aires und Professor Dr. L. Langstein, Berlin.
In 3 Bänden. (Aus „Enzyklopädie der klinischen Medizin", Allgem. Teil.)
Erster Band: Allgemeine Diätetik (Nährstoffe und Nahrungsmittel, allgemeine Ernährungskuren). Von Geh. Medizinalrat Professor Dr. Carl v. Noorden, Frankfurt a. M., und Professor Dr. Hugo Salomon, Wien.
XXXIV, 1237 Seiten. 1920.   RM 38,—
Zweiter Band: Spezielle Diätetik innerer Krankheiten. Von Geheimem Medizinalrat Professor Dr. Carl v. Noorden, Frankfurt a. M., und Professor Dr. Hugo Salomon, Buenos Aires.
1. Teil erscheint Anfang 1928. — 2. Teil in Vorbereitung.
Dritter Band: Die Ernährung des gesunden und kranken Kindes. Von Professor Dr. L. Langstein, Präsident des Kaiserin Auguste Victoria-Hauses, Berlin-Charlottenburg.   In Vorbereitung.

Nahrung und Ernährung des Menschen. Kurzes Lehrbuch. Von

J. König, Dr. phil., Dr.-Ing. h. c., Dr. ph. nat. h. c., Geh. Regierungsrat, o. Professor an der Westf. Wilhelms-Universität Münster i. W. Gleichzeitig 12. Auflage der „Nährwerttafel". VIII, 214 Seiten. 1926.
RM 10,50; gebunden RM 12,—

Die Ernährung des Menschen. Nahrungsbedarf. Erfordernisse der

Nahrung. Nahrungsmittel. Kostberechnung. Von Professor Dr. Otto Kestner, Direktor des Physiologischen Instituts an der Universität Hamburg und Dr. H. W. Knipping, früherem Assistenten des Physiologischen Instituts an der Universität Hamburg. In Gemeinschaft mit dem Reichsgesundheitsamt Berlin. Mit zahlreichen Nahrungsmitteltabellen und 8 Abbildungen. Zweite Auflage. VI, 140 Seiten. 1926.   RM 5,70

Die Ernährung des Menschen mit besonderer Berücksichtigung

der Ernährung bei Leibesübungen. Von Dr. Max Rubner, Geheimer

Obermedizinalrat, Professor an der Universität Berlin. III, 48 Seiten.
1925.   RM 2,40

Made in United States
Orlando, FL
22 March 2026

79555855R00103